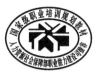

国家职业技能等级认定培训教材
国家基本职业培训包教材资源

公共营养师

（基础知识）

U0260162

本书编写人员

主　编　　葛可佑

副主编　　程义勇　柳启沛

编　者　　程义勇　葛可佑　郭俊生　贾健斌　李淑媛

　　　　　柳启沛　马爱国　苏宜香　杨月欣　翟凤英

　　　　　刘　兰　王晓黎　廖　静

中国人力资源和社会保障出版集团

中国劳动社会保障出版社　　中国人事出版社

图书在版编目（CIP）数据

公共营养师. 基础知识 / 人力资源社会保障部教材办公室组织编写. -- 北京：中国劳动社会保障出版社：中国人事出版社，2021

国家职业技能等级认定培训教材

ISBN 978-7-5167-3841-2

Ⅰ.①公…　Ⅱ.①人…　Ⅲ.①营养学 – 职业技能 – 鉴定 – 教材　Ⅳ.①R151

中国版本图书馆 CIP 数据核字（2021）第 237955 号

中国劳动社会保障出版社
中国人事出版社 出版发行

（北京市惠新东街 1 号　邮政编码：100029）

*

三河市华骏印务包装有限公司印刷装订　新华书店经销

787 毫米 ×1092 毫米　16 开本　26.25 印张　429 千字
2021 年 12 月第 1 版　　2021 年 12 月第 1 次印刷
定价：79.00 元

读者服务部电话：（010）64929211/84209101/64921644

营销中心电话：（010）64962347

出版社网址：http://www.class.com.cn

前　　言

为加快建立劳动者终身职业技能培训制度，大力实施职业技能提升行动，全面推行职业技能等级制度，推进技能人才评价制度改革，促进国家基本职业培训包制度与职业技能等级认定制度的有效衔接，进一步规范培训管理，提高培训质量，人力资源社会保障部教材办公室组织有关专家在《公共营养师国家职业标准》（以下简称《标准》）制定工作基础上，编写了公共营养师国家职业技能等级认定培训系列教材（以下简称等级教材）。

公共营养师等级教材紧贴《标准》要求编写，内容上突出职业能力优先的编写原则，结构上按照职业功能模块分级别编写。该等级教材共包括《公共营养师（基础知识）》《公共营养师（四级）》《公共营养师（三级）》《公共营养师（二级）》《公共营养师（一级）》5本。《公共营养师（基础知识）》是各级别公共营养师均需掌握的基础知识，其他各级别教材内容分别包括各级别公共营养师应掌握的理论知识和操作技能。

本书是公共营养师等级教材中的一本，是职业技能等级认定推荐教材，也是职业技能等级认定题库开发的重要依据，已纳入国家基本职业培训包教材资源，适用于职业技能等级认定培训和中短期职业技能培训。

本书在编写过程中得到中国营养学会等单位的大力支持与协助，在此一并表示衷心感谢。

人力资源社会保障部教材办公室

出版说明

"民以食为天"，随着经济社会快速发展，生活水平不断提高，人们对关系到自身健康的食品安全和食品营养愈加关注，国家对大众营养的重视程度亦有很大提高。近10年来，营养法规、标准、概念等不断更新，2018年修订的《中华人民共和国食品安全法》，中国营养学会修订的《中国居民膳食营养参考摄入量（2013版）》《中国居民膳食指南（2016）》，进一步规范和完善了食品安全与食品营养领域的法律法规，为维护大众切身利益提供了法律保障。

近几年，各地相继成立了150余个营养师协会，健康中国行动中提出了合理膳食行动、健康知识普及行动等15项行动。为了适应新时期营养改善工作的开展，推进我国职业技能等级认定制度的完善，进一步加强营养人才队伍的建设，我们在2012年出版的公共营养师国家职业资格培训教程（以下简称国家教程）的基础上重新梳理、修改、完善了本套教材，一是对原国家教程的延续和更新，二是在国家新的人才制度体系下进行教材的创新。

与公共营养师国家教程相比，本套教材重点更新了五个方面：一是采用了人力资源社会保障部推行的国家基本职业培训包技术；二是内容采用了营养新标准、新规定和新技术，删除了陈旧而且较少使用的数据和标准；三是补充了营养案例和营养计算方法；四是对专业术语、评价标准进行了统一和规范；五是调整了部分章节内容，使之更全面并突出重点，详尽地反映出公共营养师应具备的知识和技能。

随着营养专业知识和技术不断进步与发展，公共营养师职业必然会面临更多新知识、新技术的挑战，本套教材也会随之不断改进和完善。公共营养师国家教程出版后，承蒙广大读者关心和爱护，不少读者来信来电指出不足，这里谨表衷心感谢，并希望您能对本套教材继续提出宝贵意见，以使教材日臻完善。

杨月欣

2020 年 4 月于北京

目　录 ▌CONTENTS

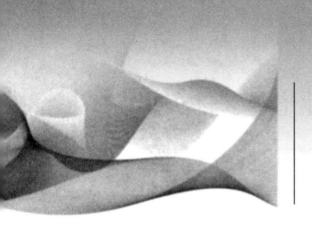

职业模块 **1**
公共营养师职业道德

培训课程 ①

职业道德基本知识

一、职业道德的定义

职业道德是从事一定职业的人们在职业活动中所应遵循的职业行为规范的总和。它既是对本职人员在职业活动中行为的要求，同时又是职业对社会所负的道德责任与义务。它属于自律范围，它通过公约、守则等对职业生活中的某些方面加以规范。

每一个从业者既有共同遵守的职业道德，如爱岗敬业、钻研业务等，也有各自行业特有的职业规范，如医生的救死扶伤，教师的教书育人，公务员的公正廉明等。职业道德的共性和个性共同构成了完整的职业道德体系。

职业道德是通过知识学习和社会实践，在社会和职业环境下逐渐养成的优良的职业品质。这种优良的职业道德品质又通过从业者的职业活动，正确指导从业者的职业行为，协调人与人之间、职业与职业之间的关系，使之和谐健康发展。

二、职业道德的特征

1. 职业性

职业道德主要体现在从事工作的人群中，在从业者的职业活动中体现。没有职业活动就没有职业道德。职业道德的内容与职业活动紧密相连，反映着特定职业活动对从业人员行为的道德要求。

2. 普遍性

绝大多数人都要从事职业活动，从事职业的人数众多，这使得职业道德带有普遍性。职业道德有所有从业者必须共同遵守的基本行为规范，如爱岗敬业、诚实守信、服务群众、奉献社会等。另外，职业的普遍性还体现在全世界的从业者都有共同遵守的职业道德，例如，全世界的教师都无一例外地遵守为人师表、关爱学生、教书育人的职业道德。

3. 多样性

各行各业都有与自身职业相适应的职业道德，不同的职业有不同的职业道德标准。例如，服务行业的职业道德与生产制造业的职业道德就有明显的差别。

4. 继承性

在长期发展中，职业中的一些行为规范作为经验和传统继承下来，有些优良的经验和传统作为人类精神文明被传承下来，成为该职业从业人员普遍遵守的职业道德，这就是职业道德的继承性。

5. 约束性

职业道德的约束性体现在自律性和他律性两方面。

自律性体现在从业者在将职业道德内化后对自己的职业活动进行的自我约束。从业者在对职业道德进行学习和实践后，产生职业道德的意识和信念，并在工作中产生行为上的条件反射，自觉抵制违背职业道德行为，而遵循职业道德行事。与法律约束人们行为的强制性不同，职业道德的自律性是通过从业者的自我约束来体现的。

他律性体现在，从业者在职业活动中的行为会受到其职业特有的职业道德舆论的监督。背离职业道德，从业者会受到同行业甚至社会舆论的谴责，导致其失去物质与精神支持，无法正常从事职业活动，职业道德通过舆论影响，对从业者进行约束。

6. 实践性

从业者具有良好的职业道德的意识和信念，必须通过职业实践表现出来，只有在实践过程中，才能体现出职业道德的水准，并接受行业评价和自我评价，以更好地指导职业实践。

三、职业道德的作用

1. 协调职业关系

职业道德的基本职能是调节职能。职业道德通过规范从业者的行为，协调从业者内部关系，如劳动者之间、个人与集体之间、单位与个人之间的关系，使本职业从业者团结、互助、爱岗、敬业，做好本职工作，促进社会和谐。同时，职业道德也可规范本职业与相关对象之间的关系，如医患关系、教师与学生的关系、制造业与消费者和环境的关系、服务业与顾客的关系等。

2. 促进行业发展

职业道德要求从业者要保证产品和服务的质量，注重信誉，树立行业形象、信用和声誉。行业做大做强，自然得到社会公众的认可，行业和从业者获得社会效益和经济效益双重回报，行业得到发展。而提高企业的信誉主要靠产品的质量和服务质量。职业道德水平高的从业者责任心强，将保证质量视为己任，是产品和服务质量的有效支撑。

3. 提高全社会的道德水平

职业道德是整个社会道德的重要组成部分。由于职业道德具有普遍性，大部分人都需要从事某个或某些职业，每个行业、职业集体都具备优良的道德，对整个社会道德水平的提高发挥重要作用。各行各业的职业楷模，其高尚的职业道德精神对整个社会形成良好的道德风尚也起到了模范作用，激励更多人对照自己职业行为，提高职业道德和社会道德水平。

四、职业道德的核心

社会主义职业道德的核心是为人民服务。

为人民服务最早由毛泽东同志在追悼张思德的大会上提出，此后成为党的宗旨，并写入《中国共产党章程》，规范着每个党员的言行。党的十九大修改并通过的《中国共产党章程》指出：党的建设必须"坚持全心全意为人民服务。党除了工人阶级和最广大人民群众的利益，没有自己特殊的利益。党在任何时候都把群众利益放在第一位，同群众同甘共苦，保持最密切的联系，坚持权为民所用、情为民所系、利为民所谋，不允许任何党员脱离群众，凌驾于群众之上。"这是对我党服务人民群众，带领全国人民共同致富，实现中华民族伟大复兴的最好总结。

为人民服务是社会主义道德的集中体现，是社会主义职业道德区别于其他社会形态"职业道德"的本质特征之一。在建设社会主义市场经济的过程中，所有职业活动要以为人民服务为核心，每一位从业者都要努力做到为人民服务，要尊重人、关心人，热爱集体，热心公益，扶贫帮困，为人民和社会多做好事。

五、职业道德的原则

社会主义职业道德的原则是集体主义。

集体主义是主张个人从属于社会，个人利益应当服从集团、民族和国家利益的一种思想理论，是一种精神，最高标准是一切言论和行动符合人民群众的集体利益。社会主义职业道德之所以要以集体主义为原则，一是因为集体主义集中反映了广大劳动者的根本利益，二是因为集体主义是正确处理个人、集体、国家利益之间关系的原则，三是集体主义职业道德原则是社会主义职业道德区别于其他社会形态职业道德特征之一。

为了坚持以集体主义为职业道德的原则，从业者要做到以下几点。

1. 正确处理义利关系

在职业活动中，从业者应该树立把国家和人民的利益放在首位，同时充分尊重公民个人的合法利益的社会主义义利观。正确处理好集体主义的"义"和劳动回报的"利"之间的关系。只讲义不讲利，则从业者的劳动积极性会受影响；只讲利不讲义，则会产生极端利己主义，损害集体利益，阻碍社会发展。所以要正确处理好两者关系，实现双赢，但一旦两者发生冲突，应坚持集体主义，舍利取义。

2. 正确处理局部和整体的关系

个人主义相对于集体主义，是局部和整体的关系。个人主义表现为把个人利益视为高于一切，置于党和人民的利益之上，这是与集体主义完全相反的。社会主义市场经济允许个人在遵守社会道德和职业道德前提下通过劳动获得应有的利益，但当这个利益与国家和集体的利益发生矛盾时，劳动者应该首先考虑国家和集体利益。

小团体主义相对于集体主义，是局部和整体的关系。小团体看似也是"集体"，但与集体主义有着本质区别。小团体主义指为了本单位、本部门或一小部分的人的利益而不顾国家和集体利益的行为。例如，有些地区有地方保护主义政策，违背国家政策法规，滥用或消极行使手中权力，维护、扩大了该地方局部的利益，但破坏了整体经济环境，使国家和人们蒙受损失。小团体主义本质上是放大了的个人主义，要坚决予以反对。

3. 用集体主义观点处理职业关系

处理同事之间的关系时要相互理解和配合，处理矛盾要从集体利益出发，不可私心过重。领导要注意发扬民主作风，带领下属为事业奋斗。下级要服从上级，个人要服从组织。部门与部门、单位与单位之间要和睦相处，相互支持，处理矛盾时要从国家的利益出发。

六、职业道德的要素

职业道德由多个要素构成。加强职业道德建设，提高职业道德素养，就必须把握职业道德要素。对从业人员来说，**最基本的职业道德要素包括职业理想、职业权力、职业义务、职业责任、职业良心、职业纪律、职业荣誉、职业幸福等。**

1. 职业理想

职业理想是人们对职业活动和职业成就的**超前反映**，是人们对未来职业和所要取得何种成就，对社会做出哪些贡献的向往和追求。职业理想是人们在职业上依据社会要求和个人条件而确立的奋斗目标，即个人渴望达到的**职业境界**。树立正确的职业理想，才能明确个人奋斗目标，增强为追求事业成功而战胜困难的决心，是从业者创造职业成就、实现职业目标的精神动力。

2. 职业权力

职业权力是指从业者在自己的职业范围内或职业活动中所拥有的支配人、财、物的力量。有些职业因其具有较强的支配力量而使其职业权力具有权威性，如能源行业、垄断行业；职业权力因能给从业者个人带来好处，且不易被人发觉，而具有利己性和隐蔽性，如单位司机上班时间，借公出理由办理私事，因无人监督而无法被发现。每个从业者都应正确使用自己手中相应的职业权力，为广大人民群众服务，这种职业权力的使用要符合职业道德原则和职业道德规范，不能滥用职业权力、谋取私利。

3. 职业义务

职业义务是从业者对社会、对他人所承担的责任和奉献。职业义务具有利他性和无偿性两个特点。利他性是指从业者在尽职业义务时，做出了有利于他人和社会的行为。无偿性是指从业者在尽职业义务时，不以谋求个人权利和回报为目的，它是一种"不求报酬"的奉献。

4. 职业责任

职业责任是指从事某种职业的个体，对他人、集体和社会应承担的责任。各行各业的职业责任各有不同，但忠于职守、尽心竭力、保证质量、按时完成任务是所有行业的共性要求。职业责任具有差异性、独立性、强制性的特点。

5. 职业良心

职业良心是从业者在履行职业义务中形成的对职业责任的自我评价和自我调节能力。职业良心贯穿职业行为全过程，体现在职业行为前，职业良心依据履行职业义务的道德要求，对行为的动机进行自我检查；在职业行为进行过程中，职业良心能够起到监督作用；在职业行为后，职业良心对行为后果和影响做出评判。职业良心具有时代性，要求现今社会的从业者要树立与为人民服务相匹配的职业良心。职业良心具有内隐性，只能通过行为进行判断。职业良心具有自育性，是从业者自我培养、自我教育的结果。

6. 职业纪律

职业纪律是在特定职业范围内，从事某种职业的人需要共同遵守的行为准则。职业纪律有强制性、一致性和特殊性的特点。为确保安全生产和产品质量，维持正常生产秩序，各行各业、各单位、各岗位都应该制定自己的职业纪律，并在职业活动中推广遵守。

7. 职业荣誉

职业荣誉是指社会和群体对职业行为所做的肯定性评价，是从业者的职业行为受到他人和社会肯定以及从业者对自己职业行为的认可。职业荣誉具有阶级性、激励性和多样性的特点。社会主义职业道德强调职业荣誉的根本目的在于，把职业道德的客观评价转化为广大从业者的自我评价。

8. 职业幸福

职业幸福是指从业者在职业实践和职业生活中，由于奋斗目标和职业理想的实现而获得的精神上的满足和愉悦。职业幸福具有阶级性、层次性和广泛性的特点。

培训课程 ② 公共营养师职业守则

公共营养师职业守则是对从事公共营养师职业的人员的职业品德、职业纪律、职业责任、职业义务、专业技术胜任能力以及与同行、社会关系等方面的要求，是每一个从事公共营养师职业的人员必须遵守和履行的。

一、遵纪守法，诚实守信，团结协作

公共营养师的工作内容经常涉及膳食营养调查和评价，以及对居民或团体食品消费行为的指导。在工作中必须严格遵守国家政府部门的相关法律、法规和制度，如《中华人民共和国食品安全法》《保健食品注册与备案管理办法》等，并结合工作进行广泛宣传。必须以社会主义职业道德准则规范自己的行为，特别是在涉及食物成分、食品功能以及食品安全等方面的问题时，应当坚持实事求是的作风，对群众做到信守诺言，履行应承担的责任和义务。

在工作中应当尊重同事、同行及有关部门和单位的人员，相互帮助，取长补短，主动协调好各方关系，共同完成工作任务。正确看待和处理有关名利的问题，不得诋毁同事，不得损害同事及协作单位和人员的利益。

二、忠于职守，爱岗敬业，钻研业务

营养工作关系着广大人民的健康水平和国民综合素质的提高。公共营养师应以改善我国居民营养状况及身体素质为己任，在面对我国居民营养缺乏和营养过剩双重挑战的现状时，牢固树立预防为主的观念，不怕困难、不辞辛劳、千方百计为服务对象解决营养问题；为提高国民个体及群体的营养知识及健康水平贡献全部力量。同时，也不得利用职务牟取私利。

公共营养师还应勤奋好学、刻苦钻研、不断进取，努力提高有关膳食营养和人群健康的专业知识和技术水平。

三、认真负责，服务于民，平等待人

以为人民服务为工作核心，时刻为服务对象着想，一切以服务对象利益为重。尊重服务对象平等权利，一视同仁。鉴于我国经济发展的不平衡，在一些地区仍然存在较多的营养缺乏问题，因此对经济、文化欠发达的地区、人群和个体应当给予更多的耐心和关注。

四、科学求实，精益求精，开拓创新

在业务上精益求精，对待工作一丝不苟，严格遵照技术指导或规程实施，保证工作质量。尊重科学知识，开展工作有理有据；经常关注国内外营养科学发展的新趋势，及时更新专业知识；主动运用相关学科知识，解决我国居民中已经存在或新发现的膳食营养问题，争取做出创新性的成绩；积极参加国内外营养学专业团体的学术活动，总结和交流从事公共营养师专业活动的体会、经验和成果。在工作中不得不懂装懂，敷衍了事；不得抄袭、窃取他人的劳动成果；不得浮夸和吹嘘自己。

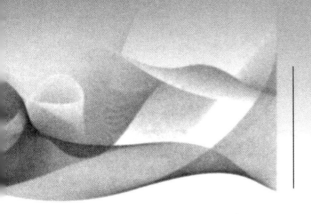

职业模块 ② 医学基础

培训课程 ① 人体解剖生理基础

人体解剖生理学是基础医学的重要组成部分，主要涉及人体的基本结构和各系统的生理功能，是学习营养和食品卫生学不可或缺的基础学科之一。

一、人体结构

构成人体的基本单位是细胞，细胞组合成组织，组织又组合成系统，并构成器官。多种组织器官构建成了复杂的人体。

1. 细胞

细胞是构成人体的基本结构和功能单位。虽然细胞的大小和形态各异，但除极少数细胞（如红细胞）外，细胞均由细胞膜、细胞质和细胞核三部分组成。

细胞膜以液态的脂质双分子层为基架，其中镶嵌着具有不同生理功能的蛋白质，是维持细胞形态并实现细胞内外物质和信息交换的屏障与门户。

细胞质位于细胞膜和细胞核之间，除有大量细胞基质外，还含有大量的有形结构——细胞器。细胞器主要有内质网、核糖体、高尔基复合体、线粒体和溶酶体等。内质网是分布在细胞质中的膜性管道系统，根据其表面是否附着核糖体而分为粗面内质网和滑面内质网。粗面内质网为蛋白质合成的场所，滑面内质网与糖原的合成和储存、类固醇物质的合成等功能相关。核糖体是细胞内合成蛋白质的主要结构。高尔基复合体与细胞内一些物质的积聚、加工和分泌颗粒的形成密切相关。线粒体是由内、外两层单位膜所形成的圆形或椭圆形的囊状结构，是细胞进行氧化供能的主要场所，故有细胞内"动力工厂"之称。溶酶体是一种囊状小体，是细胞内重要的消化器官。

细胞核位于胞体的中央，由核膜包围而成。细胞核中染色质（在细胞分裂期为染色体）是能被碱性染料着色的物质，其基本化学成分是脱氧核糖核酸（简称

DNA）和组蛋白。DNA 分子上由不同核苷酸序列组成具有特定功能的片段称为基因。基因可储藏、复制和传递遗传信息并控制细胞内蛋白质的合成，据估计人的基因有 3 万多个。

细胞的基本活动现象是新陈代谢和具有兴奋性，新陈代谢是指细胞与其周围环境进行物质交换的过程；兴奋性是指细胞对刺激产生的反应，这种反应是以生物电变化的方式反映出来的。新陈代谢一旦停止，细胞就会死亡，机体的新陈代谢完全停止，生命即告结束。

2. 组织

结构和功能相同或相似的一些细胞及其周围的细胞间质一起构成组织。人体有四大类基本组织，即上皮组织、结缔组织、肌组织和神经组织，见表 2-1。

表 2-1　人体基本组织的构成

组织	构成
上皮组织	上皮细胞、细胞间质
结缔组织	疏松结缔组织、致密结缔组织、脂肪组织、网状结缔组织、软骨、骨骼、血液
肌组织	骨骼肌、平滑肌、心肌
神经组织	神经元、神经胶质细胞

（1）上皮组织由密集的上皮细胞和少量的细胞间质组成，具有保护、分泌、吸收和排泄等功能。

（2）结缔组织由大量的细胞间质和散在其中的细胞组成。结缔组织可分为疏松结缔组织、致密结缔组织、脂肪组织、网状结缔组织、软骨、骨骼和血液。

（3）肌组织是由有收缩能力的肌细胞组成的。肌细胞细长呈纤维状，又称肌纤维。根据肌细胞的结构和功能特点，可将肌组织分为骨骼肌、心肌和平滑肌三种。骨骼肌的基本组成成分是骨骼肌纤维，由于在显微镜下可见到明暗相间的横纹，因此也称为横纹肌。骨骼肌是随意肌，接受躯体神经支配，完成各种躯体运动。心肌仅分布于心和大血管根部，呈分支的短柱状。心肌也是横纹肌，部分有自主节律性，但不受躯体神经支配，而受植物神经支配，属不随意肌。平滑肌纤维呈梭形，无横纹，由植物神经支配，属不随意肌。

（4）神经组织由神经元（即神经细胞）和神经胶质细胞组成。神经元具有接受刺激、传导神经冲动的作用，根据形态可分为假单极神经元、双极神经元和多极神经元，根据功能分为感觉（传入）神经元、运动（传出）神经元和中间神经元。神

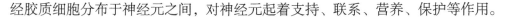

经胶质细胞分布于神经元之间，对神经元起着支持、联系、营养、保护等作用。

3. 器官、系统和人体的分部

不同的组织结合在一起构成了具有一定形态和特定功能的器官，如心、肾、肝、脾等。若干个器官结合起来共同组成完成某种生理功能的系统。人体包括运动、消化、呼吸、循环、免疫、泌尿、生殖、神经及内分泌九大系统。各系统在神经体液的调节下，彼此联系，相互协调，共同构成一个完整的有机体——人体。根据部位，人体可分为头、颈、躯干、四肢四部分，躯干又分为胸、腹、盆三部分，其内有胸腔、腹腔、盆腔。

二、运动系统组成及功能

运动系统由骨、骨连接和骨骼肌三部分组成。骨通过骨连接互相连接在一起组成骨骼，构成人体的支架。骨骼肌是动力部分，附着于骨，收缩时牵动骨引起各种运动。

1. 骨和骨连接

成人共有 206 块骨。骨按部位可分为颅骨、躯干骨和四肢骨三部分，四肢骨又分为上肢骨和下肢骨；根据形态，骨分为长骨、短骨、扁骨和不规则骨四类。长骨多位于四肢，呈中空的长管状，分为一体两端，体部细长称为骨干，内有管状的骨髓腔。长骨两端膨大称为骺，幼年时，骺和干结合部有一层软骨称为骺软骨，成年后骺软骨钙化为骺线，骨即不再增长；短骨近似立方体，主要分布于手腕和足的后部。扁骨呈板状，主要参与构成颅腔、胸腔和盆腔的壁。不规则骨形状不规则，主要分布于躯干、颅底和面部。有的不规则骨内含有含气空腔，称含气骨，如上颌骨等。

骨由骨质、骨膜、骨髓及血管、神经等构成。骨质是人体最坚硬的结缔组织，分为骨松质和骨密质两部分。骨质包括有机质和无机质，前者主要由骨胶原纤维和黏多糖组成，使骨具有韧性和一定的弹性，后者主要由钙盐（如磷酸钙和碳酸钙）组成，使骨具有硬度和脆性。随着年龄的增长，有机物逐渐减少，无机物逐渐增多。成人骨质内的有机物约占 1/3，无机物约占 2/3。幼儿骨质内有机物含量比成人多，因而富有韧性和弹性，但硬度小，不容易发生骨折，易于变形。老年人的骨质无机质含量较高，因而骨的韧性和弹性小而脆性大，硬度高，容易发生骨折。若老年人伴有大量钙的流失，则骨的密度下降，形成骨质疏松，以致骨质变脆，硬度降低，容易发生骨折。同时，骨为体内最大的钙库，人体内的钙 99%

存在于骨内。当血钙增高时，钙盐可沉积于骨内；反之，当血钙降低时，可使骨钙溶解入血，以此来调节血钙的浓度。

骨髓充填于骨髓腔和骨松质间隙内，分红骨髓和黄骨髓。红骨髓有造血功能，内含大量不同发育阶段的血细胞。在胎儿和幼儿时期，骨髓腔内全部是红骨髓。随着年龄增大，成人的骨髓腔内的红骨髓逐渐为脂肪所代替，形成黄骨髓。

骨与骨之间借纤维结缔组织、软骨或骨组织相连，构成骨连接。骨连接包括直接连接和间接连接两大类。间接连接又称关节，由关节面、关节囊和关节腔三部分组成，有些关节还具有韧带和关节盘。由于关节相对的骨面间有腔隙存在，故活动度较大，活动方式可概括为屈、伸、内收、外展、旋内、旋外六种，不同运动方式结合起来构成环转运动。

2. 肌肉

运动系统中的肌肉均属骨骼肌，是运动系统的动力部分。根据形态，肌分为长肌、短肌、阔肌、轮匝肌。根据部位，肌分为头肌、颈肌、躯干肌和四肢肌。四肢肌多为长肌，收缩时可引起大幅度的运动；短肌多分布在躯干深部，收缩时只能产生小幅度的运动。阔肌扁而薄，多分布在胸壁、腹壁。轮匝肌主要由环形的肌纤维构成，位于眼裂、口裂的周围，收缩时可以关闭孔裂。

三、消化系统组成及功能

消化系统由消化管和消化腺两部分组成，如图 2-1 所示。消化管包括口腔、咽、食管、胃、小肠（十二指肠、空肠和回肠）、大肠（盲肠、结肠和直肠）。其中口腔到十二指肠为上消化道，空肠以下为下消化道。消化腺包括口腔唾液腺、肝、胰及消化管壁内的小腺体（如胃腺、肠腺）等，它们均借排出管道将分泌物排入消化管腔内，对食物进行化学性消化。

1. 消化管

（1）消化管的大体构造

口腔是消化管的起始部。其前壁为唇，两侧壁为颊，下壁（底）为软组织和舌，上壁（顶）为腭（前 2/3 为硬腭，后 1/3 为软腭），软腭后缘正中有乳头状突起称腭垂，其两侧各有两条弓形黏膜皱襞，前者称为腭舌弓，后者称为腭咽弓，前后两皱襞间的凹陷内有卵圆形的腭扁桃体。软腭后缘、两侧腭舌弓及舌根共同围成咽峡，为口腔和咽分界线。口腔内有上、下颌牙，是人体最硬的器官，嵌于上、下颌骨的牙槽内。在人的一生中，先后有两组牙发生，第一组称为乳牙，一

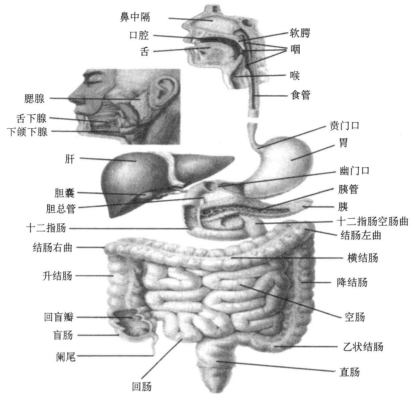

图 2-1　消化系统概况

般在生后 6 个月开始萌出，3 岁初出全，共 20 颗；6 岁开始先后自然脱落，并逐渐长出第二组牙（恒牙）替换全部乳牙，恒牙共 32 颗。牙是对食物进行机械加工的器官，对语言、发音亦有辅助的作用。

舌位于口腔底，具有协助咀嚼、吞咽、辅助发音和感受味觉的功能。在舌背面及侧缘有不同形状的黏膜突起称舌乳头。有些舌乳头上的黏膜上皮中含有味蕾，是味觉感受器，有感受各种味觉的功能。口腔腺又称唾液腺，分泌唾液，有湿润口腔黏膜、清洁口腔、混合食物形成食团和促进食物消化的作用。

咽是一个垂直的肌性管道，略呈漏斗形，前后略扁，位于鼻腔、口腔的后方。其上方的顶接颅底，下方与食管相连，自上而下分别与鼻腔、口腔、喉相通；咽上部的侧壁上，左右各有一个咽鼓管口，咽通过咽鼓管和中耳鼓室相通。

食管是一前后扁窄的肌性长管，是消化管最狭窄的部分。上端在第 6 颈椎下缘平面续咽，向下穿过膈肌进入腹腔，与胃的贲门连接，全长约 25 cm。食管后贴脊柱，前与气管、支气管、心脏等器官相邻。食管全长有三处狭窄，分别距切牙15 cm、25 cm 和 40 cm。

胃是消化管最膨大的部分，上缘为凹缘，较短，朝右上方，称胃小弯，下缘为凸缘称胃大弯。胃与食管连接处的入口称贲门，胃的下端与十二指肠连接处的出口称幽门，幽门处的环形肌特别发达，形成幽门括约肌。胃可分为贲门部、胃底、幽门部和胃体。

小肠是消化管最长的一段，上端起自胃的幽门，下端与盲肠相连，成人的小肠全长 5～7 m，分为十二指肠、空肠和回肠三部分。十二指肠位于上腹部，紧贴腹后壁，长约 25 cm，呈 "C" 形，包绕胰头。空肠和回肠迂曲盘旋于腹腔中下部，借肠系膜固定于腹后壁，二者间无明显界限。空肠比回肠的管径大、管壁厚，黏膜环状皱襞和绒毛结构较多。

大肠是消化管的末段，长约 1.5 m，起自右髂窝，止于肛门，包括盲肠、阑尾、升结肠、横结肠、降结肠、乙状结肠和直肠。大肠在腹腔内围成一个半封闭的方框。盲肠是大肠的起始部，位于右髂窝内，上通升结肠，左接回肠，回肠末端突入盲肠处，环形肌增厚，并覆有黏膜，形成上下两个半月形皱襞，叫回盲瓣，具有括约肌的作用，在回盲瓣的下方约 2 cm 处，有阑尾的开口。阑尾位于盲肠后内侧壁，为一细长的蚓状突起，长 6～8 cm。大肠口径较粗，肠壁较薄。直肠位于盆腔内，长 15～16 cm，穿过盆膈终于肛门。

（2）消化管的微细构造

1）消化管的一般构造。消化管壁可分为 4 层，由内向外为黏膜、黏膜下层、肌层和外膜。

黏膜由上皮、固有层和黏膜肌层构成。经常有黏液分泌出来，使黏膜表面润滑，便于食物通过、消化、吸收和粪便排泄。

黏膜下层由疏松结缔组织构成，其中含有较大的血管和淋巴管，还含有神经丛。食道和十二指肠的黏膜下层内含有腺体。

肌层包在黏膜下层的外面，除口腔、咽、食道的肌层和肛门括约肌外，都由平滑肌组成。一般分内环形、外纵形两层，两层之间有神经丛。肌层的舒缩产生消化管的各种运动。

外膜为消化管的最外层，大部分为浆膜，经常产生浆液，以润滑包有浆膜的脏器表面。

2）胃壁的微细构造特点。黏膜上皮为单层柱状上皮，能分泌黏液，保护胃黏膜；固有层含有很多腺体，有胃底腺、贲门腺和幽门腺。胃底腺有三种细胞，即主细胞，分泌胃蛋白酶原；壁细胞，分泌盐酸；黏液细胞，分泌黏液。

3）小肠壁的微细构造特点。小肠内面呈现很多环行皱褶和小肠绒毛，从而大大增加了小肠的消化和吸收面积。小肠环形皱褶由黏膜和黏膜下层共同构成。肠绒毛由小肠黏膜向肠腔内凸出形成。绒毛似指状或叶状，表面覆以单层柱状上皮，里面为固有层所形成的中轴，其中含有毛细淋巴管（中央乳糜管）、毛细血管网和平滑肌细胞。绒毛上皮细胞分为吸收细胞和杯状细胞。吸收细胞的游离面有纹状缘，构成肠黏膜上皮细胞重要的消化和吸收表面。

2. 消化腺

消化腺是分泌消化液的器官，属外分泌腺，主要有唾液腺、胃腺、胰、肝和肠腺等。胰呈长条形，位于胃的后方，横于腹后壁，分头、体、尾三部。胰内有很多分泌胰液的腺泡，腺泡的导管汇入一条横贯腺体的胰管，胰管与胆总管汇合后共同开口于十二指肠内，胰液最终由此流入肠腔。此外，胰又是一个内分泌器官，在腺泡之间有散在的细胞团，称胰岛，能分泌胰岛素与胰高血糖素（详见内分泌系统）。

肝是人体最大的腺体，成人的肝重约为 1 500 g，位于右上腹部，大部为肋弓所覆蔽。肝由几十万个结构基本相同的肝小叶组成。肝小叶是肝的基本结构和功能单位。肝细胞不断分泌胆汁，经左右肝管和肝总管入胆总管，最后流入十二指肠；或由肝总管转经胆囊管入胆囊储存。胆囊可吸收水分使胆汁浓缩。在食物消化时，胆囊收缩，储存于胆囊的浓缩胆汁则排入十二指肠，以助食物的消化和吸收。

四、呼吸系统组成及功能

机体必须不断地从外界环境中摄取氧气，并将体内产生的二氧化碳排出体外，以确保机体的正常新陈代谢和内环境的相对稳定。机体从外界环境中摄取氧气并将二氧化碳排出体外的过程称气体交换，而完成气体交换功能的是呼吸系统。

呼吸系统由呼吸道和肺两部分组成，如图 2-2 所示。呼吸道是气体进出肺的通道，由鼻、咽、喉、气管、支气管及其分支组成，肺是气体交换的场所。通常把呼吸道分为上、下呼吸道，上呼吸道包括鼻、

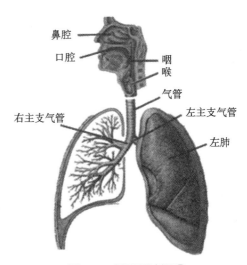

图 2-2 呼吸系统概观

咽、喉，下呼吸道包括气管、支气管及其在肺内的分支。

1. 呼吸道

鼻是呼吸道直接与外界相通的器官。鼻的内腔称鼻腔，被鼻中隔分为左右两腔，前方经鼻前孔与外界相通，后方经鼻后孔通向咽部。鼻腔外侧壁有三个突出的鼻甲，由上而下分别称为上鼻甲、中鼻甲和下鼻甲，各鼻甲外下方被遮蔽的裂隙分别称为上鼻道、中鼻道和下鼻道。鼻腔周围颅骨内含气的空腔称鼻旁窦，包括上颌窦、额窦、蝶窦和筛窦共 4 对，它们通过鼻旁窦口与鼻腔相通，参与空气吸入及其湿润和加温，并对发音起共鸣作用。上鼻甲与鼻中隔的上方黏膜内还有司嗅觉的嗅细胞，所以鼻也是嗅觉器官。

喉不仅是呼吸道，也是发音器官，向上开口于咽部，向下与气管通连。喉由软骨作支架，以关节、韧带和肌肉联结，内面衬以黏膜而构成。

气管和支气管是连接喉与肺之间的管道部分，由软骨、黏膜等构成，气管和支气管均以 "C" 形软骨为支架，以保持其持续张开状态。

2. 肺

肺是气体交换的器官，位于胸腔内，纵隔的两侧，左右各一。左肺有两叶，右肺有三叶。肺呈海绵状，富有弹性，内含空气。肺呈圆锥形，上部为肺尖，下部为肺底，内侧面中间有一凹陷为肺门，是支气管、血管、淋巴管和神经出入肺之处。支气管进入肺内后反复分支，越分越细，形成支气管树，最终连于肺泡。成人肺泡为 3 亿~4 亿个，总面积可达 90 m^2。

五、循环系统组成及功能

循环系统是进行血液循环的动力和管道系统，由心血管系统和淋巴系统组成，血管分布模式如图 2-3 所示。心血管系统包括心脏、动脉、毛细血管和静脉，淋巴系统包括淋巴管道和淋巴器官，是血液循环的支流。根据血液在心血管系统中的循环途径和功能不同，可将血液循环分为体循环（大循环）与肺循环（小循环）两部分。体循环血液由左心室射出，经主动脉及其各级分支流向全身毛细血管网，然后流经小静脉、中静脉、大静脉，最后回流到右心房。通过体循环，把氧气和营养物质运送到身体各部组织，同时又把各部组织在新陈代谢中所产生的二氧化碳和其他代谢产物运送到肺和排泄器官。肺循环血液由右心室射出，经肺动脉及其各级分支，再经肺泡壁毛细血管网，最后经肺静脉回流到左心房。通过肺循环，把血液中的二氧化碳经肺泡排出体外，而吸入肺内的氧气则经肺泡进入血液。

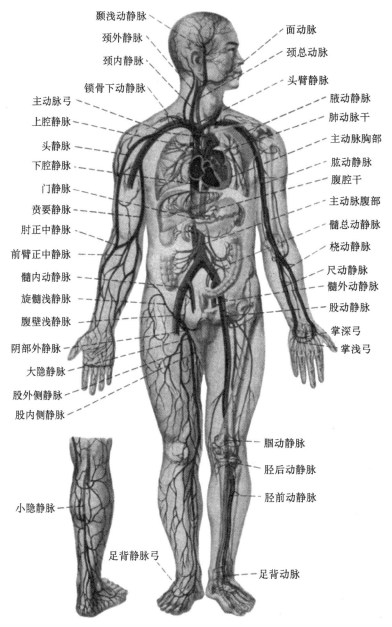

颞浅动静脉
颈外静脉
颈内静脉
锁骨下动静脉
主动脉弓
上腔静脉
头静脉
下腔静脉
门静脉
贲要静脉
肘正中静脉
前臂正中静脉
髓内动静脉
旋髓浅静脉
腹壁浅静脉
阴部外静脉
大隐静脉
股外侧静脉
股内侧静脉

面动脉
颈总动脉
头臂静脉
腋动静脉
肺动脉干
主动脉胸部
肱动静脉
腹腔干
主动脉腹部
髓总动静脉
桡动静脉
尺动静脉
髓外动静脉
股动静脉
掌深弓
掌浅弓

胭动静脉
胫后动静脉
胫前动静脉

小隐静脉

足背静脉弓
足背动脉

图2-3 血管分布模式图

1. 心血管系统

（1）心脏

心脏位于胸腔内，膈肌的上方，两肺之间，约2/3居前正中线的左侧，1/3居右侧。心脏由房间隔和室间隔分为左右半心，每半心又被房室隔分为心房和心室两部分。故心脏的内腔被分为左、右心房和左、右心室四个腔室。成人左、右半心之间互不相通，但右心房和右心室之间通过右房室口相通，左心房和左心室之间通过左房室口相通。上、下腔静脉的静脉血经上、下腔静脉口回流入右心房，经右房室口流入右心室。肺静脉内的动脉血回流入左心房，经左房室口流入左心室。

心脏的营养是由冠状循环血管来供应的。冠状血管由冠状动脉、毛细血管和冠状静脉组成。左右两支冠状动脉分别起于主动脉起始部。心脏静脉血绝大部分汇集于冠状静脉窦，并由此回到右心房。

（2）血管

血管包括动脉、静脉和毛细血管三部分。动脉是把血液从心脏输送到毛细血管的管道，大动脉分成若干中动脉，中动脉再分成若干小动脉，最后形成微动脉连于毛细血管。毛细血管是体内分布最广、管壁最薄、口径最小的血管。毛细血管有较高通透性，使血液中的氧气和营养物质能通过管壁进入组织，组织中的二氧化碳和代谢产物也能通过管壁进入血液，从而完成血液与组织间的气体交换和物质交换。毛细血管的血液逐渐汇聚于小静脉，再逐渐汇聚于中静脉和大静脉，最后经上、下腔静脉回流入右心房。

（3）血液

血液的组成成分如图 2-4 所示。

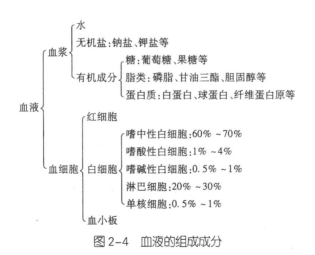

图 2-4　血液的组成成分

正常血液为红色黏稠液体，其相对密度为 1.05～1.06。血液由液体成分血浆和有形成分血细胞两部分组成。其中，有形成分包括红细胞、白细胞和血小板。按容积计算，血浆约占 55%，血细胞（主要是红细胞）约占 45%。从正常人体内抽出血液，放入内有抗凝剂的试管中，混匀后，经离心沉降，管内血液分为两层：

上层淡黄色透明液体是血浆，下层是血细胞。如果把从血管内抽出的血液放入不加抗凝剂的试管中，几分钟后就会凝固成血凝块。血凝块收缩，析出的淡黄色透明液体称为血清。

正常人血浆的 pH 值为 7.35 ~ 7.45。血浆含有大量水分和一定量溶质。血浆内所含的蛋白统称为血浆蛋白，可分为白蛋白（38 ~ 48 g/L）、球蛋白（20 ~ 35 g/L）和纤维蛋白原（2 ~ 4 g/L）。血浆蛋白形成血浆胶体渗透压，其中白蛋白相对分子质量最小，含量最多，对于维持正常血浆胶体渗透压起主要作用。球蛋白含有多种抗体，能与抗原（如细菌、病毒或异种蛋白）相结合，从而杀灭致病微生物。血浆中纤维蛋白原和凝血酶等因子是促使血液凝固的成分。血浆中所含的糖类主要是葡萄糖，简称血糖，空腹时浓度为 3.9 ~ 6.1 mmol/L。血浆中所含脂类物质统称血脂，包括磷脂、甘油三酯和胆固醇等。血脂含量与脂肪代谢有关，也受食物中脂肪含量的影响，血脂过高对机体有害。

血浆中的无机物，绝大部分以离子状态存在。阳离子中以 Na^+ 浓度最高，还有 K^+、Ca^{2+} 和 Mg^{2+} 等，阴离子中以 Cl^- 最多，HCO_3^- 次之，还有 HPO_4^{2-} 和 SO_4^{2-} 等。NaCl 对维持血浆晶体渗透压和保持机体血容量起着重要作用。血浆 Ca^{2+} 参与很多重要生理功能，如维持神经肌肉的兴奋性，在肌肉兴奋收缩耦联中起着重要作用。血浆中还有微量的铜、铁、锰、锌、钴和碘等元素，是构成某些酶类、维生素或激素的必要原料，或与某些生理功能有关。

红细胞是血液中数量最多的血细胞，成年男性为 $(4.0 ~ 5.5) \times 10^{12}$ 个 /L，女性为 $(3.5 ~ 5.0) \times 10^{12}$ 个 /L。红细胞内充满着丰富的血红蛋白，主要功能是运输氧气和二氧化碳。

白细胞为无色球形，有细胞核，体积比红细胞大。正常人白细胞计数为 $(4.0 ~ 10.0) \times 10^9$ 个 /L。白细胞分为粒细胞和无粒细胞两大类，共 5 种细胞。粒细胞的细胞质内含有特殊着色颗粒，根据颗粒的着色性质不同分为中性粒细胞、嗜酸性粒细胞和嗜碱性粒细胞。无粒细胞又可分为单核细胞与淋巴细胞。此 5 种细胞各占的百分率称为白细胞分类计数。检查白细胞总数及各种细胞的分类计数对于临床诊断有一定意义。

血小板直径为 2 ~ 4 μm，呈圆盘状，参与凝血功能。正常人血小板数为 $(100 ~ 300) \times 10^9$ 个 /L。

通常所说的血型是指红细胞的血型，主要包括 ABO 血型系统和 Rh 血型系统。ABO 血型系统可分为 A 型、B 型、AB 型和 O 型，Rh 血型系统可分为 Rh 阳性和

Rh 阴性。如果血型不匹配而进行输血，可导致严重后果。

2. 淋巴系统

淋巴系统是封闭的管道系统，是循环系统的一个辅助部分。淋巴系统由毛细淋巴管、淋巴管和淋巴器官（包括淋巴结、扁桃体、脾和胸腺等）组成。

毛细淋巴管的起始部是盲端，它们互相吻合成毛细淋巴管网，分布于全身绝大多数器官。血液通过毛细血管时，一部分血浆渗出毛细血管壁进入组织间液。组织间液的一部分渗回毛细血管静脉端，一部分渗入毛细淋巴管成为淋巴液。

毛细淋巴管逐渐合成较大的淋巴管，淋巴管在行程中又反复通过许多淋巴结。淋巴液流经淋巴结时，淋巴结产生的淋巴细胞加入淋巴液。淋巴管最后汇集成两条大的淋巴导管（胸导管和右淋巴导管），分别注入左、右静脉角。

因此，血液循环过程中，由毛细血管渗透出来的一部分体液，经过淋巴系统，在静脉角处重新流入血液循环系统内，如图 2-5 所示。

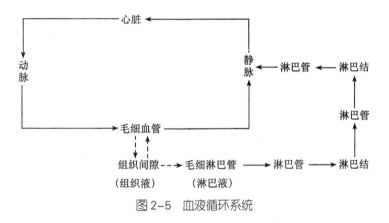

图 2-5　血液循环系统

淋巴结呈卵圆形或豆形，大小不一，出现在淋巴管的行程中，常成群地分布，接纳一定区域来的淋巴管。

淋巴系统的主要功能是产生淋巴细胞、过滤淋巴（清除异物）和产生抗体，在免疫学上具有重要作用。

六、免疫系统

免疫系统由免疫器官、免疫细胞和免疫分子组成，是一个极其复杂而又十分重要的生理系统。

1. 免疫器官

免疫器官分为中枢与外周免疫器官，或者一级与二级免疫器官。中枢免疫器官包括胸腺、骨髓。胸腺为 T 淋巴细胞分化、成熟的场所，可分泌多种胸腺激素，包括胸腺素 α 与 β 家族、胸腺生成素、胸腺九肽及胸腺体液因子等。骨髓为体内造血器官，也是各种免疫细胞的发源地和 B 淋巴细胞成熟场所。外周免疫器官包括脾脏以及分布全身脏器、皮肤、黏膜的淋巴结和弥散性淋巴组织，具有重要的免疫过滤作用，是 T、B 淋巴细胞等定居的场所和这些细胞识别外来抗原，发生免疫应答反应的部位；脾脏还合成吞噬细胞功能增强素，具有增强吞噬细胞功能的作用。皮肤、黏膜作为抵御外源性病原体侵入的第一道防线，在机体免疫防御体系中处于十分重要的地位。

2. 免疫细胞

免疫细胞泛指所有参与免疫应答反应或与免疫应答反应有关的细胞及其前身，包括造血干细胞、淋巴细胞、单核吞噬细胞及其他抗原提呈细胞、中性粒细胞、肥大细胞等。在免疫应答过程中起核心作用的是淋巴细胞，分为 T、B、NK、K 细胞等。T、B 淋巴细胞均来源于骨髓多能干细胞中的淋巴样干细胞，经分化成为前 T、B 淋巴细胞。前 T 淋巴细胞在胸腺内分化、成熟为 T 淋巴细胞，成熟的 T 淋巴细胞经血流分布至外周免疫器官的胸腺依赖区定居，并可经血流→组织→淋巴→血流周游全身，以发挥细胞免疫与免疫调节功能。B 淋巴细胞在哺乳类动物骨髓中分化、成熟，然后进入外周淋巴组织，发挥体液免疫功能。在免疫应答过程中，B 淋巴细胞增殖分化为浆细胞，分泌五类免疫球蛋白（IgM、G、A、D、E）。

3. 免疫分子

免疫分子包括各种免疫球蛋白、补体、细胞因子等，它们在抗感染、炎症反应、清除外源性病原体、调节各种免疫细胞功能以及自身性免疫疾病过程中起着十分重要的作用。细胞因子分为干扰素（interferons，IFNs）、白细胞介素（interleukin，IL）、集落刺激因子（colony stimulating factors，CSFs）、肿瘤坏死因子（tumor necrosis factors，TNFs）四大类。近来研究表明，细胞因子还直接或间接地参与调节机体的营养代谢，例如肿瘤坏死因子及白细胞介素 –1 可以刺激肌肉蛋白质和脂肪分解，增加糖原异生，促进结缔组织重建和组织中锌、铁和铜的重新分布等。

4. 免疫应答反应

正常情况下，机体通过非特异性和特异性免疫防御体系，保护机体免受外源性病原体的侵害。非特异性免疫系统包括皮肤、黏膜、单核－吞噬细胞系统、补体、溶菌酶、黏液、纤毛等；特异性免疫系统包括 T 淋巴细胞介导的细胞免疫应答反应和 B 细胞介导的体液免疫应答反应。正常的免疫应答反应需要非特异性免疫应答反应和特异性免疫应答反应协同参与。如果免疫应答反应发生异常，将产生病理性免疫应答反应。机体表现为免疫功能低下，或免疫功能异常亢进，导致自身免疫性疾病。

七、泌尿系统组成及功能

泌尿系统由肾、输尿管、膀胱及尿道四部分组成，是人体代谢产物最主要的排泄途径。男性泌尿生殖系统如图 2-6 所示。

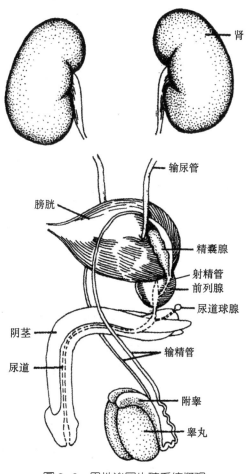

图 2-6　男性泌尿生殖系统概观

1. 肾

肾形似蚕豆，呈红褐色，位于腹后壁，脊柱两旁，左右各一。肾的内侧缘中部凹陷，称肾门。肾门向肾内凹陷成一个较大的腔隙，称肾窦，窦内含有肾动脉、肾静脉、肾盂等结构。肾盂出肾门后，向下弯行，逐渐变细移行为输尿管。

2. 输尿管

输尿管是细长的肌性管道，长 20~30 cm，直径 0.5~0.7 cm，上端与肾盂相连，在腹后壁沿脊柱两侧下行，进入小骨盆，下端在膀胱底的外上方斜行插入膀胱壁，开口于膀胱。

3. 膀胱

膀胱为锥体形囊状肌性器官，位于小骨盆腔的前部，容量为 300~500 mL，储存尿液。膀胱底的内面有三角形区，称为膀胱三角，为肿瘤和结核的好发部位。

4. 尿道

男性尿道细长（约 18 cm），起自膀胱的尿道内口，分为前列腺部、膜部和阴茎海绵体部，开口于阴茎头的尿道外口，全长有三处狭窄和两个弯曲。女性尿道粗而短，长约 5 cm，起于尿道内口，经阴道前方，开口于阴道前庭。

八、生殖系统组成及功能

男、女生殖系统都包括内、外生殖器，内生殖器又包括生殖腺和输送管道。

1. 男性生殖系统

男性的内生殖器（见图 2-6）包括睾丸、附睾、输精管、射精管、尿道和三对附属腺（前列腺、精囊腺和尿道球腺）。睾丸是男性生殖腺，位于阴囊内，左右各一。睾丸呈卵圆形，其实质内有许多精曲小管，是产生精子的部位。小管之间的间质细胞有分泌雄激素的功能。男性的外生殖器包括阴囊和阴茎。

2. 女性生殖系统

女性内生殖器为卵巢、输卵管、子宫和阴道，如图 2-7 所示。卵巢左右各一，呈卵圆形，位于盆腔内子宫两侧，是女性的内生殖腺，产生卵子和分泌雌激素。输卵管连于子宫底两侧，是输送卵子进入子宫的弯曲管道，外侧端开口于腹膜腔，内侧端连于子宫角并开口于子宫腔。子宫位于直肠与膀胱之间，呈前后略扁倒置梨形，两侧上方与输卵管相连，下部形成圆柱形的子宫颈，下与阴道相接。子宫是孕育胎儿和产生月经的器官。女性外生殖器也称女阴，包括阴阜、大阴唇、小阴唇、阴蒂、阴道前庭等。

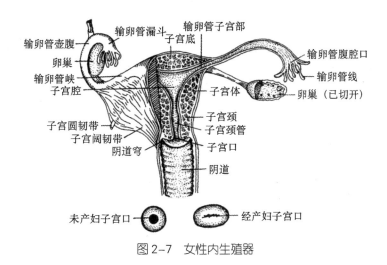

图 2-7 女性内生殖器

九、神经系统组成及功能

神经系统根据所在的部位分为中枢神经系统和周围神经系统。中枢神经系统位于颅腔和椎管内，包括脑和脊髓两部分，如图 2-8 所示。周围神经系统根据支配器官的性质分为躯体神经和内脏神经。躯体神经支配体表结构、骨、关节和骨骼肌，内脏神经支配内脏、心肌、平滑肌和腺体。无论内脏神经还是躯体神经，均包括运动和感觉两种纤维，分别称为躯体感觉纤维、躯体运动纤维、内脏感觉纤维、内脏运动纤维。如果一条神经只含运动纤维，就称为运动神经，只含有感觉纤维就称为感觉神经，既含有运动纤维又含有感觉纤维就称为混合神经。周围神经系统根据与中枢神经相连的部位，又分为脑神经和脊神经。

1. 中枢神经系统

脑位于颅腔内，由脑干、间脑、小脑及端脑（主要包括左、右大脑半球）组成。脑干是脊髓向颅腔内延伸的部分，自下而上又可分为延髓、脑桥、中脑三段。间脑位于中脑上方，两大脑半球之间，大部分被大脑半球所覆盖，分为丘脑与下丘脑。下丘脑位于丘脑的前下方，通过漏斗与脑垂体连接。垂体是一圆形小体，为重要的内分泌腺。下丘脑是皮层下内脏神经的高级中枢，与内脏活动及内分泌功能密切相关。小脑位于延髓与脑桥的背侧，通过一些纤维束与脑干相连，并进一步与大脑、脊髓发生联系，具有调节躯体平衡、调节肌张力和协调随意运动功能。大脑主要包括左、右大脑半球，是中枢神经系统的最高级部分。半球表面凹凸不平，布满深浅不同的沟和裂，沟裂之间的隆起称为脑回。人类的大脑具有思维、学习、记忆、控制等功能。

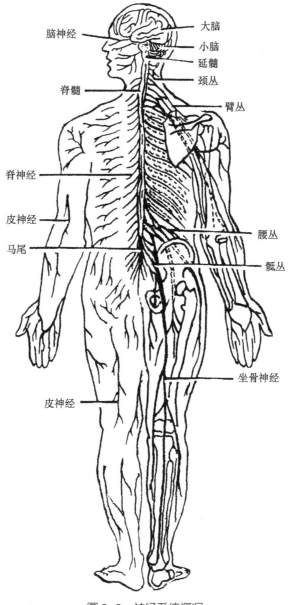

脑神经　　　　大脑
　　　　　　　小脑
　　　　　　　延髓
　　　　　　　颈丛
脊髓

臂丛

脊神经

皮神经

腰丛

马尾

骶丛

坐骨神经

皮神经

图 2-8　神经系统概况

　　脊髓位于椎管内（比椎管短），呈前后略扁圆柱形。上端和延髓相延续，下端呈圆锥状，末端达第 1 腰椎下缘（新生儿达第 3 腰椎平面）。脊髓两侧的前、后方各有一排由神经纤维组成的神经根，在前方的称前根，在后方的称后根。前根与后根在椎间孔处合成脊神经。脊髓主要具有反射功能和传导功能。

　　2. 周围神经系统

　　脊神经连于脊髓，共 31 对，包括颈神经 8 对、胸神经 12 对、腰神经 5 对、骶神经 5 对、尾神经 1 对。每对脊神经都是由与脊髓相连的前根和后根在椎间孔处合并而成。脊神经出椎间孔后，分为前、后两支。后支细小，分布到颈部和背部的皮肤和肌肉。脑神经共 12 对，分别称为第 1 ~ 12 脑神经，支配头颈、胸腹等部位的器官。

十、感觉器官的组成及功能

感受器是指分布于体表或组织内部的一些感受机体内、外环境变化的结构和装置。感觉器官是指机体内的特殊感受器，其结构包括感受器及其附属结构，主要有眼、耳等。

1. 眼

眼包括眼球及辅助装置。眼球位于眼眶内，包括眼球壁和眼球内容物两部分，眼的辅助装置有眼睑、结膜、泪器和眼外肌，眼球构造如图 2-9 所示。

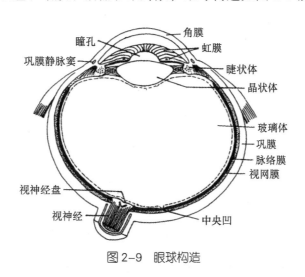

图 2-9　眼球构造

（1）眼球

眼球壁可分为三层，外层为纤维膜，中层为血管膜，内层为视网膜。纤维膜又可分为前 1/6 角膜和 5/6 巩膜。角膜无色透明，具有折光作用。巩膜为白色坚韧不透明的厚膜，具有保护和支持作用。血管膜位于巩膜内面，富有血管和色素，可分为脉络膜、睫状体和虹膜三部分。睫状体内有平滑肌称睫状肌，该肌的收缩与舒张可调节晶状体的凸度，进而调节眼的屈光系数。虹膜位于睫状体前方，呈棕褐色圆盘状，中央有一圆孔称瞳孔，为光线进入眼球的通道。视网膜是眼球壁的最内层，其上有感光细膜层，分布有视锥和视杆两种感光细胞。视锥细胞感受强光并分辨颜色，视杆细胞感受弱光但不能分辨颜色。视杆细胞的感光物质称为视紫红质，它由视蛋白和视黄醛结合而成。视紫红质在光照时迅速分解为视蛋白和视黄醛，同时视杆细胞出现感受器电位，再引起其他视网膜细胞的活动。视黄醛由维生素 A 转变而来。视紫红质在分解和再合成过程中，有一部分视黄醛将被消耗，消耗的部分主要靠血液中的维生素 A 补充。如维生素 A 缺乏，将影响人在暗处的视力。

（2）眼的辅助装置

眼睑即眼皮，分为上眼睑和下眼睑，上下睑之间的裂隙称睑裂。结膜为透明的黏膜，被覆在眼睑内面的称睑结膜，衬在眼球表面的称为球结膜。泪器由泪腺、泪小管、泪囊、鼻泪管组成。泪腺位于眼眶的上外侧，可分泌泪液，泪液具有湿润角膜、清除灰尘和杀菌作用。

2. 耳

耳是听觉和位觉（平衡觉）的外周感觉器官，由外耳、中耳和内耳所组成。外耳露于体表，中耳和内耳埋藏在颞骨岩部内。声波通过外耳道、鼓膜和听小骨传到内耳，使内耳的感音器官（柯蒂氏器官）发生兴奋，将声能转变为神经冲动，再经过听神经传入中枢，产生听觉。外耳包括耳郭、外耳道、鼓膜三部分，如图 2-10 所示。

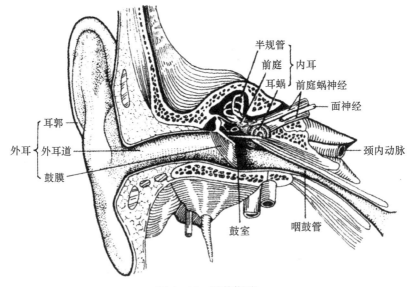

图 2-10　耳的构造

十一、内分泌系统组成及功能

内分泌系统包括垂体、甲状腺、胰岛、肾上腺、甲状旁腺、性腺、胸腺及松果体等。这些腺体分泌高效能的有机化学物质（激素），经过血液循环而传递化学信息到靶细胞、靶组织或靶器官，发挥兴奋或抑制作用。

激素按其化学结构主要分为两大类：第一类是含氮类激素，如下丘脑分泌的调节肽、腺垂体分泌的促激素、胰岛素、甲状腺素等；第二类是类固醇激素，如肾上腺皮质激素和性腺激素。激素的生理作用虽然非常复杂，但是可以归纳为5个方面：第一，通过调节蛋白质、糖、脂肪、水、盐等代谢，为生命活动供给能量，维持代谢的动态平衡；第二，促进细胞的增殖与分化，确保各组织、各器官的正常生长、发育，以及细胞的更新；第三，促进生殖器官的发育成熟、生殖功能，以及性激素的分泌和调节；第四，影响中枢神经系统和植物性神经系统的发育及其活动，与学习、记忆及行为的关系；第五，与神经系统密切配合调节机体对环境的适应。

1. 垂体

垂体悬垂于脑的底面，体积很小，重量不到1 g。垂体大致可以分为腺垂体和神经垂体两部分。腺垂体是体内最重要的内分泌腺。已知腺垂体分泌的激素有7种：生长激素（GH）、催乳素（PRL）、褪黑素（MSH）、促甲状腺素（TSH）、促肾上腺皮质激素（ACTH）、促性腺激素（GTH，包括卵泡刺激素和黄体生成素），各种激素的主要功能与名称相当。TSH作用在甲状腺，ACTH作用在肾上腺皮质，GTH作用在男、女性腺（睾丸和卵巢）。腺垂体的分泌功能受下丘脑的调节，在下丘脑基底部存在"促垂体区"，此区的神经元分泌的肽，经垂体门脉到达腺垂体，调节腺垂体相应激素的分泌和释放。下丘脑分泌的激素主要有促甲状腺激素释放激素、促性腺激素释放激素、促肾上腺皮质激素释放激素和生长激素释放激素。垂体后叶储存由下丘脑的视上核与室旁核分泌的催产素和加压素，催产素有刺激乳腺和子宫的双重作用，以刺激乳腺的作用为主；加压素主要具有促进肾小管的重吸收、浓缩尿液的作用，还可通过一定机制升高血压。

2. 甲状腺

人的甲状腺重20～30 g，是人体内最大的内分泌腺。它位于气管上端两侧，甲状软骨的下方，分为左右两叶，中间由较窄的峡部相连，呈"H"形。甲状腺由许多滤泡组成。滤泡由单层立方上皮细胞环绕而成，中心为滤泡腔。腺上皮细胞以碘和酪氨酸为原料合成甲状腺激素。有生物活性的甲状腺激素主要包括四碘甲腺原氨酸（T4）和三碘甲腺原氨酸（T3）两种。甲状腺上皮细胞有很强的摄取碘的能力。人体每天从饮食中摄取 100～200 μg 碘，其中约有 1/3 碘进入甲状腺。

甲状腺激素促进生长发育，加速糖和脂肪代谢，特别是促进许多组织的糖、脂肪及蛋白质的分解氧化过程，从而增加机体的耗氧量和产热量。此外，甲状腺激素对维持神经系统的兴奋性和增强心肌收缩力、加快心率也有作用。

3. 胰岛

胰岛为散在于胰腺腺泡之间的细胞团。人体胰腺中有数十万到一百多万个胰岛，仅占胰腺总体积的 1%～2%。胰岛细胞按其形态和染色特点划分主要有 A 细胞和 B 细胞两类。A 细胞占胰岛细胞总数约 25%，分泌胰高血糖素；B 细胞约占胰岛细胞总数的 60%，分泌胰岛素。

胰岛素调节糖、脂肪和蛋白质的代谢，能促进全身各组织，尤其能加速肝细胞和肌细胞摄取葡萄糖，并且促进它们对葡萄糖的储存和利用，具有降低血糖的作用。所以胰岛素缺乏时，血中葡萄糖不能被细胞储存和利用，因而血糖浓度升高，如超过肾糖阈时，从尿中排出葡萄糖并伴以尿量增加，发生胰岛素依赖性糖尿病。胰高血糖素的作用与胰岛素相反，促进肝脏糖原分解和葡萄糖异生作用，使血糖明显升高。

4. 肾上腺

肾上腺位于肾脏上方，左右各一。肾上腺分为两部分：外周部分为皮质，占大部分；中心部为髓质，占小部分。肾上腺皮质和髓质在胚胎发生、组织结构、激素的化学性质与生理功能上都不同，实际上是两个不同的内分泌腺。

肾上腺皮质的组织结构可以分为三层，自外向内分为球状带、束状带和网状带，分别分泌盐皮质激素（醛固酮）、糖皮质激素（皮质醇）和少量性激素。肾上腺糖皮质激素在调节宏量营养素的代谢以及参与人体应激和防御反应方面具有重要作用。糖皮质激素对糖代谢既"开源"又"节流"：一方面促进蛋白质分解，使氨基酸在肝中转变为糖原；另一方面又有对抗胰岛素的作用，抑制外周组织对葡萄糖的利用，使血糖升高。盐皮质激素具有调节 K^+ 代谢的作用，具有保 Na^+、排 K^+ 和浓缩尿液的作用。肾上腺皮质分泌的性激素以雄激素为主，少量的雄性激素对妇女的性行为甚为重要。性激素分泌过量时可使女性男性化。

肾上腺髓质位于肾上腺中心，主要由嗜铬细胞组成，分泌肾上腺素和去甲肾上腺素，以肾上腺素为主。这两种激素的作用与交感神经系统活动紧密联系，具有加强加快心跳，增加心输出量，升高血压，加快血流速度；收缩内脏血管，减少内脏器官血流量；舒张肌肉血管，增加肌肉血流量；舒张支气管，分解糖原和升高血糖等作用，有助于机体应对不利情况。

5. 甲状旁腺

人体有两对甲状旁腺，其形状为椭圆形小球，总重量约 100 mg，通常埋在甲状腺两侧叶的后缘内。甲状旁腺分泌甲状旁腺素，其主要生理功能是调节体内钙、磷代谢，使血钙增高、血磷降低。甲状旁腺还分泌降钙素，主要作用是减少破骨细胞的生长，抑制破骨细胞溶解骨质，促进骨中钙盐沉积，对抗甲状旁腺素的作用，使血钙下降。

培训课程 ② 食物消化吸收

食物进入口腔后，首先刺激唾液腺（salivary gland）的分泌，在牙的切割、咀嚼和舌的搅拌下，唾液与食物一起混合成食团，开始了食物的消化吸收过程。消化是指食物在物理或化学因素作用下，由大分子逐渐分解为小分子的过程；吸收是指消化后的小分子被胃肠道吸收到体内被机体利用的过程。

一、食物的消化

1. 口腔内消化

人的口腔内有三对大的唾液腺：腮腺、舌下腺、颌下腺，还有无数散在的小唾液腺，唾液就是由这些唾液腺分泌的混合液。唾液为无色、无味近于中性的低渗液体。唾液中的水分约占 99.5%，有机物主要为黏蛋白，还有唾液淀粉酶、溶菌酶等，无机物主要有钠、钾、钙、硫、氯等。

唾液有如下作用：

（1）唾液可湿润与溶解食物，以引起味觉。

（2）唾液可清洁和保护口腔，当有害物质进入口腔后，唾液可起冲洗、稀释及中和作用，其中的溶菌酶可杀灭进入口腔内的微生物。

（3）唾液中的蛋白可使食物合成食团，便于吞咽。

（4）唾液中的淀粉酶可对淀粉进行简单的分解，但这一作用很弱，且唾液淀粉酶仅在口腔中起作用，当进入胃后，pH 值下降，此酶迅速失去活性。食物在口腔内主要进行的是机械性消化，伴随少量的化学性消化，且能反射性地引起胃、肠、胰、肝、胆囊等器官的活动，为以后的消化做准备。

2. 胃内消化和吸收

食物入胃后暂时储存，在此期间受到胃液的化学性消化和胃壁肌肉的机械性消化。

胃液是胃腺各种细胞分泌的混合物。幽门部的胃腺由黏液细胞组成，能分泌碱性黏液，其中不含消化酶。胃底和胃体部又称泌酸腺区，其面积占全胃的 2/3 或 4/5，此区胃腺主要由三种细胞组成：主细胞（胃酶细胞）分泌胃蛋白酶原；壁细胞（盐酸细胞）分泌盐酸，还能产生"内因子"，即一种与维生素 B_{12} 吸收有关的物质；颈黏液细胞，能分泌黏液。

纯净的胃液是一种无色透明的酸性液体，pH 值为 0.9～1.5。正常成人每日胃液分泌量为 1.5～2.5 L。胃液所含的固体物中的重要成分有盐酸、胃蛋白酶原、黏液和"内因子"。盐酸一种为游离酸，另一种为结合酸，即与蛋白质结合的盐酸蛋白质。二者的浓度合称为总酸度，其中游离酸占绝大部分。盐酸的作用如下。

（1）能激活胃蛋白酶原，并提供胃蛋白酶发挥作用所需的酸性环境。

（2）可抑制和杀死随食物进入胃内的细菌。

（3）盐酸进入小肠后能促进胰液、胆汁和小肠液的分泌。

（4）盐酸所造成的酸性环境，有助于小肠对铁和钙的吸收。

胃腺主细胞分泌入胃腔的胃蛋白酶原是无活性的，在胃酸作用下，转变为具有活性的胃蛋白酶。胃蛋白酶能水解蛋白质，主要产物是多肽和氨基酸。但胃蛋白酶必须在酸性较强的环境中才有作用，其最适宜的 pH 值为 2.0，随着 pH 值的增高，其活性降低。

内因子是由壁细胞分泌的一种糖蛋白。内因子与食入的维生素 B_{12} 结合，形成一种复合物，可保护维生素 B_{12} 不被小肠内水解酶破坏。当复合物移行至回肠，与回肠黏膜的特殊受体结合，从而促进回肠上皮吸收维生素 B_{12}。若机体缺乏内因子，则维生素 B_{12} 吸收不良，影响红细胞的生成，造成巨幼红细胞性贫血。

胃的吸收功能很弱，正常情况下仅吸收少量的水分和酒精。

3. 小肠内消化和吸收

食糜进入小肠后，在胰液、胆汁、小肠液和小肠运动的作用下，基本完成食物的消化和吸收过程。小肠内消化和吸收过程是消化吸收中最重要的阶段。

（1）胰液的分泌

胰液是由胰腺的外分泌腺分泌，pH 值为 7.8～8.4，日分泌量为 1～2 L。胰液由无机物和有机物组成。无机物成分中最重要的是碳酸氢盐，其主要作用是中和进入十二指肠的胃酸，使肠黏膜免受胃酸的侵蚀，并为小肠内多种消化酶的活动提供最适宜的 pH 环境（pH7～8）。胰液中的有机物主要是消化三种营养物质的消化酶，即胰淀粉酶、胰脂肪酶、胰蛋白酶原和糜蛋白酶原。胰淀粉酶可将淀粉水解为麦芽糖及葡萄糖。胰脂肪酶可分解甘油三酯为脂肪酸、甘油一酯和甘油。后两种酶原均不具活性，只有当胰液进入十二指肠后，胰蛋白酶原被肠液中的肠激酶激活成为具有活性的胰蛋白酶，而糜蛋白酶原则由胰蛋白酶激活为糜蛋白酶。胰蛋白酶和糜蛋白酶都能分解蛋白质，二者共同作用时，可使蛋白质分解为更小分子的多肽和氨基酸。

（2）胆汁的分泌

胆汁是由肝细胞不断生成的具有苦味的有色液汁。成人每日分泌量为800～1 000 mL。胆汁的颜色由所含胆色素的种类和浓度决定，由肝脏直接分泌的肝胆汁呈金黄色或橘棕色，而在胆囊储存过的胆囊胆汁则因浓缩使颜色变深。肝胆汁呈弱碱性（pH7.4），胆囊胆汁因碳酸氢盐被吸收而呈弱酸性（pH6.8）。胆汁除水分外，还有胆色素、胆盐、胆固醇、卵磷脂、脂肪酸、无机盐等成分。胆汁中没有消化酶，但胆汁对脂肪的消化和吸收具有重要作用。胆汁中的胆盐为肝脏所分泌的胆汁酸与甘氨酸或牛磺酸结合的钠盐或钾盐。胆汁的作用主要是胆盐的作用。胆盐、胆固醇和卵磷脂等均可降低脂肪的表面张力，使脂肪乳化成许多微滴，从而增加胰脂肪酶的作用面积，有利于脂肪的消化。胆盐可与脂肪酸、甘油一酯等结合，形成水溶性复合物，促进脂肪消化产物的吸收，并能促进脂溶性维生素（维生素 A、D、E、K）的吸收。

（3）小肠液的分泌

小肠液是由小肠黏膜中的小肠腺分泌，呈弱碱性，pH 值约为 7.6。成人每日分泌量为 1～3 L。小肠液边分泌边吸收，这种液体的交流为小肠内营养物质的吸收提供了媒介。小肠液中除水和电解质外，还含有黏液、免疫球蛋白和两种酶：肠激酶（能激活胰蛋白酶原）和小肠淀粉酶。过去认为小肠液中还含有其他各种消化酶，但现已证明，其他各种消化酶并非小肠腺的分泌物，而是存在于小肠黏膜的上皮细胞内。它们是分解多肽为氨基酸的几种肽酶以及分解双糖为单糖的几种单糖酶。当营养物质被吸收入上皮细胞内以后，这些消化酶继续对营养物质进行消化。随着绒毛顶端的上皮细胞脱落，这些消化酶进入小肠液中。小肠液具有消化食物和保护肠黏膜免受机械性损伤和胃酸侵蚀的作用。

（4）小肠的吸收功能

小肠是消化管中最长的部分，小肠黏膜形成许多环形皱褶和大量绒毛凸于肠腔，每条绒毛的表面是一层柱状上皮细胞，柱状上皮细胞顶端的细胞膜又形成许多细小的突起，称微绒毛。环状皱褶、绒毛和微绒毛的存在，使小肠黏膜的表面积增加，达到 200 m² 左右，这就使小肠具有巨大的吸收面积。小肠是吸收的主要场所，绝大部分营养成分在小肠内已吸收完毕。食物经过在小肠内的消化作用，已被分解成可被吸收的小分子物质。食物在小肠内停留的时间较长，一般是 3~8 h，为充分吸收提供了充裕的时间。小肠细胞膜的吸收作用主要依靠被动转运与主动转运两种形式来完成。

1）被动转运。被动转运形式主要包括被动扩散、易化扩散、滤过、渗透等作用。

①被动扩散。通常物质透过细胞膜，总是和它在细胞膜内外的浓度有关。不借助载体，不消耗能量，物质从浓度高的一侧向浓度低的一侧透过称被动扩散。由于细胞膜的基质是类脂双分子层，脂溶性物质更易进入细胞。物质进入细胞的速度取决于它在脂质中的溶解度和分子大小，溶解度越大，透过越快；如在脂质中的溶解度相等，则较小的分子透过较快。

②易化扩散。易化扩散指非脂溶性物质或亲水物质，如 Na⁺、K⁺、葡萄糖和氨基酸等，不能透过细胞膜的双层脂质，需在细胞膜蛋白质的帮助下，由膜的高浓度一侧向低浓度一侧扩散或转运的过程。与易化扩散有关的膜内转运系统和它们所转运的物质之间，具有高度的结构特异性，即每一种蛋白质只能转运具有某种特定化学结构的物质；易化扩散的另一个特点是饱和现象，即扩散通量一般与浓度梯度的大小成正比，当浓度梯度增加到一定限度时，扩散通量就不再增加。

③滤过作用。可以将胃肠细胞膜的上皮细胞看作滤过器，如果胃肠腔内的压力超过毛细血管时，水分和其他物质就可以滤入血液。

④渗透。渗透可看作是特殊情况下的扩散。当膜两侧产生不相等的渗透压时，渗透压较高的一侧将从另一侧吸引一部分水过来，以求达到渗透压的平衡。

2）主动转运。在许多情况下，某种营养成分必须要逆着浓度梯度（化学的或电荷的）的方向穿过细胞膜，这种形式称主动转运。营养物质的主动转运需要有细胞上载体的协助。载体是一种运输营养物质进出细胞膜的脂蛋白。营养物质转运时，先在细胞膜同载体结合成复合物，复合物通过细胞膜转运入上皮细胞时，营养物质与载体分离被释放入细胞中，而载体又转回到细胞膜的外表面。主动转运的特点是：载体在转运营养物质时，需有酶的催化和提供能量，能量来自三磷酸腺苷的分解；这一转运系统可以饱和，且最大转运量可被抑制；载体系统有特异性，即细胞膜上存在着几种不同的载体系统，每一系统只运载某些特定的营养物质。

4. 大肠的消化吸收功能

大肠是消化管的末段。人类的大肠内没有重要的消化活动，主要是吸收水分和盐类。大肠黏膜的上皮和大肠腺均含有许多分泌黏液的杯状细胞，分泌的大肠液富含黏液，起到保护肠黏膜和润滑粪便的作用。大肠内有许多细菌，这些细菌主要来自食物和大肠内的繁殖。大肠内的酸碱度和温度对一般细菌的繁殖极为适宜，故细菌在此大量繁殖。细菌中含有分解食物残渣的酶，其分解产物有单糖、乙酸、乳酸、二氧化碳、沼气、氢气等。对蛋白质的分解称为腐败作用，其分解产物，除肽、氨基酸、氨等外，还有多种具有毒性的物质，如吲哚、酚等，这类物质产生后，一部分被吸收入血到肝脏解毒，另一部分则随粪便排出体外。大肠细菌能利用大肠的内容物合成人体必需的某些维生素，如硫胺素、核黄素及叶酸等 B 族维生素和维生素 K。经细菌分解作用后的食物残渣及其分解产物、肠黏膜的分泌物、脱落的肠上皮细胞和大量的细菌一起组成粪便，排出体外。

培训课程 ③

不同人群的生理特点

生命体的出生、成长到衰老是一个连续的过程。为便于认识和理解营养与生命发生发展的规律，常常人为地将生命的过程按照生理特点分成不同的阶段或时期，如婴儿、幼儿、学龄前、学龄及青少年、成年及老年各期，实际上相邻各期间并没有明显的界限。目前，世界卫生组织将 18 岁以下的人群界定为儿童。

儿童的重要生理特征是生长发育，生长发育也是一个连续的过程，前一阶段的发育为后一阶段奠定基础，任何阶段发育受到阻碍，都会对后一阶段发育产生不良影响。目前有大量研究显示，生命早期生长迟缓或过度生长将会对后续健康产生至关重要的影响。生长发育期先后出现婴儿和青春期两次生长突增，其余时间稳步增长，青春发育中、后期增长幅度减慢，直到成熟。

一、孕妇的生理特点

孕期妇女通过胎盘转运供给胎儿生长发育所需营养，经过 280 天，将一个肉眼看不见的受精卵孕育成体重约 3.2 kg 的新生儿。孕期妇女生理状态及代谢有较大的改变，以适应妊娠期孕育胎儿的需要。随妊娠时间的增加，这些改变通常越来越明显，至产后又逐步恢复至孕前水平。

1. 孕期内分泌的改变

除了为胎儿能成功地着床和发育外，母体内分泌发生改变的另一个目的是对营养素代谢进行调节，增加营养素的吸收和利用，以支持胎儿的发育，保证妊娠的成功。

（1）母体卵巢及胎盘相关激素分泌增加

胎盘催乳激素可刺激胎盘和胎儿的生长以及母体乳腺的发育和分泌；胎盘催乳激素刺激母体脂肪分解，提高母体血游离脂肪酸和甘油的浓度，使更多的葡萄糖运送至胎儿，在维持营养物质由母体向胎体转运方面发挥了重要作用。雌二醇调节碳水化合物和脂类代谢，增加母体骨骼更新率，有研究发现，钙的吸收、钙的潴留与孕期雌激素水平正相关。

（2）孕期甲状腺激素及其他激素水平的改变

孕期血液甲状腺激素 T_3、T_4 水平升高，但游离甲状腺激素升高不多，体内合成代谢增加，基础代谢率至孕晚期升高 15% ~ 20%，孕晚期基础代谢耗能每天约增加 0.63 MJ（150 kcal）。孕妇的甲状腺激素不能通过胎盘，胎儿依赖自身合成的甲状腺激素。妊娠期胰岛素分泌增多，循环血中胰岛素水平增加，使孕妇空腹血糖值低于非孕妇，但糖耐量试验时血糖增高幅度大且回复延迟，致糖耐量异常及妊娠糖尿发生率升高。

2. 孕期消化功能改变

受孕酮分泌增加的影响，胃肠道平滑肌细胞松弛，张力减弱，蠕动减慢，胃排空及食物肠道停留时间延长，孕妇易出现饱胀感以及便秘；孕期消化液和消化酶（如胃酸和胃蛋白酶）分泌减少，易出现消化不良；由于贲门括约肌松弛，胃内容物可逆流入食管下部，引起反胃等早孕反应。另外，消化系统功能的上述改变，延长了食物在肠道停留的时间，使一些营养素，如钙、铁、维生素 B_{12} 及叶酸等的肠道吸收量增加，与孕期对营养素的需要量增加相适应。

3. 孕期血液容积及血液成分改变

随孕期血液容积逐渐增加，孕 28 ~ 32 周时达峰值，最大增加量为 50%，约 1.3 ~ 1.5 L；红细胞和血红蛋白的量也增加，至分娩时达最大值，增加量约 20%。血液容积和红细胞增加程度的不一致性，导致血红蛋白浓度下降 20% 以上，红细胞比容、红细胞计数都比非孕时明显下降，形成血液的相对稀释，称为孕期生理性贫血。世界卫生组织建议，孕早期和孕末期贫血的界定值是 Hb≤110 g/L，孕中期是 Hb≤105 g/L。血浆总蛋白浓度由平均 70 g/L 降至 40 g/L，血浆白蛋白浓度由 40 g/L 下降至 25 g/L。孕期血浆葡萄糖、氨基酸、铁以及水溶性维生素，如维生素 C、叶酸、维生素 B_6、维生素 B_{12}、生物素含量均降低。但某些脂溶性维生素，如 β- 胡萝卜素、维生素 E 的血浆水平在孕期上升，维生素 E 血浆浓度上升约 50%，而维生素 A 含量变化不大。

4. 孕期肾功能改变

孕期有效肾血浆流量及肾小球滤过率增加，但肾小管再吸收能力没有相应增加，尿中葡萄糖、氨基酸和水溶性维生素如维生素 B_2、叶酸、烟酸、吡哆醛的代谢终产物排出量增加。其中，葡萄糖的尿排出量可增加 10 倍以上，约 15% 的孕妇餐后出现妊娠期生理性尿糖，尿中葡萄糖排出量的增加与血糖浓度无关，应与真性糖尿病加以区别。尿氨基酸日平均排出量约为 2 g，尿中氨基酸的构成与血浆氨基酸谱也无关。叶酸的排出比非孕时高出 1 倍，每天约为 10 ~ 15 μg。

5. 孕期体重增加

（1）孕期体重的增加及其构成

已有相关报道称，不限制进食的健康初孕妇女体重增长的平均值为 12.5 kg，经产妇可能比该平均值低 0.9 kg。胎儿、胎盘、羊水、增加的血浆容量及增大的乳腺和子宫被称为必要性体重增加，发达国家妇女孕期必要性体重增加约 7.5 kg，发展中国家约 6 kg。详见表 2-2。

表 2-2　孕期体重增加及构成　　　　　单位：g

项目	体重增加			
	第 10 周	第 20 周	第 30 周	第 40 周
胎儿、胎盘及羊水	55	720	2 530	4 750
子宫、乳房	170	765	1 170	1 300
血液	100	600	1 300	1 250
细胞外液	—	—	—	1 200
脂肪及其他	325	1 915	3 500	4 000
合计	650	4 000	8 500	12 500

（2）孕期推荐的适宜增重

美国医学研究院 2009 年根据孕前体质指数（BMI）推荐适合于胎儿和母体双方的孕期增重值，见表 2-3。

表 2-3　按孕前 BMI 推荐孕期体重增长的适宜范围

指标	BMI	推荐体重增长范围 /kg
低	<18.5	12.5 ~ 18
正常	18.5 ~ 24.9	11.5 ~ 16
超重	25.0 ~ 29.9	7 ~ 11.5
肥胖	≥30	5 ~ 9

中国营养学会妇幼营养分会于 2012 年成立专家组并启动"中国妇女孕期适宜增重值多中心队列研究"项目，2021 年 9 月，中国营养学会发布团体标准《中国妇女妊娠期体重监测与评价》（T/CNSS 009—2021），按中国成人体质指数切点，分别给予在不同妊娠前体质指数情况下，单胎妊娠妇女体重增长范围和妊娠中晚期每周体重增长推荐值，见表 2–4。

表 2–4　妊娠期妇女体重增长范围和妊娠中晚期每周体重增长推荐值

妊娠前女性体质指数分类	总增长值范围（kg）	妊娠早期增长值范围（kg）	妊娠中晚期增长值均值及范围（kg/week）
低体重（BMI<18.5 kg/m²）	11.0～16.0	0～2.0	0.46（0.37～0.56）
正常体重（18.5 kg/m²≤BMI<24.0 kg/m²）	8.0～14.0	0～2.0	0.37（0.26～0.48）
超重（24.0 kg/m²≤BMI<28.0 kg/m²）	7.0～11.0	0～2.0	0.30（0.22～0.37）
肥胖（BMI≥28.0 kg/m²）	5.0～9.0	0～2.0	0.22（0.15～0.30）

二、乳母的生理特点

乳母最主要的生理特征是，一方面要逐步补偿妊娠、分娩时所损耗的营养素储备，促进各器官、系统功能的恢复；另一方面要分泌乳汁、哺育婴儿。因此，她们比一般妇女需要更多的营养素。乳母每天分泌 600～800 mL 的乳汁来喂养婴儿，若乳母膳食中营养素含量不足或缺乏，一般短期内泌乳量不会明显下降，乳汁中成分也基本恒定，但乳汁中的成分是通过动用母体储备的营养素，甚至牺牲母体组织来维持的，会影响到母体健康。

1. 乳房的结构

人类女性的乳房是一个大的分泌腺，随着年龄的增长逐渐发育成熟。乳房的乳腺叶内含有囊状的分泌腺泡，由肌上皮细胞所包围，腺泡的分泌物流入小管，进而流入乳腺管与乳窦中。但由于人类进化为直立行走，为减小地球引力的影响，乳房储存乳汁的量受到限制。

2. 泌乳量及其调节

从乳腺的发育到泌乳，体内的激素一直起着重要的调节作用。非妊娠时，乳腺的发育主要受雌激素调节，使乳腺管、乳头及乳晕发育，并与黄体酮协同作用刺激腺泡发育。在妊娠期和哺乳期，由于受到胎盘分泌大量雌激素和脑垂体分泌催乳素的影响，乳腺明显增生，腺管延长，使其逐步具有分泌乳汁的结构和能力。

随着新生儿和胎盘的娩出，雌激素水平急剧下降、催乳激素急剧上升，加上婴儿的气味、母子的接触、孩子的哭声，以及新生儿对乳头的吸吮等刺激，催乳激素的分泌和作用加强，使乳汁的分泌逐渐增多，一般产后 5 日内的乳汁被称为初乳，其后 5～10 天的乳汁称为过渡乳，继而为成熟乳。催乳激素是影响泌乳最重要的激素，主要通过婴儿对乳头的吮吸反射引起分泌。越早、次数越多地吸吮乳头，乳量就会分泌增多。

乳腺是代谢率最高的器官之一。正常情况下，在哺乳的前 6 个月，平均每天泌乳量为 750 mL。泌乳量受多种因素影响，这些因素主要包括催乳素等体内激素的调节作用，如婴儿对乳头反复吸吮可刺激催乳素分泌；环境、心理因素的影响，如紧张焦虑的心情会抑制乳汁分泌，而良好的环境、愉快的心情可促进乳汁分泌。此外，乳母的营养状况也是影响泌乳量的重要因素，乳母营养状况影响乳腺分泌细胞营养素的合成及乳汁分泌量，如乳母能量摄入很低时，泌乳量可下降到正常的 40%～50%。营养状况良好的妇女如果在哺乳期为避免发胖而节制饮食，也可使泌乳量迅速减少。而对于营养状况较差的乳母，补充营养，特别是增加能量和蛋白质摄入量，可增加泌乳量。维生素 A 的含量与乳母膳食关系密切，维生素 B_1、维生素 B_2、烟酸、维生素 C 等在乳汁中的含量直接受乳母膳食影响。乳母膳食中维生素 B_1 缺乏会使乳汁中维生素 B_1 缺乏，导致婴儿患急性脚气病。膳食中钙含量不足时则首先动用母体的钙，以维持母乳中钙含量稳定。但乳母膳食中长期缺钙，也会导致乳汁中钙含量降低。乳汁中锌、铜、碘的含量与乳母膳食密切相关。此外，授乳过程受新生儿和母体各种神经反射的调节。

三、婴儿生理特点

婴儿期包括出生至 28 天的新生儿期，以及 1～12 个月的婴儿期。婴儿期是一生中生长发育最快的时期，是婴儿完成从子宫内生活到子宫外生活的过渡期，是从母乳营养到逐渐依赖其他食物营养的过渡期。

1. 婴儿体格发育特点

与胎儿期的头颅生长最快不同，婴儿期躯干增长最快。

（1）体重

婴儿期是一生中生长发育最快的时期。正常足月儿在出生后头 3 个月，体重月增加 600～1 000 g，3 月龄体重约是出生时的 2 倍，4～6 月龄月增加 500～600 g，7～12 个月月增加 300 g，1 岁时达到或超过出生时的 3 倍（>9 kg）。

（2）身长

身长是反映骨骼系统生长的指标，为从头顶至足底的垂直长度。足月新生儿平均身长为 50 cm。在 1 岁时增长约 50%，达 75 cm。

（3）头围和胸围

头围是指自眉弓上方最突出处，经枕后结节绕头的周长。它反映脑及颅骨的发育状态。出生时头围平均约 34 cm（男略大于女），比胸围略大 1～2 cm。婴儿期平均每月增长 1 cm。胸围是胸廓及胸肌发育程度的指标。出生时比头围小，但增长速度快，到 6 个月至 1 岁时，胸围和头围基本相等，称为头胸围交叉。

2. 婴儿消化系统发育特点

新生儿的消化器官发育未成熟，功能未健全，口腔狭小，嘴唇黏膜的皱褶很多，颊部有丰富的脂肪，有利于婴儿吸吮。新生儿的涎腺欠成熟，唾液分泌较少，唾液中淀粉酶含量低，不利于消化淀粉。到 3～4 个月时涎腺逐渐发育完善，唾液中的淀粉酶也逐渐增加，6 个月起唾液的作用增强。

（1）胃及其酶

新生儿的胃容量较小，为 25～50 mL，出生后第 10 天时可增加到约 100 mL，6 个月时约为 200 mL，1 岁时达 300～500 mL。胃贲门括约肌弱，而幽门部肌肉较紧张，在吸饱奶后受振动则易导致胃中奶的溢出或呕吐。胃蛋白酶的活力弱，凝乳酶和脂肪酶含量少，因此消化能力受限，胃排空延迟，胃排空人乳的时间为 2～3 h。

（2）肠及其酶

新生儿的小肠约为自身长度的 6～8 倍，肠壁肌层薄弱，弹力较小，肠黏膜的血管及淋巴丰富，通透性强。黏膜的绒毛较多，吸收面积与分泌面积均较大，有利于食物的消化和吸收。新生儿消化道已能分泌消化酶，但消化酶的活力相对较差，特别是淀粉酶，胰淀粉酶要到出生后第 4 个月才达到成人水平。胰腺脂肪酶的活力亦较低，肝脏分泌的胆盐较少，因此对脂肪的消化与吸收较差。

四、幼儿生理特点

1 周岁到满 3 周岁之前为幼儿期。幼儿生长发育虽不及婴儿迅速，但亦非常旺盛。尽管幼儿胃的容量已从婴儿时的 200 mL 增加至 300 mL，但牙齿的数目有限，胃肠道消化酶的分泌及胃肠道蠕动能力也远不如成人。

幼儿期也是生长发育的重要阶段，大脑皮质的功能进一步完善，语言表达能力也逐渐丰富，模仿性增强，智能发育快，要求增多，能独立行走、活动，见识范围迅速扩大，接触事物增多，但仍缺乏自我识别能力。

1. 体重

1 岁后体重的增长速度减慢，全年增加 2.5 ~ 3.0 kg，平均每月增长约 0.25 kg，至 2 岁时体重约 12 kg，为出生时的 4 倍。2 岁以后的体重增长变慢，每年增长 1.5 ~ 2.0 kg，增长的速度趋于缓慢，直至青春期开始再次加快，见表 2-5。

表 2-5　1 ~ 3 岁女童体格心智发育评价标准参考值（WHO）

年龄	体重 /kg	身高 /cm	体格心智发育
12 个月	8.5 ~ 10.6	71.5 ~ 77.1	独立行走，有意识叫爸爸、妈妈，用杯喝水，能辨别家人的称谓和家庭环境中的熟悉物体
15 个月	9.1 ~ 11.3	74.8 ~ 80.7	走得稳，能说三个字的短句，能模仿做家务，能叠两块积木，能体验与成人一起玩的愉快心情
18 个月	9.7 ~ 12.0	77.9 ~ 84.0	能走梯，能理解并指出身体部分，能脱外套，自己能吃饭，能认识一种颜色
21 个月	10.2 ~ 12.6	80.6 ~ 87.0	能踢球，能举手过肩抛物，能叠四块积木，喜欢听故事，会用语言表示大小便
2 岁	10.6 ~ 13.2	83.3 ~ 89.8	能两脚并跳，穿不系带的鞋，区别大小，能认识两种颜色，能认识简单形状
2.5 岁	11.7 ~ 14.7	87.9 ~ 94.7	能独脚站立，说出姓名，洗手会擦干，能叠八块积木，常提出"为什么"，试与同伴交谈，相互模仿言行
3 岁	12.6 ~ 16.1	90.2 ~ 98.1	能从高处往下跳，能双脚交替上楼，会扣纽扣，会折纸，会涂糨糊粘贴，懂饥、累、冷，会用筷子，能一页页翻书

2. 身长

幼儿期身长增长的速度减慢，1 ~ 2 岁全年增加约 10 cm，2 ~ 3 岁平均增加约 5 cm，在整个幼儿期共增长 25 cm；因此，3 岁时身长约为 100 cm，为出生时身长的两倍。

3. 头围、胸围、上臂围

头围的大小与脑的发育有关，1 岁时儿童的头围增至 46 cm，而第 2 年头围只增长 2 cm，第 3 年与第 4 年共增加 1.5 cm，5 岁时达 50 cm。出生时胸围比头围小 1 ~ 2 cm，1 岁时与头围基本相等，2 岁以后胸围超过头围，反映出胸廓和胸背肌

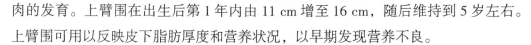

肉的发育。上臂围在出生后第 1 年内由 11 cm 增至 16 cm，随后维持到 5 岁左右。上臂围可用以反映皮下脂肪厚度和营养状况，以早期发现营养不良。

4. 脑和神经系统的发育

人类脑组织的发育自孕中期开始，持续到出生后的第 2 年甚至第 3 年。人脑的神经细胞分裂增殖至 140 亿个，脑组织的重量也增至成人的 2/3 以上。出生时脑重量约为 370 g，6 个月时脑重为 600 ~ 700 g，2 岁时达 900 ~ 1 000 g，为成人脑重的 75%，至 3 岁时脑重超过出生时的 3 倍。6 月龄后，脑细胞增殖速度开始减慢，但细胞的体积开始增大。到出生后 12 ~ 15 个月时，脑细胞一次性分裂完成。进入幼儿期后，大脑发育速度已显著减慢，但并未结束。出生时连接大脑内部与躯体各部分的神经传导纤维还很少，婴儿期迅速增加。在幼儿期，神经细胞间的联系也逐渐复杂起来。在神经纤维外层起绝缘作用的髓鞘，则在出生后第 4 年才完全发育成熟。婴幼儿期，由于神经髓鞘形成不全，外界的刺激信号因无髓鞘的隔离，被传至大脑多处，难以在大脑特定的区域形成兴奋灶，同时信号传导在无髓鞘隔离的神经纤维也较慢，因此小儿对外来刺激反应慢且易于泛化。

5. 消化系统发育

1 岁时萌出第一乳磨牙，1.5 岁时出尖牙，2 岁时出第二乳磨牙，2 岁时共出 18 ~ 20 颗牙，全部 20 颗乳牙出齐应不迟于 2.5 岁。到 2 岁半时乳牙仍未出齐属于异常，如克汀病、佝偻病、营养不良等患儿出牙较晚。2 岁内乳牙数的计算：

$$乳牙数 = 月龄 - 6$$

由于幼儿的牙齿还处于生长过程，故咀嚼功能尚未发育完善，这个时期的幼儿容易发生消化不良及某些营养缺乏病。儿童的咀嚼效率随年龄增长而逐渐增强，6 岁时达到成人的 40%，10 岁时达到成人的 75%。18 月龄胃蛋白酶的分泌已达到成人水平；1 岁后胰蛋白酶、糜蛋白酶、羧肽酶和脂酶的活性接近成人水平。

五、学龄前儿童生理特点

小儿 3 周岁后至六七岁入小学前称为学龄前期。与婴幼儿期相比，此期生长发育速度减慢，脑及神经系统发育持续并逐渐成熟。而与成人相比，此期儿童仍然处于迅速生长发育之中，个性上更加活泼好动。学龄前期儿童心理上具有好奇、注意力分散、喜欢模仿等特点而使其具有极大的可塑性，是培养良好生活习惯、良好道德品质的重要时期。

1. 体格发育特点

（1）生长发育的一般规律

与婴儿期相比，学龄前儿童体格发育速度相对减慢，但仍保持稳步地增长，其下肢增长幅度超过头颅和躯干，使头颅（占全身的 1/8）、躯干（占全身的 4/8）和下肢（占全身的 3/8）形成较为匀称的比例。此期体重增长约 5.5 kg（年增长约 2 kg），身高增长约 21 cm（年增长约 5 cm）。体重、身高增长的粗略估计公式为，2 岁至青春前期，体重（kg）= 年龄 ×2+7（或 8）；身高（cm）= 年龄 ×7+70。

（2）生长发育的个体差异

生长发育在一定的范围内受遗传、环境等因素的影响而出现相当大的个体差异，儿童生长发育的水平在一定范围内波动，儿童身高、体重的正常参考值是群体儿童的平均水平。在评价个体儿童生长时需考虑影响其生长的多种因素，如遗传、性别等内在因素，以及包括营养、教育、训练在内的环境因素等。此外，儿童在生长发育过程中难免会遭遇到这样或那样的疾病，如感冒、发热、咳嗽或腹泻等，常引起营养素消耗增加，也影响儿童的食欲和营养素摄入，因此，患病儿童的体重、身高可明显低于同龄儿童，出现明显或不明显的生长发育迟缓。当疾病等阻碍其生长发育的不良因素克服后，会出现加速生长，即"赶上生长"（catch growth），也称"生长追赶"。要实现"赶上生长"需要在疾病恢复期的较长一段时间内为儿童做好营养准备，即供给蛋白质、钙、铁和维生素含量丰富的食物。

2. 脑及神经系统发育特点

儿童 3 岁时神经细胞的分化已基本完成，但脑细胞体积的增大及神经纤维的髓鞘化仍继续进行。4～6 岁时，脑组织进一步发育，达成人脑重的 86%～90%。随神经纤维髓鞘化的完成，运动转为由大脑皮质中枢调节，神经冲动传导的速度加快，从而改变了婴儿期各种刺激引起的神经冲动传导缓慢，易于泛化、疲劳而进入睡眠的状况。

3. 消化功能发育特点

3 岁儿童 20 颗乳牙已出齐。6 岁时第一颗恒牙可能萌出。但咀嚼能力仅达到成人的 40%，消化能力也仍有限，尤其是对固体食物需要较长时间适应，不能过早进食家庭成人膳食，以免导致消化吸收紊乱，造成营养不良。

4. 心理发育特征

5～6 岁儿童具有短暂地控制注意力的能力，时间约 15 min。但注意力分散仍然是学龄前儿童的行为表现特征之一，这一特征在饮食行为上的反应是不专心进餐，吃饭时边吃边玩，使进餐时间延长，食物摄入不足而致营养素缺乏。学龄前儿童个性有明显的发展，生活基本能自理，主动性强，好奇心强。在行为方面儿童表现为独立性和主动性，变得不那么"听话"了，什么事都要"自己来"，在饮食行为上的反应是自我做主，对父母要求其进食的食物产生反感甚至厌恶，久之导致挑食、偏食等不良饮食行为和营养不良。3~6岁儿童模仿能力极强，家庭成员，尤其是父母的行为常是其模仿的主要对象。家庭成员应有良好的饮食习惯，为儿童树立榜样。

六、学龄儿童与青少年的生理特点

1. 学龄儿童生长发育特点

儿童少年时期是由儿童发育到成年人的过渡时期，可以分为6~12岁的学龄期和13~17岁的少年期或青春期，这个时期正是他们体格和智力发育的关键时期。儿童少年的生长发育是一个连续的过程。各系统器官的发育有先有后，如神经系统发育较早，生殖系统发育较晚，皮下脂肪年幼时较发达，肌肉组织到学龄期才发育加速；身体各部分的生长速度不同，四肢先于躯干，下肢先于上肢，呈现自下而上、自肢体远端向中心躯干的规律性变化。儿童期身高和体重快速增长，在学龄期，体重每年可以增加2~2.5 kg，身高每年可以增加4~7.5 cm；在青春期，体重每年增长4~5 kg，身高每年可增加5~7 cm，青春突增期后生长速度再次减慢，女孩约在17~18岁，男孩20~22岁身高停止增长。

2. 青春期生长发育的一般特点

青春期从体格生长突增开始，到骨骼完全融合、躯干停止生长、性发育成熟而结束。其间，器官体积增大，功能逐渐成熟，尤其是大脑的机能和心理的发育也进入高峰；与生长发育相关的激素分泌明显增加，生殖系统发育骤然增快并迅速成熟，到青春晚期已具备生殖能力；第二性征迅速发育，男女两性的形态差别也更为明显。目前研究表明，我国城市男女青春发育期开始年龄要早于农村。同年龄男生和女生在儿童时期对营养素需要的差别很小，从青春期生长开始，男生和女生的营养需要出现较大的差异。

3. 青春期的第二次生长突增

由于遗传、性别、环境、营养以及社会等因素的影响，青春发育期体格增长存在着相当大的个体差异。青春期生长发育以体格第二次突增开始，生长突增开始的年龄、增幅大小及持续时间因性别而异，男孩体格突增开始的年龄比女孩晚

2 年，女孩在 9～11 岁，男孩在 11～13 岁。女孩突增高峰后 1 年左右，出现月经初潮，来经后身高增长开始减慢；而青春期持续时间男孩比女孩长，男孩在 22 岁左右结束，女孩在 17 岁左右结束；增长幅度男孩也比女孩大，男孩身高每年可增 7～9 cm，最多可达 10～12 cm，整个青春期身高平均增加 28 cm，女孩每年约增长 5～7 cm，最多达 9～10 cm，整个青春期约增长 25 cm。到成年，男性身高比女性平均高 10 cm 左右。

4. 青春期内分泌对生长发育的影响

大部分内分泌激素对生长发育有直接或间接作用，尤其是在青春发育期。下丘脑—垂体—性腺分泌的众多激素中，生长激素（生长素）与青春期发育最为密切。

（1）生长激素

生长激素是控制生长发育最重要的激素，可促进组织生长、蛋白质合成增加，对骨骼、肌肉和内脏器官的生长发挥直接的作用。其作用机制是，在胰岛素样生长因子介导下，促进氨基酸进入细胞，加速蛋白质合成；分解脂肪，使游离脂肪酸增加；抑制葡萄糖氧化，减少糖原消耗。由于儿童对生长素更为敏感，生长素促使氨基酸和硫酸盐进入软骨细胞，加强 RNA、DNA 和蛋白质合成，促使软骨细胞的增殖和骨化，使长骨增长、机体长高。生长激素也与睡眠密切相关，入睡后 60 min 左右血中生长素浓度达高峰，因此，定时而充足的睡眠对儿童生长和潜能的发挥亦有重要的作用。此外，生长激素的分泌也与环境因素密切相关，饥饿、运动等时血糖水平降低，可刺激生长激素分泌，而血液中脂肪酸、氨基酸及代谢产物增多，均可显著促进生长激素的分泌，加大机体对营养物质的利用，以促进生长发育。

（2）性激素

青春期男性儿童体内睾酮的主要生理功能是促进蛋白质的合成及骨骼、肌肉的发育，它既促进骨骼的增长和增粗，又在青春后期促进钙在骨内的沉积，使骨干骺愈合，生长停止。而女性儿童体内雌激素对骨骼发育的影响也十分明显。在青春早期，它和生长激素密切配合，刺激成骨细胞活动，促进钙、磷的骨内沉积，使身高生长速度加快，而生长突增高峰过后，雌激素更多参与骨的干骺愈合过程，致女性较男性早几年停止生长。

此外，青春期甲状腺激素与生长激素协同作用，促进成骨细胞生长，增加骨矿物质吸收，对骨骼的发育和成熟发挥重要作用，青春期碘缺乏除引起甲状腺肿外，也引起体格和智力发育迟滞，性发育水平低下。

七、老年人生理特点

第六次全国人口普查数据显示，全国 60 岁及以上老年人口已达 1.776 5 亿，占总人口的比重达 13.26%。北京、上海等地 60 岁及以上人口达到总人口数的 20% 以上。随经济发展、医学进步和人类寿命延长，老年人口的比例还将进一步加大。人类的衰老过程和地球上一切生物一样，都是一个不可逆转的发展过程。但每个人的老化过程受到遗传、环境等多方面因素的影响，老年人个体之间的差异比其他年龄段的人更为显著。老年以后，人体各方面技能均有不同程度的降低，分述如下。

1. 代谢功能降低

（1）合成代谢降低，分解代谢增高，尤其是蛋白质的分解代谢大于合成代谢，致器官、肌肉细胞及多种蛋白类酶的合成降低，而导致器官、肌肉及物质代谢功能下降，体成分发生改变。

（2）基础代谢降低。由于老年人体内的瘦体组织（去脂组织）或代谢活性组织减少，脂肪组织相对增加，与中年人相比，老年人的基础代谢降低 15% ~ 20%。

2. 消化系统功能减退

（1）老人由于牙齿的脱落而影响食物的咀嚼。

（2）由于味蕾、舌乳头和神经末梢功能退化，嗅觉和味觉迟钝而影响食欲。

（3）肠道消化酶（胃酸、胃蛋白酶、胰酶等）分泌减少、肠蠕动减缓使机体对食物的消化和吸收率降低，并有便秘现象产生。

3. 体成分改变

总体而言，随年龄增长体内瘦体组织减少而脂肪组织增加，使体成分发生改变。

（1）细胞数量下降，突出表现为肌肉组织的重量减少而出现肌肉萎缩，器官细胞数量减少致器官体积变小，功能下降。

（2）身体水分减少，主要为细胞内液减少，影响体温调节，降低老年人对环境温度改变的适应能力。

（3）骨组织矿物质和骨基质均减少，致骨密度降低、骨强度下降易出现骨质疏松症和骨折。据估计，70 ~ 80 岁时的骨量，女性降低约 30%，男性降低约 15%。

4. 器官功能改变

（1）肝脏功能降低，致胆汁分泌减少，食物消化及代谢相关蛋白类酶合成减少，进一步降低了老人的消化能力和物质代谢。加上肾功能降低，影响到维生素 D 在肝脏和肾脏中的活化和利用。有人估计，70 岁时，肝肾功能仅相当于 30 岁时的 50%～60%。

（2）胰腺分泌功能的降低，使老人对糖代谢的调节能力下降，有人估计，65～75 岁时，约 40% 老人糖耐量降低。

（3）免疫组织重量减少和免疫细胞数量下降使老人免疫功能降低而易于罹患感染性疾病。

（4）老人心律减慢，心脏搏出量减少，血管逐渐硬化，高血压患病率随年龄增加而升高。

5. 心理问题

丧偶老人、空巢老人由于生活孤寂，缺少兴趣，干扰了正常的摄食心态。部分老年人由于经济状况拮据，购买力下降，或行动不便外出采购困难，影响了对食物的选择。有些老人因退休而离开工作岗位和工作环境，一时尚不能适应，引起食欲下降。

6. 中老年妇女的特殊生理改变

60 岁以上的老年女性，多数处于绝经后 8～12 年之间。此期，机体老化，卵巢功能衰竭，主要的生理特征是雌激素水平低落，不足以维持第二性征，骨代谢异常，易发生骨质疏松及骨折。

（1）围绝经期生理

女性围绝经期（曾称更年期）是受到特别关注的一个周期。此期长短个体差别较大，一般始于 45 岁，历时 10～20 年。包括三个阶段，绝经前期、绝经和绝经后期。围绝经期最明显的生理改变是卵巢逐渐萎缩及功能逐渐衰退，包括卵泡的减少，雌、孕激素的合成分泌减少、垂体促性腺激素、促卵泡生成素和黄体生成素的分泌增加，生殖功能的衰退、内分泌紊乱，血管运动障碍而导致潮热、出汗等血管舒缩功能不稳定的症状。神经精神障碍可表现为情绪不稳定、抑郁、烦躁、失眠等。妇女绝经后雌激素水平下降，比男性更容易罹患心血管疾病和骨质疏松症。

（2）绝经后期生理

妇女绝经后，体内雌激素水平下降，骨代谢发生明显变化，主要是骨吸收作用增强，虽然骨重建也增强，但骨吸收过程远超过骨形成的过程，进而造成不断的骨量丢失，导致骨质疏松和骨折。绝经后妇女发生骨质疏松症的比例显著高于男性。绝经后 10 年内骨丢失速度最快，骨密度可下降 10%～15%。绝经后雌激素下降使血脂异常、糖代谢异常等，冠心病的发病率快速增加。冠心病是 50 岁以上妇女的首要死因，女性心猝死率为男性的 1/3，而心肌梗死病死率高于男性。

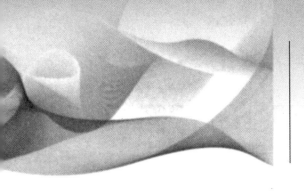

职业模块 ③
营养咨询和教育

培训课程 ①

营养学概论

一、营养学的基本概念

1. 营养

从字义上讲，"营"的含义是谋求，"养"的含义是养生，营养就是谋求养生。养生是我国传统医学中使用的术语，即指保养、调养、颐养生命。若用现代科学的语言具体地描述"营养"，可以说：营养是人体从外环境摄取食物，经过消化、吸收和代谢，利用食物中的营养素和其有益物质，供给能量，构成和更新组织，以调节生理功能的全过程。

2. 营养素

营养素是食物中具有特定生理作用，能维持机体生长、发育、活动、生殖以及正常代谢所需的物质，包括蛋白质、脂类、碳水化合物、矿物质和维生素等。这些营养素中一部分不能在体内合成，必需从食物中获得，称为"必需营养素"；另一部分营养素可以在体内由其他食物成分转换生成，不一定需要由食物中直接获得，称为"非必需营养素"。

蛋白质、脂类、碳水化合物因为需要量多，在膳食中所占的比重大，称为宏量营养素；矿物质和维生素因需要量较少，在膳食中所占比重也小，称为微量营养素。矿物质中又分常量元素和微量元素，常量元素在人体内含量相对较多，微量元素在人体内含量很少。

除了营养素外，食物中还含有许多其他成分。例如膳食纤维和若干生物活性物质。这些成分也都有重要的生理功能或一定的保健作用。

3. 营养学

营养学是研究人体营养与健康关系的科学。研究内容包括：营养素及其他食物成分在人体中消化、吸收、利用与排泄的过程及其对人体健康、疾病的作用，营养素之间的相互作用和平衡，营养素需要量和膳食营养素参考摄入量，营养缺乏病和营养相关慢性病的预防和营养治疗，特殊人群和特殊环境下的营养，食物的营养价值、营养素保存和营养素强化，植物化学物与保健食品，社区营养管理和营养教育，食物营养政策和营养法规等。

营养学属于自然科学范畴，是预防医学的组成部分，具有很强的实践性。从理论上讲，营养学与生物化学、生理学、病理学、临床医学、食品科学、农业科学等学科都有密切联系。从应用方面来看，它可以指导群体或个体合理安排饮食，防病保健；有助于制定国家的食物生产、分配及食品加工政策，改善国民体质，促进社会经济发展。

4. 膳食营养素参考摄入量

人体需要的各种营养素都需要从每天的饮食中获得，因此必须科学地安排每日膳食以提供数量及质量适宜的营养素。为了帮助个体和人群安全地摄入各种营养素，避免可能产生的营养不足或营养过多的危害，营养学家根据有关营养素需要量的知识，提出了适用于各年龄、性别及劳动、生理状态人群的膳食营养素参考摄入量，并对如何使用这些参考值来评价膳食质量和发展膳食计划提出了建议。

以蛋白质为例说明摄入水平与随机个体摄入不足或过多的概率，如图 3-1 所示。

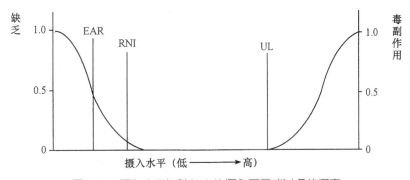

图 3-1　摄入水平与随机个体摄入不足或过多的概率

如果一个人不摄入蛋白质，在一定时间内就会发生蛋白质缺乏病；如果一群人长期不摄入蛋白质他们将全部发生蛋白质缺乏病。随着摄入量的增加，摄入不足的概率相应降低，发生缺乏的危险性逐渐减小。当一个随机个体摄入量达到平均需要量（EAR）水平时，他缺乏该营养素的概率为 0.5，即有 50% 的机会缺乏该营养素；摄入量增加，随机个体的摄入量达到推荐摄入量（RNI）水平时，摄入不足的概率变得很小，发生缺乏的机会在 3% 以下；但若继续增加直到某一点，开始出现摄入过多的表现，这一点就是该营养素的"可耐受最高摄入量"（UL）。RNI和 UL 之间是一个"安全摄入范围"，日常摄入量保持在这一范围内，发生缺乏和中毒的危险性都很小。若摄入量超过安全摄入范围继续增加，则产生毒副作用的概率也随之增加，理论上当达到某一水平时，机体出现毒副反应的概率等于 1.0，即一定会发生中毒。在自然膳食条件下这种情况是不可能发生的，但为了避免摄入不足和摄入过多的风险，应当努力把营养素的摄入量控制在安全摄入范围之内。

膳食营养素参考摄入量（dietary reference intakes，DRIs）是评价膳食营养素供给量能否满足人体需要，是否存在过量摄入风险以及有利于预防某些慢性非传染性疾病的一组参考值，包括：平均需要量（EAR）、推荐摄入量（RNI）、适宜摄入量（AI）、可耐受最高摄入量（UL）、建议摄入量（PI-NCD）、宏量元素可接受范围（AMDR）和特定建议量（SPL）。

（1）平均需要量（estimated average requirement，EAR）

EAR 是群体中各个体需要量的平均值，是根据个体需要量的研究资料计算得到的。EAR 是可以满足某一特定性别、年龄及生理状况群体中半数个体的需要量的摄入水平。这一摄入水平能够满足该群体中 50% 的成员的需要，不能满足另外50% 的个体对该营养素的需要。

（2）推荐摄入量（recommended nutrient intake，RNI）

RNI 相当于传统使用的膳食营养素参考摄入量（RDA），是可以满足某一特定性别、年龄及生理状况群体中绝大多数个体需要的摄入水平。长期摄入 RNI 水平，可以保证组织中有适当的储备。

RNI 是以 EAR 为基础制定的。如果已知 EAR 的标准差，则 RNI 定为 EAR 加两个标准差，即 RNI=EAR+2SD。

一个群体的平均摄入量达到 RNI 水平时，人群中有缺乏可能的个体仅占2% ~ 3%，也就是绝大多数的个体都没有发生缺乏症的危险，所以也把 RNI 称为"安全摄入量"。摄入量超过"安全摄入量"并不表示有什么风险。

（3）适宜摄入量（adequate intake，AI）

AI 是营养素的一个安全摄入水平。当某种营养素的个体需要量研究资料不足，没有办法计算出 EAR，因而不能求得 RNI 时，可设定适宜摄入量来代替 RNI。AI是通过观察或实验获得的健康人群某种营养素的摄入量。例如纯母乳喂养的足月产健康婴儿，从出生到 4 ~ 6 个月，他们的营养素全部来自母乳。母乳中供给的各种营养素量就是他们的 AI 值。

AI 与 RNI 相似之处是二者都用作个体摄入量的目标，能够满足目标人群中几乎所有个体的需要。AI 和 RNI 的区别在于 AI 的准确性远不如 RNI，可能明显地高于 RNI。因此使用 AI 时要比使用 RNI 更加小心。

（4）可耐受最高摄入量（upper level of intake，UL）

UL 是平均每日可以摄入该营养素的最高量。这一摄入水平对一般人群中的几乎所有个体来说都不至于损害健康，但并不表示可能是有益的。对大多数营养素而言，健康个体摄入量超过 RNI 或 AI 水平不会有更多的益处。UL 并不是一个建议的摄入水平。当摄入量超过 UL 而进一步增加时，损害健康的危险性随之增大。对许多营养素来说，当前还没有足够的资料来制定其 UL 值，所以没有 UL 值并不意味着过多摄入这些营养素没有潜在的危险。

（5）建议摄入量（proposed intakes for preventing non-communicable chronic diseases，PI-NCD 或 PI）

PI-NCD 是为预防非传染性慢性疾病而建议的必需营养素的每日摄入量。某些营养素的 PI-NCD 可能高于 RNI 或 AI，例如维生素 C、钾等；而另一些营养素可能低于 AI，例如钠。

（6）宏量营养素可接受范围（acceptable macronutrient distribution ranges，AMDR）

AMDR 是为预防产能营养素缺乏，同时又降低慢性病风险而提出的每日摄入量的下限和上限。蛋白质、脂肪和碳水化合物都属于在体内代谢过程中能够产生能量的营养素，因此被称为产能营养素。它们属于人体的必需营养素，但摄入过量又可能导致机体能量储存过多，增加非传染性慢性疾病的发生风险。因此有必要提出既能预防营养素缺乏，同时又减少摄入产能营养素过量导致慢性病风险的 AMDR。

传统上，AMDR 常以某种营养素摄入量占摄入总能量的比例来表示，其显著的特点之一是具有上限和下限。如果一个个体的摄入量高于或低于推荐的范围，可能引起罹患慢性病的风险增加，或引起必需营养素缺乏的可能性增加。

（7）特定建议量（specific proposed levels，SPL）

SPL 为维持人体健康而对必需营养素以外的食物成分建议的每日摄入量。近几十年中，营养学领域的很多研究证明某些食物成分（其中多数属于食物中的植物化合物），具有改善人体生理功能、预防慢性疾病的生物学作用。

5. 膳食指南

膳食指南（diatary guiduidelines，DG）是政府部门或学术团体为了引导国民合理饮食、维持健康而提出的饮食建议。

中国、美国、欧洲各国、日本等许多国家都制定了本国的膳食指南，并根据本国居民食物供给和营养状况的变化，以及营养科学的发展，经常修订和补充膳食指南。

《中国居民膳食指南》的发展和内容见职业模块 5 膳食营养指导。

二、营养与健康的关系

1. 营养素的功能

目前，营养素主要指碳水化合物、脂类、蛋白质、矿物质和维生素。其功能主要指提供能量、促进生长与组织的修复、调节生理功能三项。作为能量来源的主要是碳水化合物、脂类、蛋白质三大营养素。促进生长与组织修复的主要是蛋白质、矿物质和维生素。调节生理功能的主要是蛋白质、维生素和矿物质，其作用包括维持物质代谢的动态平衡及内环境的稳态。

（1）动态平衡

营养素摄入后，经过消化吸收等一系列生理过程，进入血液和组织而发生代谢变化，代谢产物经呼气、尿、粪排出。促进生长的营养素不断由代谢合成新的细胞与组织，同时原有的细胞与组织不断分解，保持着动态平衡。

1）能量平衡。正常情况下，三大营养素摄入后产生的能量与人体的基础代谢和体力活动消耗能量维持平衡，保持稳定的体重。如能量摄入大于消耗，长时间就形成肥胖。如能量消耗大于摄入，长时间就形成消瘦。

2）营养素平衡。最常见的是氮平衡，指摄入的蛋白质与由尿、粪、汗液及皮肤的蛋白质分解后形成的氮化合物的排出之间保持平衡。摄入大于排出为正平衡，即体内蛋白质合成多，反之为负平衡，即体内蛋白质分解多。负平衡数值大而时间长则易发生蛋白质缺乏。同样可见于钙及其他营养素的平衡。

3）水盐平衡。也称水与电解质的平衡，主要指通过体内缓冲系统维持体液稳定的 pH 值。如体内酸性代谢产物增多，由电解质组成的缓冲系统可中和这些产物，维持血液 pH 值不变，否则即产生酸中毒。同样，过度呼气或胃液丢失等引起碱性变化时，缓冲系统也可中和这些变化，维持血液 pH 值不变，否则即产生碱中毒。

（2）内环境的稳态

营养素在体内的作用除了促进生长，保持代谢平衡之外，还有很重要的作用就是调节生理功能，维持体内环境于稳态。

1）神经系统调节。体内各器官的生理活动都受神经系统的调节和整合，以适应内外环境的变化。这种调节的基本形式就是各种刺激通过突触沿神经纤维传递，即神经冲动传导。与神经传导有关的化学介质就是神经递质，如乙酰胆碱、儿茶酚胺等。神经递质的释放可被细胞外液所含的钙离子加强或被镁离子抑制。

2）酶调节。体内生化代谢都需要酶作为催化剂，而酶是由蛋白质组成的。维生素是许多辅酶的成分，缺乏时可以引起酶功能的丧失而导致生化代谢异常。微量元素也是酶的组成成分，如抗氧化酶就含有锌、铜、锰、硒等微量元素。

3）激素调节。内分泌腺的特定细胞对刺激发生反应，分泌激素作用于靶器官，对异常的生理生化反应进行调节。有的激素含营养素，如胰岛素含锌；有的激素的化学结构与营养素相似，如固醇类激素有脂类的甾体结构；有的营养素有激素功能，如维生素 D。许多激素的受体都是蛋白质。因此营养素缺乏或过多均可影响激素调节而引起代谢异常。

2. 营养是维持健康的基础

（1）维持人体组织的构成

营养素是人体的物质基础，任何组织都是由营养素组成的，因此生长发育、组织修复、延缓衰老都与营养状况有关。从胎儿期起，直至成年，营养对组织器官的正常发育甚为重要。孕妇的营养状况直接关系到胎儿发育，如先天性畸形；而胎儿的发育不良又会关系到成年期慢性病的发生。在成年期，细胞不断更替，也需要正常的营养素供给。充裕的营养素还可使体内有所储备，以应付各种特殊情况下的营养需求。

（2）维持生理功能

首先要保证能量需要，其中基础代谢消耗的能量是生命活动所必需的。各种器官的正常功能均有赖于营养素通过神经系统、酶、激素来调节，其中特别是脑功能、心血管功能、肝肾功能、免疫功能尤为重要。营养代谢需要上述系统的调节，保持平衡状态，而它们之间还存在着相互依存的关系。现在发现食物中含有的许多生物活性物质，虽然不属于营养素范畴，但它们具有调节多种生理功能的作用，所以备受关注。

（3）维持心理健康

所谓心理健康就是指除保持正常器官的生理功能以外，还保持较好的心理承受能力。现已证明营养素不仅构建神经系统的组织形态，而且直接影响各项神经功能的形成。在儿童表现为学习认知能力即智力的发育，在成人表现为应激适应能力及对恶劣环境的耐受能力。当今社会竞争激烈、工作节奏快、人际关系复杂，工作压力造成很强的心理应激。在这种情况下，心理因素也会诱发器质性病变，故而维持心理健康显得尤为重要。

（4）预防疾病发生

营养素的缺乏或过多都会发生疾病。营养素缺乏可以是摄入不足的原发性，也可以是其他原因引起的继发性。在临床上除了直接由缺乏引起的各种症状外，还可诱发其他并发症。营养素过多会引起急慢性的中毒反应，也可引起许多慢性非传染性疾病的发生。肥胖是营养过多的最普遍的表现，而肥胖又是心脑血管病、糖尿病、肿瘤等慢性病的危险因素。合理营养防止了营养素缺乏或过多，也就预防了缺乏诱发的并发症与过多引起的慢性病。

3. 营养对人群健康的影响

（1）保证儿童的正常生长发育和心理发育

从身高、体重、头围、胸围等体格测量指标，判定儿童的生长发育状况。以5岁以下儿童的生长迟缓率（身高不足）和低体重率（体重不足）反映营养不良的程度；血红蛋白、血浆维生素水平、尿维生素负荷试验则可评定微量营养素的营养状况。各种心理测试量表可以估量儿童的智力发育情况。

（2）满足各类特殊人群的营养需要

对于青少年、孕产妇、老年人，因其生理状况不同而对营养有特殊需求。如铁对青少年的体力与智力发育，叶酸对孕妇预防先天性神经管畸形，维生素D与钙对保持老年骨质健康都有重要作用。在制定这类特殊人群的膳食指南时，就需要强调某些食物的选择，而确保其所需营养素的摄入。

（3）增强特殊环境下人群的抵抗力、耐受性、适应性

人体在恶劣环境下或在特殊劳动条件下，如感染、中毒、缺氧、高温、失重、深潜等条件，整体营养状况及某些个别营养素对增强抵抗力、耐受性、适应性有重要作用。已证明一些微量营养素在这些条件下的需要量高于一般情况下的正常人群。也证明许多生物活性物质在这些条件下的特殊功能，为供应这类人群的膳食提出了食物选择的依据。

（4）预防营养素的缺乏与过多及相关的疾病

营养素缺乏的表现不一定有明显的症状，而常常只是从血、尿测定中才能发现。营养素过多除高剂量时可引起中毒症状外，还常导致其他营养素的吸收利用

与代谢变化，不经仔细检查很容易遗漏。一些慢性疾病的预防已从人群干预试验得到验证，对于这类疾病中某些有先期表现而尚未诊断为疾病的人群，营养素早期干预或纠正不合理膳食往往更容易见到成效。

（5）辅助各种疾病的治疗

营养状况影响人体免疫功能，对于患者抗感染，减少并发症，加速康复有重要作用。创伤患者在愈合过程中，营养状况影响组织的再生与修复，肿瘤患者放疗、化疗时，保持其营养状况，使患者能坚持疗程，达到治疗目的。若能配合并加速白细胞和血小板的恢复，则对患者康复更有利。

综合以上要点，营养与健康的关系可以归纳为三点：第一，营养必须通过食物中所含的营养素及其他活性物质发挥作用，讲营养不能脱离食物及膳食；第二，营养素必须通过正常的生理过程发挥作用，讲营养要考虑各种营养素的吸收利用及代谢过程；第三，营养的目标是：维持健康、预防疾病、加速康复。总的来说就是达到祛病强身的目的。

三、营养学发展史

人类为了生存、生活和生产劳动，必须每天摄取食物，得到必要的营养。所以自从有了人类便有了对饮食营养的探索。人类在漫长的生活实践中，对饮食营养的认识由感性上升到理性，产生了营养学。随着社会经济和科学技术的发展，营养学也得到不断的进步和完善。

1. 营养学的起源

（1）国外

公元前 400 年至 18 世纪中期，许多营养学家称这段时间为营养学发展的自然主义时期。在这一时期，人们虽然知道要生存就必须饮食，但并不了解各种食物的营养价值。人们对食物的认识非常模糊，不少观念出于医道或一些经验积累性的营养知识。古希腊的名医，世称医学之父的西伯克拉底（Hippocrates）在公元前300多年前就认识到膳食营养对健康的重要性，确信健康只有通过适宜的饮食和卫生才能得到保证。在那时他已经开始用海藻来治疗甲状腺肿和用动物肝脏来治疗夜盲症，同时也提到人们将烧红的宝剑淬火用过的含铁的水用来治疗贫血的事情。

（2）中国

中国作为一个文明古国，其营养学的发展与其他自然科学一样，历史悠久，源远流长。早在公元前约 1046—公元前 771 年的西周时期，官方医政制度就将医学分为四大类：食医、疾医、疡医和兽医。食医排在诸医之首，是专事饮食营养的医生，也可以说是世界上最早的营养师。在战国至西汉时代编写的中医经典著作《黄帝内经》中，已经对膳食平衡的概念进行了精辟的论述，对人们由摄取食物获得营养以维持正常活动有了明确的认识。强调"五谷为养，五果为助，五畜为益，五菜为充，气味合而服之，以补精益气"的原则，可以认为是世界上最早的"膳食指南"。唐代名医孙思邈在饮食养生方面，强调顺应自然，特别要避免"太过"和"不足"的危害，与现代膳食平衡的观点非常接近。孙思邈还明确提出了"食疗"概念。他认为就食物功能而言，"用之充饥则谓之食，以其疗病则谓之药"。在《神农本草经》和《本草纲目》等中医学经典中记载有数百种食物的性质和对人体的影响。此外，历史上还有《食经》《千金食治》等书籍，都反映了我国古代在营养学方面的成就。

2. 近现代营养学的发展

（1）国外

现代营养学奠基于18世纪中叶。工业革命的到来要求自然科学为提高生产力开辟道路，因而物理、化学有了突飞猛进的发展，科学方法学和实验技术也得以建立。营养学应用了化学、生物化学、微生物学、生理学、医学等多门学科的基本原理，使自身得到不断进步。

1783年，拉瓦锡（Lavoisier）发现氧，并证明呼吸和燃烧都是氧化作用。随后一大批化学工作者陆续发现了蛋白质、脂肪、碳水化合物和常量矿物元素，并证明它们是人体必需的营养素。但是早期许多营养学研究成果大多不是由营养学家取得的，例如有些科学家是在寻求一些疾病（如坏血病、糙皮病、佝偻病）的治疗方法；有些科学家是出于经济目的，研究如何增加食物的产量等。

19世纪和20世纪初期是发现和研究各种营养素的鼎盛时期。1842年，德国化学家、农业化学和营养化学奠基人之一李比希（Liebig）提出，机体营养过程是对蛋白质、脂肪、碳水化合物的氧化，并开始进行有机分析。他建立了碳、氢、氮定量测定法，并由此确立了食物组成与物质代谢的概念。在1909—1914年期间，人们认识到色氨酸是维持动物生命的基本营养素，还发现一些植物蛋白不能维持小鼠的生长，除非补充其他的氨基酸。1912年芬克发现第一种维生素——硫胺素，到20世纪40年代中期，科学家们共发现了脂溶性和水溶性维生素共14种。在此期间，科学界接受了坏血病、脚气病、佝偻病、癞皮病、干眼病等致残、致死性疾病是营养素缺乏性疾病的观点。

营养学在 1934 年美国营养学会成立后正式被承认为一门科学，到 20 世纪 50 年代，40 多种营养素被识别及定性，并对其功能进行系统的探讨；到 20 世纪 60 至 70 年代，由于化学分析技术灵敏度和精密度的提高，陆续发现一些微量元素对人体健康的重要意义。1973 年，世界卫生组织（WHO）专家委员会根据动物研究的成果，将当时发现的 14 种微量元素确定为动物必需的微量元素，并提出了它们的日摄入量范围。1990 年 FAO（联合国粮食及农业组织）/IAEA（国际原子能机构）/WHO 联合委员会确定 8 种元素是人体必需的微量元素，对防治贫血、地方性甲状腺肿及克山病等疾病起了重要作用。

20 世纪中后期，营养学的研究工作日益深入，从营养素的消化、吸收、代谢、生理功能、需要量等问题进展到用分子生物学手段从微观水平阐明营养素生理功能的机制，进一步探索各种营养缺乏病的发病机制和防治手段。20 世纪 70 年代以来，人们开始研究膳食纤维及其他植物化学物（Phytochemicals）的特殊生理功能。目前营养学已经进入了重视和深入研究膳食中各种化学成分与预防疾病特别是某些慢性病的关系的新时期。

营养学研究在微观领域深入发展的同时，宏观营养研究也取得很大进展，出现了专门研究群体营养的公共营养学，包括营养调查、监测与各种人群的干预研究等。1943 年，美国学者首次提出推荐营养素供给量（RDA）概念和一系列数量建议。随后欧洲和亚洲许多国家也提出了自己国家的营养素供给量建议。许多国家还编制本国的《膳食指南》以指导民众合理地选择食物。在各国政府改善国民健康的决策中，营养科学的宏观研究起着不可或缺的作用。

（2）中国

中国现代营养学初创于 20 世纪早期，其发展可以分四个历史阶段。这些阶段的形成既受到国际上营养学和其他相关科学发展的影响，也和我国不同时期的政治、经济和社会生活密切联系在一起。

第一阶段：萌芽时期，20 世纪初到 1923 年。我国营养研究最早开始于医学院及医院，主要有当时齐鲁大学的阿道夫（Adolph）进行了山东膳食调查以及大豆产品的营养价值研究；协和医院的瑞德（Read）对荔枝进行分析；威尔逊（Wilson）进行了中国食物初步分析等。这一时期虽然实验设备简陋，成就不大，但却开创了我国现代营养学的研究。

第二阶段：成长时期，从 1924—1937 年。在此时期内，中国的营养学、生物化学及其他各门科学都有很大发展。北京协和医学院生化系主任吴宪等在营养研究方面起了带头作用，同时燕京大学化学系、上海雷斯德医学研究所、北京大学农学院营养室等机构也都相继建立。1927年，中国生理学杂志问世，开始刊载营养论文。此外，中华医学杂志、中国化学会会志，以及北平农学院的营养专报、中国科学社生物研究所论文丛刊等刊物也间或有营养论文发表，营养研究在此期间有了长足的进步。

第三阶段：动荡时期，1938—1949年。这一时期学术机关不稳定，设备器材大多简陋，图书资料也无法补充，研究队伍也不整齐。但由于营养科学工作者多能刻苦奋斗，克服种种困难，亦取得了许多营养学研究成果。各营养研究机构在抗日战争中均曾积极努力致力于食物营养的研究，成都的前中央大学医学院生化科、华西大学医学院生化科、四川大学农学院营养研究室等都作出了突出的贡献，推进了营养学在此期间的发展。1939年，中华医学会提出了我国第一个营养素供给量——中国人民最低营养需要量的建议。1941年和1945年，先后召开了全国第一次、第二次营养学会议，并于第一次全国营养学会议上酝酿组织成立中国营养学会，1945年中国营养学会正式成立。《中国营养学杂志》亦在第二年正式出刊，但于出版两卷后停刊。此后由于时局动荡，经济衰退，人心不定，所以直到1949年无较大成绩可言。

第四阶段：发展时期，1949年中华人民共和国成立后，中国营养学进入一个空前发展时期。在建立专业机构队伍、进行科学研究、防治营养缺乏病等方面做了大量工作，取得显著成绩。营养学研究经过长期的发展，已经形成了一个系统的、包含多个研究领域的独立学科。在宏观和微观两个方面的研究工作都得到不断的扩展和深入。

新中国建立初期，营养工作主要针对当时比较紧迫的实际问题展开，先后进行了"粮食适宜碾磨度""军粮标准化""5410豆制代乳粉"以及"野菜营养"等研究。1952年出版第一版《食物成分表》，至今已多次更新和改进；1956年创刊了《营养学报》；1959年对全国26省市的50万人进行了四季膳食调查；1962年提出了新中国成立后第一个营养素供给量建议；1981年，复会成立中国生理科学会营养学会；1982—2002年，每隔10年进行一次全国性营养调查；1988年中国营养学会修订了每人每日膳食营养素供给量并于1989年提出我国居民膳食指南。

在此期间，我国的营养工作者进行了一些重要营养缺乏病的防治研究，包括癞皮病、脚气病、碘缺乏病及佝偻病等，并结合对克山病及硒中毒病的防治研究，提出了人体硒需要量，得到各国营养学界认可和采用。中国营养学会在1997年修订了膳食指南，并发布了《中国居民平衡膳食宝塔》，广泛开展了营养知识的普及宣传。1938 年，《中国民众最低限度之营养需要》发表。2000 年我国第一部《膳食营养素参考摄入量（DRIs）》发布，至今已发布 8 版，标志着我国营养学在理论研究和实践运用结合方面的重要进步。至今，中国居民膳食指南已发布 4 版。

从理论研究的角度，我国营养工作者开展了广泛和深入的工作。在宏观研究方面，对营养素生理功能的认识逐步趋于完善和系统化。一方面对营养素缺乏造成的身体和智力损害有了更深入的了解，另一方面对膳食成分和营养素摄入在预防慢性疾病、提高机体适应能力以及延缓衰老方面的意义有诸多发现。在微观研究方面，对营养素生理作用的认识已由器官组织水平推进到亚细胞结构及分子水平。叶酸、维生素 B_{12}、维生素 B_6 与出生缺陷及心血管疾病相关联的研究，肥胖等慢性病的发病机制研究已深入到分子和"组学"水平；维生素 E、维生素 C、胡萝卜素及硒、锌等在体内的抗氧化作用及有关细胞机制和分子机制的研究也都有新的进展。

培训课程 ②

能量及宏量营养素

人体在生命活动过程中不断从外界环境中摄取食物，从中获得人体必需的营养物质，其中包括碳水化合物、脂类和蛋白质，一般称为三大营养素。三大营养素经消化转变成小分子营养物质被吸收入血液，这些被吸收的小分子营养物质在细胞内经过合成代谢构成机体组成成分或更新衰老的组织；同时经过分解代谢形成代谢产物，并释放出所蕴藏的化学能。这些化学能经过转化便成为生命活动过程中各种能量的来源，所以分解代谢是放能反应，而合成代谢则需要供给能量，因此是吸能反应。机体在物质代谢过程中所伴随的能量释放、转移和利用构成了整个能量代谢过程，是生命活动的基本特征之一。

一、能量

1. 能量单位

"能"在自然界的存在形式有太阳能、化学能、机械能、电能。按照能量守恒定律，能量既不能创造也不能消失，但可以从一种形式转变为另一种形式。为了计量上的方便，对各种不同存在形式的"能"需要制定一个统一的单位，即焦耳（Joule，J）或卡（calorie）。营养学上所使用的能量单位，多年来一直用卡或千卡（kilocalorie，kcal）。1 kcal指1 000 g纯水的温度由15 ℃上升到16 ℃所需要的能量。现在国际和我国通用的能量单位是焦耳（Joule，J）。1 J指用1牛顿力把1 kg物体移动1 m所需要的能量。1 000 J等于1千焦耳（kilo Joule，kJ）；1 000 kJ等于1兆焦耳（mega Joule，MJ）。两种能量单位的换算如下：

1 kcal=4.184 kJ   1 kJ=0.239 kcal

1 000 kcal=4.184 MJ   1 MJ=239 kcal

2. 能量来源

（1）产能营养素

人体所需要的能量来源于食物中的碳水化合物、脂肪、蛋白质，三者统称为"产能营养素"或"热源质"。

1）碳水化合物。碳水化合物是人体的主要能量来源。在我国，人体一般所需能量的50%~65%是由食物中的碳水化合物提供的。食物中的碳水化合物经消化产生的葡萄糖等被吸收后，一部分以糖原的形式储存在肝脏和肌肉。肌糖原是骨骼肌随时可动用的储备能源，用来满足骨骼肌的需要。肝糖原也是一种储备能源，储存量不大，主要用于维持血糖水平的相对稳定。脑组织消耗的能量较多，在通常情况下，脑组织消耗的能量均来自碳水化合物的有氧氧化，因而脑组织对缺氧非常敏感。另外，脑组织细胞储存的糖原又极少，代谢消耗的碳水化合物主要来自血糖，所以脑功能对血糖水平有很大的依赖性，血糖水平过低可引起抽搐甚至昏迷。

2）脂肪。在正常情况下，人体所消耗能量的40%~50%来自体内的脂肪，其中包括从食物中摄取的碳水化合物所转化成的脂肪。在短期饥饿情况下，则主要由体内的脂肪供给能量。所以，脂肪也是重要的能源物质，但它不能在人体缺氧条件下供给能量。

3）蛋白质。人体在一般情况下主要是利用碳水化合物和脂肪氧化供能。但在某些特殊情况下，人体所需能源物质供能不足，如长期不能进食或能量消耗过多时，体内的糖原和储存脂肪已大量消耗之后，将依靠组织蛋白质分解产生氨基酸来获得能量，以维持必要的生理功能。

进食是周期性的，而能量消耗则是连续不断的，因而储备的能源物质不断被利用，又不断补充。当机体处于饥饿状态时，碳水化合物的储备迅速减少，而脂肪和蛋白质则作为长期能量消耗时的能源。

（2）食物的卡价

每克产能营养素在体内氧化所产生的能量值称为"食物的热价"或"食物的能量卡价"，也称"能量系数"。食物的卡价是经体外燃烧实验推算而得。

物质燃烧时所释放出的热，称为燃烧热。食物可在动物体外燃烧，也可在动物体内氧化。体外燃烧和体内氧化的化学本质是一致的，食物在体内氧化亦可放出燃烧热。每克产能营养素在体外燃烧时所产生的能量值称为"物理卡价"。

食物的燃烧热通常采用"弹式热量计"测定。"弹式热量计"的基本构造是两个中空形金属球（或带盖小钢罐，即钢弹）内安放能放电的电极及其引出的导线。操作时先将定量的食物或产能营养素样品置于钢弹内电极附近，然后紧闭钢弹，从进气口充入纯氧至一定压力；置钢弹于定量的特制水箱内，水箱中置一精密温度计，导线通电后可使钢弹内食物或产能营养素样品在纯氧的环境中充分燃烧；燃烧所产生的热量经过钢弹传导给水箱中的水，于是水温上升，再根据样品的重量、水箱中的水量和水温上升的度数推算出所产生的燃烧热。

产能营养素在体内的燃烧（生物氧化）过程和在体外燃烧过程不尽相同，体外燃烧是在高温作用下完成的，化学反应激烈，伴随着光和热；体内氧化是在酶的作用下缓慢进行的，比较温和；特别是最终产物不完全相同，所以产生的热量（即能量）也不完全相同。用"弹式热量计"测定，1 g 碳水化合物在体外燃烧时平均产生能量 17.15 kJ（4.10 kcal）；1 g 脂肪平均产能 39.54 kJ（9.45 kcal）；1 g 蛋白质平均产能 23.64 kJ（5.65 kcal）。但在体内氧化时，碳水化合物和脂肪与体外燃烧时的最终产物都是二氧化碳和水，所产生的能量相同。蛋白质在体内氧化时的最终产物为二氧化碳、水、尿素、肌酐及其他含氮有机物；而在体外燃烧时的最终产物则为二氧化碳、水、氨和氮等，体内氧化不如体外燃烧完全。若将 1 g 蛋白质在体内氧化的最终产物收集起来，继续在体外燃烧，还可产生能量 5.44 kJ（1.30 kcal）。如果用"弹式热量计"体外燃烧试验推算体内氧化产生的能量值应为：1 g 碳水化合物为 17.15 kJ（4.10 kcal）；1 g 脂肪为 39.54 kJ（9.45 kcal）；1 g 蛋白质则为 23.64 kJ−5.44 kJ=18.2 kJ（4.35 kcal）。

另外，食物中的营养素在消化道内并非 100% 吸收。一般混合膳食中碳水化合物的吸收率为 98%、脂肪为 95%、蛋白质为 92%。所以，三种产能营养素在体内氧化实际产生能量，即"生理卡价"则为：

1 g 碳水化合物：17.15 kJ×98%=16.81 kJ（4.0 kcal）

1 g 脂肪：39.54 kJ×95%=37.56 kJ（9.0 kcal）

1 g 蛋白质：18.2 kJ×92%=16.74 kJ（4.0 kcal）

（3）能量来源分配

三种产能营养素在体内都有其特殊的生理功能，虽能相互转化，但不能完全代替，三者在总能量供给中应有一个恰当的比例，即合理的分配。根据我国的饮食习惯，成人碳水化合物以占总能量供给的 50%~65%，脂肪占 20%~30%，蛋白质占 10%~15% 为宜。年龄小，蛋白质及脂肪供能占的比例应适当增加。成人脂肪摄入量一般不宜超过总能量的 30%。

3. 能量消耗

能量从一种形式转化为另一种形式的过程中，既不增加也不减少，这是所有形式的能量互相转化的一般规律，即能量守恒定律。人体的能量代谢也遵循这一普遍规律，在整个能量代谢过程中，人体的能量需要与消耗是一致的。在理想的平衡状态下，个体的能量需要量等于其消耗量。成年人的能量消耗主要用于维持基础代谢、体力活动和食物热效应；孕妇还包括子宫、乳房、胎盘、胎儿的生长及体脂储备；乳母则需要合成乳汁；儿童、青少年则应包括生长发育的能量需要；创伤等病人康复期间也需要补充能量。

（1）基础代谢

基础代谢是指人体在维持呼吸、心跳等最基本生命活动情况下的能量代谢。即在清晨而又极端安静的状态下，不受精神紧张、肌肉活动、食物和环境温度等因素影响时的能量代谢。而单位时间、单位体表面积的基础代谢，称为基础代谢率（basal metabolic rate，BMR），一般是以每小时、每平方米体表面积所发散的热量来表示 [kJ/（m^2·h）或 kcal/（m^2·h）]。

基础代谢的测量一般都在清晨未进餐以前进行，距离前一天晚餐 12~14 h，而且测量前的最后一次进餐不要吃得太饱，膳食中的脂肪量也不要太多，这样可以排除食物热效应作用的影响。测量前不应做费力的劳动或运动，而且必须静卧半小时以上，测量时采取平卧姿势，并使全身肌肉尽量松弛，以排除肌肉活动的影响。测量时的室温应保持在 20~25 ℃，以排除环境温度的影响。

1）基础代谢的测量方法

①气体代谢法。能量代谢始终伴随着氧的消耗和二氧化碳的产生。故可根据氧的消耗量推算能量消耗量。目前临床常用的是一种特制的代谢车。

②用体表面积计算。基础代谢消耗的能量常根据体表面积或体重和基础代谢率计算。

$$基础代谢 = 体表面积（m^2）× 基础代谢率 [kJ/（m^2·h）$$
$$或 kcal/（m^2·h）] ×24$$

人体的体表面积，可根据身高和体重来推算。

$$男性：A=0.006\,07H+0.012\,7W-0.069\,8$$
$$女性：A=0.005\,68H+0.012\,6W-0.046\,1$$

式中　A——体表面积，m^2；

　　　H——身高，cm；

W——体重，kg。

中国人正常基础代谢率平均值见表 3-1。

表 3-1　中国人正常基础代谢率平均值　单位：kJ/（$m^2 \cdot h$）

年龄（岁）	11~15	16~17	18~19	20~30	31~40	41~50	51以上
男	195.5	193.4	166.2	157.8	158.7	154.1	149.1
	（46.7）	（46.2）	（39.7）	（37.7）	（37.9）	（36.8）	（35.6）
女	172.5	181.7	154.1	146.5	146.4	142.4	138.6
	（41.2）	（43.4）	（36.8）	（35.0）	（35.0）	（34.0）	（33.1）

注：括号内数值为 kcal/（$m^2 \cdot h$）。

2）基础代谢的影响因素

影响基础代谢的因素很多，主要有以下几点。

①体表面积。基础代谢率的高低与体重并不成比例关系，而与体表面积基本上成正比。因此，用每平方米体表面积为标准来衡量能量代谢率是比较合适的。

②年龄。在人的一生中，婴幼儿阶段是代谢最活跃的阶段，其中包括基础代谢率，以后到青春期又出现一个较高代谢的阶段。成年以后，随着年龄的增加，代谢缓慢地降低，其中也有一定的个体差异。

③性别。实际测定表明，在同一年龄、同一体表面积的情况下，女性基础代谢率低于男性。

④激素。激素对细胞的代谢及调节都有较大影响。如甲状腺功能亢进可使基础代谢率明显升高；相反，患黏液水肿时，基础代谢率低于正常。去甲肾上腺素可使基础代谢率下降 25%。

⑤季节与劳动强度。基础代谢率在不同季节和不同劳动强度人群中存在一定差别，说明气候和劳动强度对基础代谢率有一定影响。例如，寒季基础代谢率高于暑季，劳动强度高者高于劳动强度低者。

（2）体力活动

除基础代谢外，体力活动是影响人体能量消耗的主要因素。因为生理情况相近的人，基础代谢消耗的能量是相近的，而体力活动情况却相差很大。机体任何轻微活动都可提高代谢率，人在运动或劳动时耗氧量显著增加。这是因为运动或劳动等体力活动时肌肉需要消耗能量，而能量则来自营养物质的氧化，这就必然导致机体耗氧量增加。机体耗氧量的增加与肌肉活动的强度成正比关系。耗氧量最多可达到安静时的 10 ~ 20 倍。通常各种体力活动所消耗的能量约占人体总能量消耗的 15% ~ 30%。

人们每天的工作和生活包括多种活动，这些活动都需要肌肉做功来完成。在人体的整个能量消耗中，肌肉活动或体力活动占较大比例。因为一切活动都需要能量。

影响体力活动能量消耗的因素如下。

1）肌肉越发达者，活动能量消耗越多。

2）体重越重者，能量消耗越多。

3）劳动强度越大、持续时间越长，能量消耗越多。其中劳动强度是主要影响因素，而劳动强度主要涉及劳动时牵动的肌肉多少和负荷的大小。

4）与工作的熟练程度有关，对工作熟练程度高者能量消耗较少。

（3）食物热效应

食物热效应（thermic effect of food，TEF）是指人在摄食，对营养素进行消化、吸收、代谢过程中所引起能量额外消耗的现象，过去称为食物特殊动力作用（SDA）。例如，进食碳水化合物可使能量消耗增加 5% ~ 10%，进食脂肪增加 0 ~ 5%，进食蛋白质增加 20% ~ 30%。一般混合膳食约增加基础代谢的 10%。

食物热效应只能增加体热的外散，而不能增加可利用的能量。换言之，食物热效应对于人体是一种损耗而不是一种效益。当只够维持基础代谢的食物摄入后，消耗的能量多于摄入的能量，外散的热多于食物摄入的热，而此项额外的能量却不是无中生有的，而是来源于体内的营养储备。因此，为了保存体内的营养储备，进食时必须考虑食物热效应额外消耗的能量，使摄入的能量与消耗的能量保持平衡。

（4）生长发育期儿童及孕妇、乳母对能量的需求

处在生长发育过程中的儿童，其一天的能量消耗还应包括生长发育所需要的能量。孕妇的能量消耗则应包括胎儿由于迅速发育所需的能量，加上自身器官及生殖系统的孕期发育特殊需要的能量，尤其在怀孕后半期。

除上述影响基础代谢的几种因素对机体能量消耗有影响之外，还受情绪和精神状态影响。脑的重量只占体重的 2%，但脑组织的代谢水平是很高的。例如，精神紧张地工作，可使大脑的活动加剧，能量代谢约增加 3% ~ 4%；当然，与体力劳动比较，脑力劳动的能量消耗仍然相对较少。

4. 能量需要量及膳食推荐摄入量

能量的推荐摄入量与其他营养素不同，是以平均需要量为基础的，不需要增加安全量，也没有可耐受最高摄入量，因为只要能量摄入高于需要量，就可能会在体内储存或出现体重超重。因此，膳食能量推荐摄入量与平均需要量是相同的。为了与其他营养素区别，国外引入了估计能量需要量（estimated energy requirement，EER）的概念，即针对特定年龄、性别、体重、身高并具有良好健康状况的个体或人群，保持能量平衡的平均膳食能量摄入量。

（1）能量需要量的确定

目前，多数国家确定成人 TEE，是以基础代谢能量消耗（basal energy expenditure，BEE）为基础，乘以身体活动水平（physical activity level，PAL）计算的，即：TEE（kcal/d）=BEE（kcal/d）×PAL。

我国成人平均千克体重 BEE，女子为 21.2 kcal/kg，男子为 22.3 kcal/kg。PAL划分为轻身体活动水平（PAL：1.50）、中身体活动水平（PAL：1.75）及重身体活动水平（PAL：2.00）三个等级。婴儿、儿童和青少年、孕妇和乳母各自的生理特点不同，能量需要也不尽相同。婴儿的能量需要量主要由两部分组成：一是每日总能量消耗量（TEE），二是组织生长的能量储存量。儿童和青少年的膳食能量需要量的确定采用要因加算法，即 EER=BEE×PAL+能量储存量公式计算。孕妇需要在非孕妇需要量的基础上加上额外需要的能量值，包括两部分，一是体重增加导致的总能量消耗的增加，二是组织储存所需要的能量。乳母的额外能量需要量值，主要由分泌母乳的能量及体重的变化决定。

（2）膳食能量推荐摄入量

根据上述计算方法，中国营养学会修订的中国居民膳食估计能量需要量见表 3-2。

表 3-2　中国居民膳食估计能量需要量（EER）

人群（岁）	能量 kcal/d（MJ/d）					
	身体活动水平（轻）		身体活动水平（中）		身体活动水平（重）	
	男性	女性	男性	女性	男性	女性
0~	90（0.38）/（kg·d）					
0.5~	80（0.33）/（kg·d）					
1~	900（3.77）				800（3.35）	
2~	1 100（4.60）				1 000（4.18）	

续表

人群（岁）	能量 kcal/d（MJ/d）					
	身体活动水平（轻）		身体活动水平（中）		身体活动水平（重）	
	男性	女性	男性	女性	男性	女性
3～	1 250（5.23）				1 200（5.02）	
4～	1 300（5.44）				1 250（5.23）	
5～	1 400（5.86）				1 300（5.44）	
6～	1 400（5.86）	1 250（5.23）	1 600（6.69）	1 450（6.07）	1 800（7.53）	1 650（6.90）
7～	1 500（6.28）	1 350（5.65）	1 700（7.11）	1 550（6.49）	1 900（7.95）	1 750（7.32）
8～	1 650（6.90）	1 450（6.07）	1 850（7.74）	1 700（7.11）	2 100（8.79）	1 900（7.95）
9～	1 750（7.32）	1 550（6.49）	2 000（8.37）	1 800（7.53）	2 250（9.41）	2 000（8.37）
10～	1 800（7.53）	1 650（6.90）	2 050（8.58）	1 900（7.95）	2 300（9.62）	2 150（9.00）
11～	2 050（8.58）	1 800（7.53）	2 350（9.83）	2 050（8.58）	2 600（10.88）	2 300（9.62）
14～	2 500（10.46）	2 000（8.37）	2 850（11.92）	2 300（9.62）	3 200（13.39）	2 550（10.67）
18～	2 250（9.41）	1 800（7.53）	2 600（10.88）	2 100（8.79）	3 000（12.55）	2 400（10.04）
50～	2 100（8.79）	1 750（7.32）	2 450（10.25）	2 050（8.58）	2 800（11.72）	2 350（9.83）
65～	2 050（8.58）	1 700（7.11）	2 350（9.83）	1 950（8.16）	－	－
80～	1 900（7.95）	1 500（6.28）	2 200（9.20）	1 750（7.32）	－	－
孕妇（早）	－	+0	－	+0	－	+0
孕妇（中）	－	+300（1.25）	－	+300（1.25）	－	+300（1.25）
孕妇（晚）	－	+450（1.90）	－	+450（1.90）	－	+450（1.90）
乳母	－	+500（2.10）	－	+500（2.10）	－	+500（2.10）

注："－"表示未制定参考值者用，"+"表示在本土年龄人群参考值基础上额外增加的量。

5. 能量的食物来源

人体的能量来源是食物中的碳水化合物、脂肪和蛋白质。这三类营养素普遍存在于各种食物中。粮谷类和薯类食物含碳水化合物较多，是膳食能量最经济的来源；油料作物富含脂肪；动物性食物一般比植物性食物含有更多的脂肪和蛋白质；但大豆和硬果类例外，它们含丰富的油脂和蛋白质；蔬菜和水果一般含能量较少。几种常见食物的能量含量见表 3-3。

表 3-3　常见食物的能量含量（每百克）

食物	能量		食物	能量	
	kcal	kJ		kcal	kJ
小麦粉（标准粉）	344	1 439	蚕豆	335	1 402
粳米（标一）	343	1 435	绿豆	316	1 322
籼米（标一）	346	1 448	赤小豆（小豆）	309	1 293
玉米（黄、干）	335	1 402	花生仁（生）	563	2 356
玉米面（黄）	341	1 427	猪肉（肥瘦）	395	1 653

二、蛋白质

蛋白质是化学结构复杂的一类有机化合物，是人体的必需营养素之一。生命的产生、存在和消亡都与蛋白质有关，蛋白质是生命的物质基础，没有蛋白质就没有生命。

1. 蛋白质的元素组成及氮折算成蛋白质的折算系数

（1）蛋白质的元素组成

蛋白质是自然界中一大类有机物质，从各种动、植物组织中提取出的蛋白质，经元素分析，其组成为：碳（50%~55%）、氢（6%~7%）、氧（19%~24%）、氮（13%~19%）及硫（0~4%）；有些蛋白质还含有磷、铁、碘、锰及锌等元素。由于碳水化合物和脂肪中仅含碳、氢、氧，不含氮，所以蛋白质是人体氮的唯一来源，碳水化合物和脂肪不能代替。

（2）氮折算成蛋白质的折算系数

大多数蛋白质的含氮量相当接近，平均约为16%。因此在任何生物样品中，每克氮相当于6.25 g蛋白质（即100÷16），其折算系数为6.25。只要测定生物样品中的含氮量，就可以算出其中蛋白质的大致含量：

样品中蛋白质的百分含量（g%）= 每克样品中含氮量（g）× 6.25 × 100%

但不同蛋白质的含氮量是有差别的，故折算系数不尽相同，见表3-4。

表 3-4　氮折算成蛋白质的折算系数

食物	折算系数	食物	折算系数
全小麦	5.83	芝麻、葵花籽	5.30
小麦胚芽	6.31	杏仁	5.18

续表

食物	折算系数	食物	折算系数
大米	5.95	花生	5.46
燕麦	5.83	大豆	5.71
大麦及黑麦	5.83	鸡蛋（全）	6.25
玉米	6.25	肉类和鱼类	6.25
小米	6.31	乳及乳制品	6.38

2. 氨基酸

氨基酸是组成蛋白质的基本单位，是分子中具有氨基和羧基的一类化合物，具有共同的基本结构，是羧酸分子的 α 碳原子上的氢被一个氨基所取代的化合物，故又称 α- 氨基酸。

（1）氨基酸的分类

氨基酸按化学结构式分为脂肪族氨基酸、芳香族氨基酸和杂环氨基酸。在营养学上根据氨基酸的必需性分为必需氨基酸、非必需氨基酸和条件必需氨基酸。

必需氨基酸是指不能在体内合成或合成速度不够快，必须由食物供给的氨基酸；而能在体内合成的氨基酸则称为非必需氨基酸。非必需氨基酸并非体内不需要，只是可在体内合成，食物中缺少了也无妨。半胱氨酸和酪氨酸在体内可分别由蛋氨酸和苯丙氨酸转变而成，如果膳食中能直接提供这两种氨基酸，则人体对蛋氨酸和苯丙氨酸的需要量可分别减少 30% 和 50%。所以半胱氨酸和酪氨酸称为条件必需氨基酸或半必需氨基酸。在计算食物必需氨基酸组成时，常将蛋氨酸和半胱氨酸、苯丙氨酸和酪氨酸合并计算。

迄今为止，已知人体的必需氨基酸有 9 种，见表 3-5。

表 3-5　人体的必需氨基酸

必需氨基酸		非必需氨基酸		条件必需氨基酸	
异亮氨酸	Isoleucine（Ile）	天门冬氨酸	Asparticacid（Asp）	半胱氨酸	Cysteine（Cys）
亮氨酸	Leucine（Leu）	天门冬酰胺	Asparagine（Asn）	酪氨酸	Tyrosine（Tyr）
赖氨酸	Lysine（Lys）	谷氨酸	Glutamicacid（Glu）		
蛋氨酸	Methionine（Met）	谷氨酰胺	Glutamine（Gln）		
苯丙氨酸	Phenylalanine（Phe）	甘氨酸	Glycine（Gly）		
苏氨酸	Threonine（Thr）	脯氨酸	Proline（Pro）		

续表

必需氨基酸		非必需氨基酸		条件必需氨基酸
色氨酸	Tryptophan（Trp）	丝氨酸	Serine（Ser）	
缬氨酸	Valine（Val）	精氨酸	Arginine（Arg）	
组氨酸	Histidine（His）	胱氨酸	Cystine（Cys-Cys）	
		丙氨酸	Alanine（Ala）	

（2）氨基酸模式及限制氨基酸

氨基酸模式是指某种蛋白质中各种必需氨基酸的构成比例。即根据蛋白质中必需氨基酸含量，以含量最少的色氨酸为1计算出的其他氨基酸的相应比值。几种食物蛋白质和人体蛋白质氨基酸模式见表3-6。通常以人体必需氨基酸需要量模式作为参考蛋白质，用以评价食物蛋白质的营养价值。

表3-6　几种食物蛋白质和人体蛋白质氨基酸模式

氨基酸	全鸡蛋	牛奶	牛肉	大豆	面粉	大米	人体
异亮氨酸	3.2	3.4	4.4	4.3	3.8	4.0	5.0
亮氨酸	5.1	6.8	6.8	5.7	6.4	6.3	9.8
赖氨酸	4.1	5.6	7.2	4.9	1.8	2.3	7.5
蛋氨酸＋半胱氨酸	3.4	2.4	3.2	1.2	2.8	2.8	3.7
苯丙氨酸＋酪氨酸	5.5	7.3	6.2	3.2	7.2	7.2	6.3
苏氨酸	2.8	3.1	3.6	2.8	2.5	2.5	3.8
缬氨酸	3.9	4.6	4.6	3.2	3.8	3.8	6.5
色氨酸	1.0	1.0	1.0	1.0	1.0	1.0	1.0

注：早期因对组氨酸是否为成人必需氨基酸尚不明确，故未计组氨酸。

食物蛋白质的必需氨基酸组成与参考蛋白质相比较，缺乏较多的氨基酸称限制氨基酸，缺乏最多的一种称第一限制氨基酸。由于该种氨基酸缺乏或不足限制或影响了其他氨基酸的利用，从而降低了食物蛋白质的营养价值。食物蛋白质氨基酸组成与人体必需氨基酸需要量模式接近的食物，在体内的利用率就高，反之则低。例如，动物蛋白质中的蛋、奶、肉、鱼等以及大豆蛋白质的氨基酸组成与人体必需氨基酸需要量模式较接近，所含的必需氨基酸在体内的利用率较高，故称为优质蛋白质。其中鸡蛋蛋白质的氨基酸组成与人体蛋白质氨基酸模式最为接近，在比较食物蛋白质营养价值时常作为参考蛋白质。而在植物蛋白质中，赖氨酸、蛋氨酸、苏氨酸和色氨酸含量相对较低，所以营养价值也相对较低。

3. 蛋白质的分类

蛋白质的化学结构非常复杂，大多数蛋白质的化学结构尚未阐明，因此无法根据蛋白质的化学结构进行分类。在营养学上常按营养价值分类。

（1）完全蛋白质

完全蛋白质指所含必需氨基酸种类齐全、数量充足、比例适当，不但能维持成人的健康，并能促进儿童生长发育的蛋白质，如乳类中的酪蛋白、乳白蛋白，蛋类中的卵白蛋白、卵磷蛋白，肉类中的白蛋白、肌蛋白，大豆中的大豆蛋白，小麦中的麦谷蛋白，玉米中的谷蛋白等。

（2）半完全蛋白质

半完全蛋白质指所含必需氨基酸种类齐全，但有的数量不足，比例不适当，可以维持生命，但不能促进生长发育的蛋白质，如小麦中的麦胶蛋白等。

（3）不完全蛋白质

不完全蛋白质指所含必需氨基酸种类不全，既不能维持生命，也不能促进生长发育的蛋白质，如玉米中的玉米胶蛋白，动物结缔组织和肉皮中的胶质蛋白，豌豆中的豆球蛋白等。

4. 蛋白质的消化、吸收和代谢

（1）蛋白质的消化

蛋白质未经消化不易吸收。一般食物蛋白质水解成氨基酸及小肽后方能被吸收。由于唾液中不含水解蛋白质的酶，所以食物蛋白质的消化从胃开始，但主要在小肠。

胃内消化蛋白质的酶是胃蛋白酶。胃蛋白酶是由胃黏膜主细胞合成并分泌的胃蛋白酶原经胃酸激活而生成的；胃蛋白酶也能再激活胃蛋白酶原生成新的胃蛋白酶。胃蛋白酶最适宜作用的 pH 值为 1.5～2.5。胃蛋白酶对乳中的酪蛋白有凝乳作用，这对婴儿较为重要，因为乳液凝成乳块后在胃中停留时间延长，有利于充分消化。

食物在胃内停留时间较短，蛋白质在胃内消化很不完全，消化产物及未被消化的蛋白质在小肠内经胰液及小肠黏膜细胞分泌的多种蛋白酶及肽酶的共同作用，进一步水解为氨基酸。所以，小肠是蛋白质消化的主要部位。蛋白质在小肠内消化主要依赖于胰腺分泌的各种蛋白酶，可分为两类。

1）内肽酶。可以水解蛋白质分子内部的肽键，包括胰蛋白酶、糜蛋白酶和弹性蛋白酶。

2）外肽酶。可将肽链末端的氨基酸逐个水解，包括氨基肽酶和羧基肽酶。

（2）蛋白质的吸收

蛋白质经过小肠腔内的消化，被水解为可被吸收的氨基酸和 2～3 个氨基酸的小肽。过去认为只有游离氨基酸才能被吸收，现在发现 2～3 个氨基酸的小肽也可以被吸收。被吸收的氨基酸通过肠黏膜细胞进入肝门静脉而被运送到肝脏和其他组织或器官被利用。也有报道，少数蛋白质大分子和多肽亦可被直接吸收。

（3）蛋白质的分解与合成

进食正常膳食的健康人每日从尿中排出的氮约 12 g。若摄入的膳食蛋白质增多，随尿排出的氮也增多；若减少，则随尿排出的氮也减少；完全不摄入蛋白质或禁食一切食物时，每日仍随尿排出氮 2～4 g。这些事实证明，蛋白质不断在体内分解成为含氮废物，并随尿排出体外。

氨基酸分解代谢的最主要反应是脱氨基作用。氨基酸脱氨基后生成的 α- 酮酸进一步代谢：经氨基化生成非必需氨基酸，转变成碳水化合物及脂类，氧化供给能量。

氨基酸脱氨基作用产生的氨，在正常情况下主要在肝脏合成尿素而解毒，只有少部分氨在肾脏以铵盐的形式由尿排出。

蛋白质分解的同时也不断在体内合成，以补偿分解。蛋白质生物合成是一个极其复杂的过程，即根据特定基因上所携带的遗传信息，经转录、翻译等一系列过程，以各种氨基酸为原料装配成蛋白质。如此，蛋白质在体内不断分解、不断合成，在健康成人体内维持动态平衡。

（4）氮平衡的基本概念及其意义

氮平衡（Nitrogen Balance）是指氮的摄入量和排出量的关系。通常采用测定氮的方法，推算蛋白质含量。氮平衡常用于蛋白质代谢、机体蛋白质营养状况评价和蛋白质需要量研究。氮的摄入量和排出量的关系可用下式表示：

$$B=I-（U+F+S）$$

式中　B——氮平衡；

　　　I——摄入氮；

　　　U，F，S——排出氮（U——尿氮；F——粪氮；S——皮肤氮）。

当摄入氮和排出氮相等时为零氮平衡，健康成年人应维持零氮平衡并富余5%。如摄入氮多于排出氮则为正平衡，儿童处于生长发育期、妇女怀孕、疾病恢复时，以及运动、劳动等需要增加肌肉时均应保证适当的正氮平衡，以满足机体对蛋白质的需要。摄入氮少于排出氮则为负氮平衡，人在饥饿、疾病及老年时等，一般处于负氮平衡，但应尽量避免。

5. 蛋白质的生理功能

（1）构成机体组织

蛋白质是构成机体组织、器官的重要成分，人体各组织、器官无一不含蛋白质。在人体的瘦组织中，如肌肉组织和心、肝、肾等器官均含有大量蛋白质；骨骼、牙齿，乃至指、趾也含有大量蛋白质；细胞中，除水分外，蛋白质约占细胞内物质的 80%。因此，构成机体组织、器官的成分是蛋白质最重要的生理功能。身体的生长发育可视为蛋白质的不断积累过程。这对生长发育期的儿童尤为重要。

人体内各种组织细胞的蛋白质始终在不断更新。例如，人血浆蛋白质的半寿期约为 10 天，肝中大部分蛋白质的半寿期为 1~8 天，某些蛋白质的半寿期很短，只有数秒钟。只有摄入足够的蛋白质才能维持组织的更新。身体受伤后也需要蛋白质作为修复材料。

（2）调节生理功能

机体生命活动之所以能够有条不紊地进行，有赖于多种生理活性物质的调节。而蛋白质在体内是构成多种具有重要生理活性物质的成分，参与调节生理功能。例如，核蛋白构成细胞核并影响细胞功能；酶蛋白具有促进食物消化、吸收和利用的作用；免疫蛋白具有维持机体免疫功能的作用；收缩蛋白，如肌球蛋白具有调节肌肉收缩的功能；血液中的脂蛋白、运铁蛋白、视黄醇结合蛋白具有运送营养素的作用；血红蛋白具有携带、运送氧的功能；白蛋白具有调节渗透压、维持体液平衡的功能；由蛋白质或蛋白质衍生物构成的某些激素，如垂体激素、甲状腺素、胰岛素及肾上腺素等都是机体的重要调节物质。

（3）供给能量

蛋白质在体内分解成氨基酸后，经脱氨基作用生成的 α- 酮酸，可以直接或间接经三羧酸循环氧化分解，同时释放能量，是人体能量来源之一。但是，蛋白质的这种功能可以由碳水化合物、脂肪所代替。因此，供给能量是蛋白质的次要功能。

6. 食物蛋白质的营养评价

（1）食物蛋白质的含量

食物蛋白质含量是评价食物蛋白质营养价值的一个重要方面。蛋白质含氮量

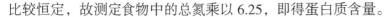

比较恒定，故测定食物中的总氮乘以 6.25，即得蛋白质含量。

（2）蛋白质的消化率

蛋白质的消化率是评价食物蛋白质营养价值的生物学方法之一，是指蛋白质在消化道内被吸收的蛋白质占摄入蛋白质的百分数，是反映食物蛋白质在消化道内被分解和吸收程度的一项指标。一般采用动物或人体实验测定，根据是否考虑内源粪代谢氮因素，可分为表观消化率和真消化率两种方法。

1）蛋白质表观消化率。即不计内源粪代谢氮的蛋白质消化率。通常以动物或人体为实验对象，在实验期内，测定实验对象摄入的食物氮（摄入氮）和从粪便中排出的氮（粪氮），然后按下式计算：

$$蛋白质表观消化率（\%）=\frac{摄入氮-粪氮}{摄入氮}\times100\%$$

2）蛋白质真消化率。考虑内源粪代谢氮时的消化率。粪中排出的氮实际上有两个来源：一是来自未被消化吸收的食物蛋白质；二是来自脱落的肠黏膜细胞以及肠道细菌等所含的氮。通常以动物或人体为实验对象，首先设置无氮膳食期。即在实验期内给予无氮膳食，并收集无氮膳食期内的粪便，测定氮含量，即为粪代谢氮；然后再设置被测食物蛋白质实验期，实验期内再分别测定摄入氮和粪氮；从被测食物蛋白质实验期的粪氮中减去无氮膳食期的粪代谢氮，才是摄入食物蛋白质中真正未被消化吸收的部分，故称真蛋白质消化率。计算公式如下：

$$真蛋白质消化率（\%）=\frac{摄入氮-（粪氮-粪代谢氮）}{摄入氮}\times100\%$$

由于粪代谢氮测定十分烦琐，且难以准确测定，故在实际工作中常不考虑粪代谢氮，特别是当膳食中的膳食纤维含量很少时，可不必计算粪代谢氮。当膳食中含有多量膳食纤维时，成年男子的粪代谢氮值，可按每天每千克体重 12 mg 计算。

食物蛋白质消化率受到蛋白质性质、膳食纤维、多酚类物质和酶反应等因素影响。一般动物性食物的消化率高于植物性食物。如鸡蛋和牛奶蛋白质的消化率分别为 97% 和 95%，而玉米和大米蛋白质的消化率分别为 85% 和 88%。

（3）蛋白质利用率

蛋白质利用率是食物蛋白质营养评价常用的生物学方法，指食物蛋白质被消化吸收后在体内被利用的程度。测定方法很多，大体上可以分为两大类：一类是以体重增加为基础的方法；另一类是以氮在体内储留为基础的方法。以下介绍几种常用方法。

1）蛋白质功效比值（PER）。蛋白质功效比值是以体重增加为基础的方法，是指实验期内，动物平均每摄入 1 g 蛋白质时所增加的体重克数。例如，常作为参考蛋白质的酪蛋白的 PER 为 2.8，即指每摄入 1 g 酪蛋白，可使动物体重增加 2.8 g。一般选择初断乳的雄性大鼠，用含 10% 被测蛋白质饲料喂养 28 天，逐日记录进食量，每周称量体重，然后按下式计算蛋白质功效比值。

$$PER = \frac{实验期内动物体重增加量（g）}{实验期内蛋白质摄入量（g）}$$

由于同一种食物蛋白质在不同实验室所测得的 PER 值重复性常不佳，为了便于结果的相互比较，通常设酪蛋白（参考蛋白质）对照组，即以酪蛋白的 PER 为 2.5，并将酪蛋白对照组 PER 值换算为 2.5，然后校正被测蛋白质（实验组）PER。

$$被测蛋白质\ PER = \frac{实验组蛋白质功效比值}{对照组蛋白质功效比值} \times 2.5$$

几种常见食物蛋白质 PER：全鸡蛋 3.92、牛奶 3.09、鱼 4.55、牛肉 2.30、大豆 2.32、精制面粉 0.60、大米 2.16。

2）生物价（BV）。生物价是反映食物蛋白质消化吸收后，被机体利用程度的一项指标。生物价越高，说明蛋白质被机体利用率越高，即蛋白质的营养价值越高，最高值为 100。通常采用动物或人体实验。实验期内动物食用含被测蛋白质的合成饲料，收集实验期内动物饲料和粪、尿样品，测定氮含量；另在实验前给实验动物无氮饲料，收集无氮饲料期粪、尿样品，测定氮含量，得粪代谢氮和尿内源氮数据（人体实验时可按成人全日尿内源氮 2 ~ 2.5 g，粪代谢氮 0.91 ~ 1.2 g 计）；然后按下式计算被测食物蛋白质的生物价。

$$BV = \frac{储留氮}{吸收氮} \times 100$$

储留氮 = 吸收氮 −（尿氮 − 尿内源氮）

吸收氮 = 摄入氮 −（粪氮 − 粪代谢氮）

生物价是评价食物蛋白质营养价值较常用的方法。常见食物蛋白质生物价见表 3-7。

（4）氨基酸分

氨基酸分（AAS）亦称蛋白质化学分，是目前广为应用的一种食物蛋白质营养价值评价方法，不仅适用于单一食物蛋白质的评价，还可用于混合食物蛋白质的评价。该法的基本步骤是将被测食物蛋白质的必需氨基酸组成与推荐的理想蛋白质或参考蛋白质氨基酸模式进行比较，并按下式计算氨基酸分。

$$AAS = \frac{被测食物蛋白质每克氮或蛋白质氨基酸含量（mg）}{参考蛋白质每克氮或蛋白质氨基酸含量（mg）} \times 100$$

表3-7　常见食物蛋白质的生物价

蛋白质	生物价	蛋白质	生物价
鸡蛋蛋白质	94	熟大豆	64
鸡蛋白	83	扁豆	72
鸡蛋黄	96	蚕豆	58
脱脂牛奶	85	白面粉	52
鱼	83	小米	57
牛肉	76	玉米	60
猪肉	74	白菜	76
大米	77	红薯	72
小麦	67	马铃薯	67
生大豆	57	花生	59

参考蛋白质可采用WHO人体必需氨基酸模式。首先将被测食物蛋白质中必需氨基酸与参考蛋白质中的必需氨基酸进行比较，比值最低者为限制氨基酸。由于限制氨基酸的存在，使食物蛋白质的利用受到限制。被测食物蛋白质的第一限制氨基酸与参考蛋白质中同种必需氨基酸的比值即为该种蛋白质的氨基酸分。

例如，1 g某谷类蛋白质中赖氨酸、苏氨酸和色氨酸含量分别为23 mg、25 mg和13 mg，而1 g参考蛋白质中这三种氨基酸含量分别为58 mg、34 mg和11 mg，按上式则可计算出赖氨酸的比值最低为0.4，故赖氨酸为第一限制氨基酸，该谷类的氨基酸分为40。

氨基酸评分的方法比较简单，但没有考虑食物蛋白质的消化率，故近年美国食品药品管理局（USFDA）提出一种新方法，即经消化率修正的氨基酸分（PDCAAS）。其计算公式如下：

PDCAAS= 氨基酸分 × 真消化率

7. 蛋白质的互补作用

两种或两种以上食物蛋白质混合食用，其中所含有的必需氨基酸取长补短，相互补充，达到较好的比例，从而提高蛋白质利用率的作用，称为蛋白质互补作用。例如，玉米、小米、大豆单独食用时，其生物价分别为 60、57、64，如按 40%、40%、20% 的比例混合食用，生物价可提高到 73；如将玉米、面粉、大豆混合食用，蛋白质的生物价也会提高，这是因为玉米、面粉的蛋白质中赖氨酸含量较低，蛋氨酸相对较高；而大豆中的蛋白质恰恰相反，混合食用时赖氨酸和蛋氨酸两者可相互补充；若在植物性食物的基础上再添加少量动物性食物，蛋白质的生物价还会提高，如面粉、小米、大豆、牛肉单独食用时，其蛋白质的生物价分别为 67、57、64、76，若按 31%、46%、8%、15% 的比例混合食用，其蛋白质的生物价可提高到 89。可见动、植物性混合食用比单纯植物混合还要好，具体数据见表 3-8。

表 3-8　几种食物混合后蛋白质的生物价

食物名称	单独食用 BV	混合食用所占比例 /%	
小麦	67	—	31
小米	57	40	46
大豆	64	20	8
玉米	60	40	—
牛肉干	76	—	15
混合食用 BV	—	73	89

若以氨基酸分为指标，亦明显可见蛋白质的互补作用。例如，谷类、豆类氨基酸分为 44 和 68，若按谷类 67%、豆类 22%、奶粉 11% 的比例混合评分，氨基酸分可达 88，见表 3-9。我国北方居民许多食物的传统食用方法，从理论和实践上证明都是合理和科学的。

表 3-9　几种食物混合后蛋白质的氨基酸分

蛋白质来源	蛋白质氨基酸含量 /%				氨基酸分（限制氨基酸）
	赖氨酸	含硫氨基酸	苏氨酸	色氨酸	
WHO 标准	5.5	3.5	4.0	1.0	100
谷类	2.4	3.8	3.0	1.1	44（赖氨酸）
豆类	7.2	2.4	4.2	1.4	68（含硫氨基酸）
奶粉	8.0	2.9	3.7	1.3	83（含硫氨基酸）
混合食用	5.1	3.2	3.5	1.2	88（苏氨酸）

为充分发挥食物蛋白质的互补作用，在调配膳食时，应遵循以下三个原则。

第一，食物的生物学种属越远越好，如动物性和植物性食物之间的混合比单纯植物性食物之间的混合要好。

第二，搭配的种类越多越好。

第三，食用时间越近越好，同时食用最好，因为单个氨基酸在血液中的停留时间约 4 h，然后到达组织器官，再合成组织器官的蛋白质，而合成组织器官蛋白质的氨基酸必须同时到达才能发挥互补作用，合成组织器官蛋白质。

8. 蛋白质推荐摄入量及食物来源

（1）膳食蛋白质推荐摄入量

根据国内稳定性同位素示踪技术研究，我国成人蛋白质需要量为 1 g/（kg·d），根据体重代表值确定中国成年的 EAR 和 RNI。0～6 月龄婴儿蛋白质 AI 根据母乳蛋白质浓度以及母乳摄入量确定，7～12 月龄婴儿蛋白质的 AI 根据成人蛋白质的 RNI，用代谢体重法推算。1 岁以后儿童据蛋白质的维持量和生长发育所需蛋白质储存量估算。孕妇蛋白质的补充量包括两部分，一部分是蛋白质的储存量，另一部分是根据孕期体重增加计算得到的蛋白质维持量。考虑到孕早期实际并不需要过多补充蛋白质，故只推荐孕中、晚期蛋白质的 EAR 和 RNI。乳母蛋白质的增加部分实际上是满足每日泌乳的需要。在前 6 个月纯母乳喂养阶段，根据平均每日母乳摄入量（780 g）、母乳中平均蛋白质浓度（1.16 g/100 g）以及膳食蛋白质转化为母乳蛋白质的效率（70%），推算哺乳期妇女蛋白质的 EAR 和 RNI。中国营养学会 2013 年提出的膳食蛋白质参考摄入量，见表 3-10。

表 3-10　中国居民膳食蛋白质参考摄入量

人群（岁）	男性		女性	
	EAR（g/d）	RNI（g/d）	EAR（g/d）	RNI（g/d）
0～	—	9（AI）	—	9（AI）
0.5～	15	20	15	20
1～	20	25	20	25
2～	20	25	20	25
3～	25	30	25	30
4～	25	30	25	30
5～	25	30	25	30
6～	25	35	25	35

人群（岁）	男性		女性	
	EAR（g/d）	RNI（g/d）	EAR（g/d）	RNI（g/d）
7 ~	30	40	30	40
8 ~	30	40	30	40
9 ~	40	45	40	45
10 ~	40	50	40	50
11 ~	50	60	45	55
14 ~	60	75	50	60
18 ~	60	65	50	55
孕妇（中）	—	—	+10	+15
孕妇（晚）	—	—	+25	+30
乳母	—	—	+20	+25

（2）蛋白质的主要食物来源

蛋白质的食物来源可分为植物性蛋白质和动物性蛋白质两大类。植物蛋白质中，谷类含蛋白质 10% 左右，蛋白质含量不算高，但由于是人们的主食，所以仍然是膳食蛋白质的主要来源。豆类含有丰富的蛋白质，特别是大豆含蛋白质高达 36% ~ 40%，氨基酸组成也比较合理，在体内的利用率较高，是植物蛋白质中非常好的蛋白质。

蛋类含蛋白质 11% ~ 14%，是优质蛋白质的重要来源。奶类（牛奶）一般含蛋白质 3.0% ~ 3.5%，是婴幼儿除母乳外蛋白质的最佳来源。

肉类包括禽、畜和鱼的肌肉。新鲜肌肉含蛋白质 15% ~ 22%，肌肉蛋白质营养价值优于植物蛋白质，是人体蛋白质的重要来源。

为改善膳食蛋白质质量，在膳食中应保证有一定数量的优质蛋白质。一般要求动物性蛋白质和大豆蛋白质应占膳食蛋白质总量的 30% ~ 50%。

常见食物蛋白质含量见表 3-11。

表 3-11　常见食物的蛋白质含量　　单位：g/100 g

食物	蛋白质	食物	蛋白质
小麦粉（标准粉）	11.2	黄豆（大豆）	35.0
粳米（标一）	7.7	绿豆	21.6
籼米（标一）	7.7	赤小豆（小豆）	20.2

食物	蛋白质	食物	蛋白质
玉米（黄、干）	8.7	花生仁（生）	24.8
玉米面（黄）	8.1	猪肉（肥瘦）	13.2
小米	9.0	牛肉（肥瘦）	19.9
高粱米	10.4	羊肉（肥瘦）	19.0
马铃薯（土豆、洋芋）	2.0	鸡（平均）	19.3
甘薯（山芋、红薯）	0.2	鸡蛋（平均）	13.3
蘑菇（干）	21.1	草鱼（白鲩）	16.6
紫菜（干）	26.7	牛奶（平均）	3.0

9. 人体蛋白质营养状况评价

（1）膳食蛋白质摄入量

膳食蛋白质摄入量是评价机体蛋白质营养状况的背景材料或参考材料，与机体蛋白质营养状况评价指标结合起来，有助于正确判断机体蛋白质营养状况。

（2）身体测量

身体测量是鉴定机体蛋白质营养状况的重要依据，生长发育状况评定所采用的身体测量指标主要包括体重、身高、上臂围、上臂肌围、上臂肌面积、胸围以及生长发育指数等。

（3）生化检验

生化检验常用血液蛋白质和尿液相关指标。血液蛋白质有血清白蛋白、前白蛋白、血清运铁蛋白、纤维结合蛋白、视黄醇结合蛋白，其正常参考值见表3-12。尿液常用指标有尿肌酐、尿三甲基组氨酸、尿羟脯氨酸等。

表3-12　血液蛋白质评价指标及正常参考值

血液蛋白质	正常参考值
血清白蛋白	35～55 g/L
前白蛋白	250～500 mg/L
血清运铁蛋白	2～4 g/L
纤维结合蛋白	200～280 mg/L
视黄醇结合蛋白	40～70 μg/L

三、脂类

脂类是脂肪和类脂的总称，是一大类具有重要生物学作用的化合物。其共同特点是溶于有机溶剂而不溶于水。正常人体内，按体重计算，脂类为 14%～19%；肥胖者达 30% 以上。

1. 脂类的组成和分类

（1）脂肪

这里所说的脂肪即中性脂肪，由一分子甘油和三分子脂肪酸组成，故称三酰甘油或甘油三酯，约占脂类的 95%。脂肪大部分分布在皮下、大网膜、肠系膜以及肾周围等脂肪组织中，常以大块脂肪组织形式存在，这些部位通常称脂库。人体脂肪含量常受营养状况和体力活动等因素的影响而有较大变动，多吃碳水化合物和脂肪其含量增加，饥饿则减少。当机体能量消耗较多而食物供应不足时，体内脂肪就大量动员，经血循环运输到各组织，被氧化消耗。因其含量很不恒定，故有"可变脂"或"动脂"之称。

（2）脂肪酸

脂肪酸是构成甘油三酯的基本单位。常见的分类如下。

1）按脂肪酸碳链长度分类。分为长链脂肪酸（含 14 碳以上）、中链脂肪酸（含 8～12 碳）和短链脂肪酸（含 2～6 碳）。

2）按脂肪酸饱和程度分类。分为饱和脂肪酸（SFA），其碳链中不含双键；单不饱和脂肪酸（MUFA），其碳链中只含一个不饱和双键；多不饱和脂肪酸（PUFA），其碳链中含两个或多个双键。

3）按脂肪酸空间结构分类。分为顺式脂肪酸，其联结到双键两端碳原子上的两个氢原子都在链的同侧；反式脂肪酸，其联结到双键两端碳原子上的两个氢原子在链的不同侧。

天然食物中的油脂，其脂肪酸结构多为顺式脂肪酸。人造黄油是植物油经氢化处理后而制成的，在此过程中，植物油的双键与氧结合变成饱和键，并使其形态由液态变为固态，同时其结构也由顺式变为反式。研究表明，反式脂肪酸可以使血清低密度脂蛋白胆固醇（LDL-C）升高，而使高密度脂蛋白胆固醇（HDL-C）降低，因此有增加心血管疾病的危险性，所以目前不主张多食用人造黄油。

4）按不饱和脂肪酸第一个双键的位置分类。脂肪酸分子上的碳原子用阿拉伯数字编号定位通常有两种系统。△编号系统从羧基碳原子算起；n 或 ω 编号系统则从离羧基最远的甲基端碳原子算起。分为 n-3 系、n-6 系、n-7 系、n-9 系，或 ω-3、ω-6、ω-7、ω-9 系列脂肪酸。不饱和脂肪酸甲基端的碳原子称为 n 碳（或 ω 碳），如果第一个不饱和键所在 n 碳原子的序号是 3，则为 n-3 或 ω-3 系脂肪酸，依此类推。

示例： $CH_3—CH_2—CH_2—CH_2—CH_2—CH_2—CH_2—CH_2—CH_2—COOH$

△编号系统　　　10　9　8　7　6　5　4　3　2　1

n 或 ω 编号系统　1　2　3　4　5　6　7　8　9　10

各种脂肪酸的结构不同，功能也不一样，对它们的一些特殊功能的研究，也是营养学上的重要研究与开发的领域。一般来说，人体细胞中不饱和脂肪酸的含量至少是饱和脂肪酸的 2 倍，但各种组织中两者的组成有很大差异，并在一定程度上与膳食中脂肪的种类有关。

（3）类脂

类脂主要有磷脂、糖脂、类固醇等。

1）磷脂。磷脂是含有磷酸根、脂肪酸、甘油和氮的化合物。体内除甘油三酯外，磷脂是最多的脂类，主要形式有甘油磷脂、卵磷脂、神经鞘磷脂等。甘油磷脂存在于各种组织、血浆，并有少量储于体脂库中。它是构成细胞膜的物质并与机体的脂肪运输有关。卵磷脂又称为磷脂酰胆碱，存在于蛋黄和血浆中。神经鞘磷脂存于神经鞘。

2）糖脂。糖脂是含有碳水化合物、脂肪酸和氨基乙醇的化合物。糖脂包括脑苷脂类和神经苷脂。糖脂也是构成细胞膜所必需的。

3）类固醇及固醇。类固醇是含有环戊烷多氢菲的化合物。类固醇中含有自由羟基者视为高分子醇，称为固醇。常见的固醇有动物组织中的胆固醇和植物组织中的谷固醇。

类脂在体内的含量较恒定，即使肥胖患者其含量也不增多；反之，在饥饿状态也不减少，故有"固定脂"或"不动脂"之称。

2. 脂类的消化吸收

（1）脂肪的消化吸收

食物进入口腔后脂肪的消化就已开始，唾液腺分泌的脂肪酶可水解部分食物脂肪，但这种消化能力很弱。婴儿口腔中的脂肪酶则可有效地分解奶中短链和中链脂肪酸。脂肪的消化在胃内也有限，主要消化场所是小肠。来自胆囊中的胆汁首先将脂肪乳化，胰腺和小肠分泌的脂肪酶将甘油三酯水解生成游离脂肪酸和甘油单酯。

脂肪水解后的小分子，如甘油、短链和中链脂肪酸很容易被小肠细胞吸收直接进入血液。甘油单酯和长链脂肪酸被吸收后先在小肠细胞中重新合成甘油三酯，并和磷脂、胆固醇以及蛋白质形成乳糜微粒，由淋巴系统进入血液循环。血中的乳糜微粒是一种颗粒最大、密度最低的脂蛋白，是食物脂肪的主要运输形式，随血液流遍全身以满足机体对脂肪和能量的需要，最终被肝脏吸收。食物脂肪的吸收率一般在 80% 以上，最高的如菜籽油可达 99%。

（2）类脂的消化吸收

磷脂的消化吸收与甘油三酯相似。胆固醇则可直接被吸收，如果食物中的胆固醇和其他脂类呈结合状态，则先被水解成游离的胆固醇再被吸收。

3. 脂类的生理功能

（1）脂肪

1）供给能量。脂肪是人体能量的重要来源，每克脂肪在体内氧化可供给能量 37.66 kJ（9 kcal）。脂肪酸是细胞的重要能量来源，脂肪酸经 β 氧化有节奏地释放能量供给生命细胞应用，β 氧化在细胞线粒体经酶催化进行。如棕榈酸经完全氧化成乙酸，再分解为二氧化碳和水，在此过程中产生三磷酸腺苷（ATP）。ATP 是高能化合物，是细胞化学能的来源。

2）促进脂溶性维生素吸收。脂肪是脂溶性维生素的溶媒，可促进脂溶性维生素的吸收。另外，有些食物脂肪含有脂溶性维生素，如鱼肝油、奶油含有丰富维生素 A 和维生素 D。

3）维持体温、保护脏器。脂肪是热的不良导体，在皮下可阻止体热散失，有助于御寒。在器官周围的脂肪，有缓冲机械冲击的作用，可固定和保护器官。

4）增加饱腹感。脂肪在胃内停留时间较长，使人不易感到饥饿。

5）提高膳食感官性状。脂肪可使膳食增味添香。

（2）类脂

类脂主要功能是构成身体组织和一些重要的生理活性物质。例如，磷脂与蛋白质结合形成的脂蛋白是细胞膜和亚细胞器膜的重要成分，对维持膜的通透性有重要作用；鞘磷脂是神经鞘的重要成分，可保持神经鞘的绝缘性；脑磷脂大量存在于脑白质，参与神经冲动的传导；胆固醇是所有体细胞的构成成分，并大量存在于神经组织；胆固醇还是胆酸、7- 脱氢胆固醇和维生素 D_3、性激素、黄体酮、前列腺素、肾上腺皮质激素等生理活性物质和激素的前体物，是机体不可缺少的

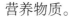

营养物质。

（3）必需脂肪酸

必需脂肪酸（EFA）是指机体不能合成，必须从食物中摄取的脂肪酸。早期认为亚油酸（$C_{18:2}$）、亚麻酸（$C_{18:3}$）和花生四烯酸（$C_{20:4}$）是必需脂肪酸。现在认为人体的必需脂肪酸是亚油酸和 α- 亚麻酸两种。亚油酸作为其他 n-6 系列脂肪酸的前体可在体内转变生成 γ- 亚麻酸、花生四烯酸等 n-6 系的长链多不饱和脂肪酸。α- 亚麻酸则作为 n-3 系脂肪酸的前体，可转变生成二十碳五烯酸（EPA）、二十二碳六烯酸（DHA）等 n-3 系脂肪酸。

必需脂肪酸在体内有多种生理功能，主要有如下几项。

1）构成线粒体和细胞膜的重要组成成分。必需脂肪酸参与磷脂的合成，并以磷脂的形式存在于线粒体和细胞膜中。人体缺乏必需脂肪酸时，细胞对水的通透性增加，毛细血管的脆性和通透性增高，皮肤出现水代谢紊乱，出现湿疹样病变。

2）合成前列腺素的前体。前列腺素存在于许多器官中，有多种多样生理功能，如抑制甘油三酯水解、促进局部血管扩张、影响神经刺激的传导等，作用于肾脏影响水的排泄等。

3）参与胆固醇代谢。胆固醇需要和亚油酸形成胆固醇亚油酸酯后，才能在体内转运，进行正常代谢。如果必需脂肪酸缺乏，胆固醇则与一些饱和脂肪酸结合，由于不能进行正常转运代谢，而在动脉沉积，形成动脉粥样硬化。

4）参与动物精子的形成。膳食中长期缺乏必需脂肪酸，动物可出现不孕症，授乳过程也可发生障碍。

5）维护视力。α- 亚麻酸的衍生物 DHA（二十二碳六烯酸），是维持视网膜光感受体功能所必需的脂肪酸。α- 亚麻酸缺乏时，可引起光感受器细胞受损，视力减退。此外，长期缺乏 α- 亚麻酸时，对调节注意力和认知过程也有不良影响。

但是，过多地摄入必需脂肪酸，也可使体内氧化物、过氧化物等增加，同样对机体产生不利影响。

4. 膳食脂肪参考摄入量及脂类食物来源

（1）膳食脂肪参考摄入量

膳食脂肪参考摄入量，采用了"宏量营养素可接受范围"（acceptable macronutrient distribution range, AMDR）。其下限（L-AMDR）用于满足对能量的需求，以及预防缺乏，其上限（U-AMDR）用于预防慢性非传染性疾病。对那些能在体内合成，过量摄入影响健康的脂肪和脂肪酸的推荐摄入量，不设立下限，仅提出预防慢性非传染性疾病的 U-AMDR。而对人体必需、缺乏会影响健康的必需脂肪酸，以及对膳食脂肪高度依赖的婴幼儿，通常依据健康人群摄入量的中位数或参照国际组织数据，来制订其适宜摄入量（AI）。AI 和 AMDR 多采用脂肪供能占总能量百分比（%E）来表示。而对一些膳食中含量低、人体需要量也少的脂肪酸，如 ARA、EPA 和 DHA 采用质量（mg/d）来表示。中国营养学会修订的膳食脂肪参考摄入量，见表 3-13。

表 3-13　中国居民膳食脂肪和脂肪酸参考摄入量

人群（岁）	总脂肪 AMDR（%E）	SFA U-AMDR（%E）	n-6 PUFA LA AI（%E）	n-6 PUFA AMDR（%E）	n-3 PUFA ALA AI（%E）	n-3 PUFA AMDR（%E）	EPA+DHA AI（mg）	EPA+DHA AMDR（%E）
0~	48（AI）	—	7.3（ARA150 mg）	—	0.87	—	100（DHA）	—
0.5~	40（AI）	—	6.0	—	0.66	—	100（DHA）	—
1~	35（AI）	—	4.0	—	0.60	—	100（DHA）	—
4~	20~30	<8	4.0	—	0.60	—	—	—
7~	20~30	<8	4.0	—	0.60	—	—	—
18~	20~30	<10	4.0	2.5~9	0.60	0.5~2.0	—	0.25~2.0（g）
≥60	20~30	<10	4.0	2.5~9	0.60	0.5~2.0	—	0.25~2.0（g）
孕妇	20~30	<10	4.0	2.5~9	0.60	0.5~2.0	250（DHA200）	—
乳母	20~30	<10	4.0	2.5~9	0.60	0.5~2.0	250（DHA200）	—

（2）脂类的主要食物来源

脂肪的食物来源主要是植物油、油料作物种子及动物性食物。必需脂肪的最好食物来源是植物油类，所以在脂肪的供应中，要求植物来源的脂肪不低于总脂肪量的 50%。胆固醇只存在于动物性食物中，畜肉中胆固醇含量大致相近，肥肉比瘦肉高，内脏又比肥肉高，脑中含量最高，一般鱼类的胆固醇和瘦肉相近。常见食物的胆固醇含量见表 3-14。

表 3-14　常见食物的胆固醇含量　　　单位：mg/100 g

食物名称	含量	食物名称	含量	食物名称	含量	食物名称	含量
猪脑	2 571	黄油	296	鲫鱼	130	香肠	82
咸鸭蛋黄	2 110	猪肝	288	海蟹	125	瘦猪肉	81
羊脑	2 004	河蟹	267	肥猪肉	109	肥瘦猪肉	80
鸭蛋黄	1 576	对虾	193	鸡肉	106	鲳鱼	77
鸡蛋黄	1 510	猪蹄	192	甲鱼	101	带鱼	76
松花蛋黄	1 132	基围虾	181	金华火腿	98	鹅肉	74
咸鸭蛋	647	猪大排	165	鸭肉	94	红肠	72
松花蛋	608	猪肚	165	猪油	93	海鳗	71
鸡蛋	585	蛤蜊	156	肥瘦羊肉	92	海参	62
虾皮	428	肥羊肉	148	草鱼	86	瘦羊肉	60
鸡肝	356	蚌肉	148	鲈鱼	86	兔肉	59
羊肝	349	猪大肠	137	螺蛳	86	瘦牛肉	58
干贝	348	熟腊肉	135	马肉	84	火腿肠	57
牛肝	297	肥牛肉	133	肥瘦牛肉	84	鲜牛乳	15

胆固醇除来自食物外，还可由人体组织合成。人体组织合成胆固醇主要部位是肝脏和小肠。此外，产生类固醇激素的内分泌腺体，如肾上腺皮质、睾丸和卵巢，也能合成胆固醇。胆固醇合成的全部反应都在胞浆内进行，而所需的酶大多数是定位于内质网。

肝脏是胆固醇代谢的中心，合成胆固醇的能力很强，同时还有使胆固醇转化为胆汁酸的特殊功能，而且血浆胆固醇和种种脂蛋白所含的胆固醇的代谢皆与肝脏有密切的关系。人体每天可合成胆固醇 1 ~ 1.2 g，而肝脏占合成量的 80%。

肝脏合成胆固醇是一个非常复杂的过程，经过许多步骤，涉及多种酶类，且有些过程至今未完全阐明。

四、碳水化合物

碳水化合物是一大类有机化合物。其化学本质为多羟醛或多羟酮及其一些衍生物。

1. 碳水化合物的分类

根据 FAO/WHO 的最新报告，综合化学、生理和营养学的考虑，碳水化合物根据聚合度（degree of polymerization，DP）可分为糖、寡糖和多糖三类，见表 3-15。

表 3-15　碳水化合物分类

分类（糖分子 DP）	亚组	组成
糖（1~2）	单糖	葡萄糖　半乳糖　果糖
	双糖	蔗糖　乳糖　麦芽糖　海藻糖
	糖醇	山梨醇　甘露糖醇
寡糖（3~9）	异麦芽低聚糖	麦芽糖糊精
	其他寡糖	棉籽糖　水苏糖　低聚果糖
多糖（≥10）	淀粉	直链淀粉　支链淀粉　变性淀粉
	非淀粉多糖	纤维素　半纤维素　果胶　亲水胶质物

注：引自 FAO/WHO，1998。

2. 碳水化合物的消化吸收

（1）碳水化合物的消化

由于食物在口腔停留时间短暂，以致口腔唾液淀粉酶对碳水化合物的消化作用不大。胃液不含任何能水解碳水化合物的酶，其所含的胃酸对碳水化合物只可能有微小或极局限的水解，故碳水化合物在胃中几乎完全没有消化。碳水化合物的消化主要在小肠中进行。小肠内消化分为肠腔消化和小肠黏膜上皮细胞表面上的消化。极少部分非淀粉多糖可在结肠内通过发酵消化。

肠腔中的主要水解酶来自胰液的 α- 淀粉酶，称胰淀粉酶（amylopsin），可使淀粉变成麦芽糖、麦芽三糖（约占 65%）、异麦芽糖、α- 临界糊精及少量葡萄糖等。淀粉在口腔及肠腔中消化后的上述各种中间产物，可以在小肠黏膜上皮细胞表面进一步彻底消化，最后消化成大量的葡萄糖及少量的果糖及半乳糖。小肠内不被消化的碳水化合物到达结肠后，被结肠菌群分解，产生氢气、甲烷气、二氧化碳和短链脂肪酸等，这一系列过程称为发酵。发酵也是消化的一种方式。所产生的气体经体循环转运，经呼气和直肠排出体外，其他产物如短链脂肪酸被肠壁吸收并被机体代谢。

（2）碳水化合物的吸收

糖吸收的主要部位是在小肠的空肠。单糖首先进入肠黏膜上皮细胞，再进入小肠壁的毛细血管，并汇合于门静脉而进入肝脏，最后进入大循环，运送到全身各个器官。在吸收过程中也可能有少量单糖经淋巴系统而进入大循环。

单糖的吸收过程不仅仅是被动扩散吸收，也是一种耗能的主动吸收。目前普遍认为，在肠黏膜上皮细胞刷状缘上有一特异的运糖载体蛋白，不同的载体蛋白对各种单糖的结合能力不同，有的单糖甚至完全不能与之结合，故各种单糖的相对吸收速率也就各异。

3. 碳水化合物的生理功能

（1）储存和提供能量

每克葡萄糖在体内氧化可以产生 16.7 kJ（4 kcal）的能量。在维持人体健康所需要的能量中，55%～65% 由碳水化合物提供。糖原是肌肉和肝脏碳水化合物的储存形式，肝脏约储存机体内 1/3 的糖原。一旦机体需要，肝脏中的糖原即分解为葡萄糖以提供能量。碳水化合物在体内释放能量较快，供能也快，是神经系统和心肌的主要能源，也是肌肉活动时的主要燃料，对维持神经系统和心脏的正常供能、增强耐力、提高工作效率都有重要意义。

（2）构成机体组织及重要生命物质

碳水化合物是构成机体组织的重要物质，并参与细胞的组成和多种活动。每个细胞都有碳水化合物，其含量为 2%～10%，主要以糖脂、糖蛋白和蛋白多糖的形式存在，分布在细胞膜、细胞器膜、细胞质以及细胞间基质中。糖和脂形成的糖脂是细胞与神经组织的结构成分之一。除每个细胞都有碳水化合物外，糖结合物还广泛存在于各组织中。

（3）节约蛋白质

当膳食中碳水化合物供应不足时，机体为了满足自身对葡萄糖的需要，则通过糖原异生作用将蛋白质转化为葡萄糖供给能量；而当摄入足够量的碳水化合物时则能预防体内或膳食蛋白质消耗，不需要动用蛋白质来供能，即碳水化合物具有节约蛋白质作用。碳水化合物供应充足，体内有足够的 ATP 产生，也有利于氨基酸的主动转运。

（4）抗生酮作用

脂肪在体内分解代谢，需要葡萄糖的协同作用。当膳食中碳水化合物供应不足时，体内脂肪或食物脂肪被动员并加速分解为脂肪酸来供应能量。在这一代谢过程中，脂肪酸不能彻底氧化而产生过多的酮体，酮体不能及时被氧化而在体内蓄积，以致产生酮血症和酮尿症。膳食中充足的碳水化合物可以防止上述现象的发生，因此称为碳水化合物的抗生酮作用。

（5）解毒

碳水化合物经糖醛酸途径代谢生成的葡萄糖醛酸，是体内一种重要的结合解毒剂，在肝脏中能与许多有害物质如细菌毒素、酒精、砷等结合，以消除或减轻这些物质的毒性或生物活性，从而起到解毒作用。

（6）增强肠道功能

非淀粉多糖类，如纤维素、果胶、抗性淀粉、功能性低聚糖等，虽然不能在小肠消化吸收，但能刺激肠道蠕动，增加结肠的发酵，增强肠道的排泄功能。

近年来已证实某些不消化的碳水化合物在结肠发酵时，有选择性地刺激肠道菌的生长，特别是某些益生菌群的增殖，如乳酸杆菌、双歧杆菌。益生菌可提高人体消化系统功能，尤其是肠道功能。不被消化的碳水化合物常被称为"益生元"（prebiotics），如低聚果糖、菊粉、非淀粉多糖、抗性淀粉等。

4. 碳水化合物的膳食参考摄入量与食物来源

（1）膳食参考摄入量

碳水化合物的膳食参考摄入量有两种表示方法，一是用摄入膳食碳水化合物所提供的能量占总能量的百分比（供能比，%E）表示；另一种以质量单位表示。碳水化合物、蛋白质和脂肪是人体必需的三种产能营养素，其三者摄入比例不仅影响微量营养素的摄入状况，而且会增加非传染性慢性病的发生的风险，因此对碳水化合物的供能比提出了摄入的下限和上限，即宏量营养素可接受范围（AMDR）。碳水化合物的供能比是在考虑充分摄入蛋白质和适量摄入脂类后，由总能量减去蛋白质和脂质提供的能量差计算出来的。碳水化合物的推荐摄入量（RNI）则是在确定碳水化合物的平均需要量（EAR）的基础上，加上个体差异所需要的量制定的。中国营养学会在2013年修订的中国居民膳食碳水化合物参考摄入量见表3-16。

表 3-16　中国居民膳食碳水化合物参考摄入量

人群（岁）	总碳水化合物		添加糖	
	RNI（g/d）	AMDR（%E）	AMDR（%E）	AMDR（g/d）
0 ～	—	60 g（AI）	—	—
0.5 ～	—	85 g（AI）	—	—
1 ～	120	50 ～ 65	—	—
4 ～	120	50 ～ 65	≤ 10	≤ 50

人群（岁）	总碳水化合物		添加糖	
	RNI（g/d）	AMDR（%E）	AMDR（%E）	AMDR（g/d）
7～	120	50～65	≤10	≤50
11～	150	50～65	≤10	≤50
14～	150	50～65	≤10	≤50
18～	120	50～65	≤10	≤50
孕妇	130	50～65	≤10	≤50
乳母	160	50～65	≤10	≤50

（2）食物来源

膳食中淀粉的来源主要是粮谷类和薯类食物。粮谷类一般含碳水化合物60%～80%，薯类含量为15%～29%，豆类为40%～60%。

单糖和双糖的来源主要是蔗糖、糖果、甜食、糕点、甜味水果、含糖饮料和蜂蜜等。

5. 血糖生成指数（Glycemic Index，GI）

食物血糖生成指数，简称血糖指数，指餐后不同食物血糖耐量曲线在基线内面积与标准糖（葡萄糖）耐量面积之比，以百分比表示。

$$GI = \frac{某食物在食后 2\,h 血糖曲线下面积}{相当含量葡萄糖在食后 2\,h 血糖曲线下面积} \times 100\%$$

GI 是用以衡量某种食物或某种膳食组成对血糖浓度影响的一个指标。GI 高的食物或膳食，表示进入胃肠后消化快、吸收完全，葡萄糖迅速进入血液，血糖浓度波动大；反之则表示在胃肠内停留时间长，释放缓慢，葡萄糖进入血液后峰值低，下降速度慢，血糖浓度波动小。

无论对健康人还是糖尿病病人来说，保持一个稳定的血糖浓度、没有大的波动才是理想状态，而达到这个状态就是合理地利用低 GI 食物。而高 GI 食物，进入胃肠后消化快、吸收率高，葡萄糖进入血液后峰值高、释放快。食物 GI 可作为糖尿病患者选择多糖类食物的参考依据，也可广泛用于高血压病人和肥胖者的膳食管理、居民营养教育，甚至扩展到运动员的膳食管理、食欲研究等。常见糖类的 GI 见表 3-17，某些常见食物的 GI 见表 3-18。

表 3-17　常见糖类的 GI

糖类	GI（100%）	糖类	GI（100%）
葡萄糖	100	麦芽糖	105.0±5.7
蔗糖	65.0±6.3	绵白糖	83.8±12.1
果糖	23.0±4.6	蜂蜜	73.5±13.3
乳糖	46.0±3.2	巧克力	49.0±8.0

表 3-18　常见食物的 GI

食物名称	GI（100%）	食物名称	GI（100%）	食物名称	GI（100%）
馒头	88.1	玉米粉	68.0	葡萄	43.0
熟甘薯	76.7	玉米片	78.5	柚子	25.0
熟土豆	66.4	大麦粉	66.0	梨	36.0
面条	81.6	菠萝	66.0	苹果	36.0
大米饭	83.2	闲趣饼干	47.1	藕粉	32.6
烙饼	79.6	荞麦	54.0	鲜桃	28.0
茗粉	34.5	甘薯（生）	54.0	扁豆	38.0
南瓜	75.0	香蕉	52.0	绿豆	27.2
油条	74.9	猕猴桃	52.0	四季豆	27.0
荞麦面条	59.3	山药	51.0	面包	87.9
西瓜	72.0	酸奶	48.0	可乐	40.3
小米	71.0	牛奶	27.6	大豆	18.0
胡萝卜	71.0	柑	43.0	花生	14.0

培训课程 **3**

矿物质

人体内的元素除碳、氢、氧、氮以有机的形式存在外，其余的统称为矿物质。矿物质分为常量元素和微量元素，共有 20 多种，其中体内含量较多（>0.01% 体重），每日膳食需要量都在 100 mg 以上者，称为常量元素，有钙、镁、钾、磷、钠、氯共 6 种。微量元素是指在人体内的含量小于 0.01% 体重的矿物质。分为三类：第一类为人体必需的微量元素，有铁、碘、锌、硒、铜、钼、铬、钴等 8 种；第二类为人体可能必需的微量元素，有锰、硅、镍、硼、钒等 5 种；第三类为具有潜在毒性，但在低剂量时，对人体可能是有益的微量元素，包括氟、铅、镉、汞、砷、铝、锂、锡等 8 种。

矿物质的生理功能主要是：构成机体组织的重要组分，如骨骼、牙齿中的钙、磷、镁，蛋白质中的硫、磷等；细胞内外液的成分，如钾、钠、氯与蛋白质一起，维持细胞内外液适宜渗透压，使机体组织能储存一定量的水分；维持体内酸碱平衡，如钾、钠、氯离子和蛋白质的缓冲作用；参与构成功能性物质，如血红蛋白中的铁、甲状腺素中的碘，超氧化物歧化酶中的锌，谷胱甘肽过氧化物酶中的硒等；维持神经和肌肉的正常兴奋性及细胞膜的通透性。

一、常量元素

1. 钙

钙约占体重的 1.5% ~ 2%。成人体内含钙总量为 1 000 ~ 1 200 g，其中约 99% 集中在骨骼和牙齿，存在形式主要为羟磷灰石；约 1% 的钙常以游离的或结合的离子状态存在软组织、细胞外液及血液中，统称为混溶钙池。

（1）生理功能

1）形成和维持骨骼和牙齿的结构。钙是骨骼和牙齿的重要成分。体内的钙约

99% 集中在骨骼及牙齿，主要以羟磷灰石 $[Ca_{10}(PO_4)_6(OH)_2]$ 及磷酸钙 $[Ca_3 (PO_4)_2]$ 两种形式存在。成骨细胞与黏多糖等构成骨基质，羟磷灰石及磷酸钙沉积于骨基质，形成骨骼及牙齿。

骨钙的更新速率随年龄的增长而减慢，幼儿的骨骼每 1 ~ 2 年更新一次，成人更新一次则需 10 ~ 12 年。男性 18 岁以后，女性更早一些，骨的长度开始稳定，但骨的密度仍继续增加若干年。40 岁以后骨中的矿物质逐渐减少，转换速率为每年 0.7%。妇女绝经以后，骨质丢失速度加快，骨度（质）降低到一定程度时，就不能保持骨骼结构的完整，甚至压缩变形，以至在很小外力下即可发生骨折，即为骨质疏松症（osteoporosis）。

2）维持肌肉和神经的正常活动。钙离子与神经和肌肉的兴奋、神经冲动的传导、心脏的正常搏动等生理活动有密切的关系。如血清钙离子浓度降低时，肌肉、神经的兴奋性增高，可引起手足抽搐；而钙离子浓度过高时，则损害肌肉的收缩功能，引起心脏和呼吸衰竭。

3）参与血凝过程。钙有激活凝血酶原使之变成凝血酶的作用。

4）其他。钙在体内还参与调节或激活多种酶的活性作用，如 ATP 酶、脂肪酶、蛋白质分解酶、钙调蛋白等。钙对细胞的吞噬、激素的分泌也有影响等。

钙摄入量过低可致钙缺乏症，主要表现为骨骼的病变，即儿童时期的佝偻病（rickets）和成年人的骨质疏松症。

钙过量对机体可产生不利影响，包括以下几种。

①增加肾结石的危险。

②奶碱综合征，典型症候群包括高血钙症（hypercalcemia）、碱中毒（alkalosis）和肾功能障碍。其严重程度决定于钙和碱摄入量的多少和持续时间。急性发作呈现为高血钙和碱中毒，特征是易兴奋、头疼、眩晕、恶心和呕吐、虚弱、肌痛和冷漠，严重者出现记忆丧失、嗜睡和昏迷。

③过量钙干扰其他矿物质的吸收和利用：钙和铁、锌、镁、磷等元素存在相互作用。例如，钙可明显抑制铁的吸收；高钙膳食会降低锌的生物利用率；钙 / 镁比大于 5，可致镁缺乏。

（2）膳食参考摄入量

我国 2013 年版《中国居民膳食参考摄入量》在修订膳食钙需要量（EAR）研究的基础上，参考国外资料，除婴儿提出 AI 推荐值外，对其他年龄段和妊娠期及哺乳期妇女均提出了我国居民膳食钙的推荐摄入量（RNI），见表 3-19。

表 3-19　中国居民膳食钙参考摄入量　　　单位：mg/d

人群（岁）	EAR	RNI	UL	人群（岁）	EAR	RNI	UL
0 ~	—	200（AI）	1 000	18 ~	650	800	2 000
0.5 ~	—	250（AI）	1 500	50 ~	800	1 000	2 000
1 ~	500	600	1 500	孕妇（早）	+0	+0	2 000
4 ~	650	800	2 000	孕妇（中）	+160	+200	2 000
7 ~	800	1 000	2 000	孕妇（晚）	+160	+200	2 000
11 ~	1 000	1 200	2 000	乳母	+160	+200	2 000
14 ~	800	1 000	2 000	—	—	—	—

膳食中的钙主要在 pH 值较低的小肠上段吸收，需有活性维生素 D［1，25-（OH）$_2$D$_3$］参与。适量维生素 D、某些氨基酸（赖氨酸、精氨酸、色氨酸）、乳糖和适当的钙、磷比例，均有利于钙吸收。

膳食中不利于钙吸收的因素有，谷物中的植酸，某些蔬菜（如菠菜、苋菜、竹笋等）中的草酸，过多的膳食纤维、碱性磷酸盐、脂肪等。抗酸药、四环素、肝素也不利于钙的吸收。蛋白质摄入过高，增加肾小球滤过率，降低肾小管对钙的再吸收，使钙排出增加。

钙的吸收与年龄有关，随年龄增长其吸收率下降。婴儿钙的吸收率超过 50%，儿童约为 40%，成年人只为 20% 左右。一般在 40 岁以后，钙吸收率逐渐下降。但在人体对钙的需要量大时，钙的吸收率增加，妊娠、哺乳和青春期，钙的需要量最大，因而钙的吸收率增高；需要量小时，吸收率降低。

（3）主要食物来源

奶和奶制品是钙的最佳食物来源，含量丰富，且吸收率高。豆类、坚果类、绿色蔬菜、各种瓜子也是钙的较好来源。少数食物如虾皮、海带、发菜、芝麻酱等含钙量特别高。常见食物的钙含量见表 3-20。

表 3-20　常见食物的钙含量　　　单位：mg/100 g

食物名称	含量	食物名称	含量	食物名称	含量	食物名称	含量
石螺	2 458	蛤蜊	138	鹌鹑蛋	47	梨	11
发菜	875	油菜	108	鲳鱼	46	玉米	10
牛脑	583	牛乳	104	大白菜	45	瘦羊肉	9
河虾	325	豌豆	97	黄鳝	42	瘦牛肉	9

续表

食物名称	含量	食物名称	含量	食物名称	含量	食物名称	含量
豆腐干	308	银鱼	82	花生仁	39	鸡肉	9
紫菜	264	绿豆	81	柑	35	马铃薯	8
黑木耳	247	芹菜	80	胡萝卜	32	猪肝	6
蟹肉	231	小豆	74	鲢鱼	31	籼米	6
黄豆	191	枣	64	标准粉	31	瘦猪肉	6
蚌肉	190	冬菇	55	猪脑	30	葡萄	5
豆腐花	175	鲤鱼	50	黄瓜	24	豆浆	5
海虾	146	鸡蛋	48	橙	20	苹果	4

2. 镁

正常成人身体镁总含量为 20 ~ 38 g，其中 60% ~ 65% 存在于骨骼、牙齿，27% 分布于软组织。镁主要分布于细胞内，细胞外液的镁不超过 1%。血清中镁相当恒定，不能反映体内镁的充足与否，即使机体缺镁，血清镁亦不降低。

（1）生理功能

1）激活多种酶的活性。镁作为多种酶的激活剂，参与 300 余种酶促反应。镁能与细胞内许多重要成分，如三磷酸腺苷等，形成复合物而激活酶系，或直接作为酶的激活剂激活酶系。

2）抑制钾、钙通道。镁可封闭不同的钾通道，阻止钾外流。镁也可抑制钙通过膜通道内流。当镁耗竭时，这种抑制作用减弱，导致钙经钙通道进入细胞增多。

3）维护骨骼生长和神经肌肉的兴奋性。镁是骨细胞结构和功能所必需的元素，使骨骼生长和维持，影响着骨的吸收。在极度低镁时，甲状旁腺功能低下而引起低血钙，使骨吸收降低。镁与钙使神经肌肉兴奋和抑制作用相同，血中镁或钙过低，神经肌肉兴奋性均增高；反之则有镇静作用。但镁和钙又有拮抗作用。由镁引起的中枢神经和肌肉接点处的传导阻滞可被钙拮抗。

4）维护胃肠道的功能。低浓度硫酸镁溶液经十二指肠时，可使奥狄括约肌松弛，短期胆汁流出，促使胆囊排空，具有利胆作用。碱性镁盐可中和胃酸。镁离子在肠道中吸收缓慢，促使水分滞留，具有导泻作用。低浓度镁可减少肠壁张力和蠕动，有解痉作用，并有对抗毒扁豆碱的作用。

镁摄入不足、吸收障碍、丢失过多等可使机体镁缺乏。镁缺乏可致神经肌肉兴奋性亢进；低镁血症患者可有房室性早搏、房颤以及室颤，半数有血压升高。镁缺乏也可导致胰岛素抵抗和骨质疏松。

在正常情况下，肠、肾及甲状旁腺等能调节镁代谢，一般不易发生镁中毒。用镁盐抗酸、导泻、利胆、抗惊厥或治疗高血压脑病，并不至于发生镁中毒。但在肾功能不全、糖尿病酮症早期、肾上腺皮质功能不全、黏液水肿、骨髓瘤、草酸中毒、肺部疾患及关节炎等发生血镁升高时可见镁中毒。腹泻是评价镁毒性的敏感指标。过量镁摄入，血清镁在 $1.5 \sim 2.5$ mmol/L 时，常伴有恶心、胃肠痉挛等胃肠道反应；当血清镁增高到 $2.5 \sim 3.5$ mmol/L 时则出现嗜睡、肌无力、膝腱反射弱、肌麻痹；当血清镁增至 5 mmol/L 时，深腱反射消失；超过 5 mmol/L 时可发生随意肌或呼吸肌麻痹；超过 7.5 mmol/L 时可发生心脏完全传导阻滞或心搏停止。

（2）膳食参考摄入量

镁的膳食参考摄入量制定依据膳食平衡试验结果，获得镁 EAR，以不确定因素 1.2 或变异系数 10%，推算 RNI 值，其结果见表 3-21。

表 3-21　中国居民膳食镁参考摄入量　　　单位：mg/d

人群（岁）	EAR	RNI	人群（岁）	EAR	RNI
0～	—	20（AI）	14～	270	320
0.5～	—	65（AI）	18～	280	330
1～	110	140	65～	270	320
4～	130	160	80～	260	310
7～	180	220	孕妇	+30	+40
11～	250	300	乳母	+0	+0

膳食中的镁在整个肠道均可被吸收，但主要在空肠末端与回肠，吸收率约为 30%。影响镁吸收的因素主要有镁的摄入量，当摄入少时吸收率增加，摄入多时吸收率降低。同时，膳食中氨基酸、乳糖等可促进镁的吸收，氨基酸可增加难溶性镁盐的溶解度，饮水多时有明显促进吸收作用。而维生素 D 促进镁吸收的作用有限。过多的磷、草酸、植酸和膳食纤维等可抑制镁的吸收。此外，由于镁与钙的吸收途径相同，它们会因竞争吸收而相互干扰。

（3）食物来源

镁普遍存在于各种食物中，但含量差别很大。由于叶绿素是镁卟啉的螯合物，所以绿叶蔬菜是富含镁的。食物中如糙粮、坚果也含有丰富的镁，而肉类、淀粉类食物及牛奶中的镁含量却属中等。精制食品的镁含量一般是很低的。随着精制的、加工的食品摄入量增加，镁的摄入量呈减少趋势。总镁摄入量常常取决于能量摄入量，所以青年人和成年男子镁的摄入量常高于妇女和老年人。

除了食物外，从饮水中也可以获得少量镁，水中镁的含量差异很大，故摄入量常难以估计，如硬水中含有较高的镁盐，软水中含量相对较低。

常见含镁较丰富的食物及其含量见表3-22。

表3-22　常见含镁较丰富的食物的镁含量　单位：mg/100 g

食物名称	含量	食物名称	含量
大麦（元麦）	158	苋菜（绿）	119
黑米	147	口蘑（白蘑）	167
荞麦	258	木耳（干）	152
麸皮	382	香菇（干）	147
黄豆	199	苦菜（干）	1 257

3. 磷

人体磷的含量约为体重的1%，每1 kg无脂肪组织约含磷12 g。体内磷85%存在于骨骼和牙齿中，14%分布在软组织及体液中，其余1%在细胞外液。

（1）生理功能

磷和钙一样都是构成骨骼和牙齿的成分，也是组织细胞中很多重要成分的原料，如核酸、磷脂以及某些酶等。磷还参与许多重要生理功能，如糖和脂肪的吸收以及代谢。另外，对能量的转移和酸碱平衡的维持都有重要作用。

磷的缺乏只有在一些特殊情况下才会出现。如早产儿仅喂以母乳，因人乳含磷量较低，不能满足早产儿骨磷沉积的需要，而可发生磷缺乏，出现佝偻病样骨骼异常。

（2）膳食参考摄入量

我国成年人膳食磷参考摄入量，采用了血清磷水平与膳食摄入量的关系推算。维持血清磷水平下限的膳食磷摄入量可作为磷的EAR值。根据我国正常成年人血清磷含量，推算磷EAR为599 mg/d，变异系数按10%计算，确定18～49岁成年人RNI为720 mg/d。其他年龄段膳食参考摄入量见表3-23。

表 3-23　中国居民膳食磷参考摄入量　　　单位：mg/d

人群（岁）	EAR	RNI	UL	人群（岁）	EAR	RNI	UL
0 ~	—	100（AI）	—	14 ~	590	710	
0.5 ~	—	180（AI）	—	18 ~	600	720	3 500
1 ~	250	300	—	65 ~	590	700	3 000
4 ~	290	350	—	80 ~	560	670	3 000
7 ~	400	470	—	孕妇	+0	+0	3 500
11 ~	540	640	—	乳母	+0	+0	3 500

磷的吸收部位在小肠，其中以十二指肠及空肠部位吸收最快，回肠较差。磷在肠道的吸收率常因磷的存在形式与数量而变动。大多数食物中以有机磷酸酯和磷脂为主，它们经酶促水解形成酸性无机磷酸盐后才易被吸收。乳类食品含较多的溶解度高的、酸性无机磷酸盐，故易于吸收。普通膳食磷吸收率约为70%，而低磷膳食时，可增至90%。母乳喂养的婴儿，磷吸收率为85%~90%，学龄儿童或成人吸收率为50%~70%。

肠道酸度增加，有利于磷的吸收，当肠道中存在一些金属的阳离子时，如钙、镁、铁、铝等，可与磷酸根形成不溶性磷酸盐，而不利于磷的吸收。肠道中维生素D能增加肠黏膜对磷的运转，有效地促进磷吸收。磷的吸收也需要维生素D，维生素D缺乏（如佝偻病患者）常使血清中无机磷酸盐下降。

（3）食物来源

磷在食物中分布很广。瘦肉、蛋、鱼、干酪、蛤蜊、动物的肝和肾中磷的含量都很高。海带、芝麻酱、花生、干豆类、坚果等中含量也很高。但粮谷中的磷多为植酸磷，吸收和利用率较低。由于磷的食物来源广泛，一般膳食中不易缺乏。

4. 钾

钾为人体的重要阳离子之一。正常成人体内钾总量约为 50 mmol/kg，成年男性略高于女性。体内钾主要存在于细胞内，约占总量的98%，其他存在于细胞外。体内钾有70%在肌肉，10%在皮肤，红细胞内占6%~7%、骨内占6%、脑占4.5%、肝占4.0%，正常人血浆中钾的浓度为 3.5~5.3 mmol/L，约为细胞内钾浓度的1/25。各种体液内都含有钾。

（1）生理功能

1）维持糖、蛋白质的正常代谢。葡萄糖和氨基酸经过细胞膜进入细胞合成糖原和蛋白质时，必须有适量的钾离子参与。估计 1 g 糖原的合成约需 0.6 mmol 钾离子，合成蛋白质时每 1 g 氮需要 3 mmol 钾离子。三磷酸腺苷的生成过程中也需要一定量的钾，如果钾缺乏时，糖、蛋白质的代谢将受到影响。

2）维持细胞内正常渗透压。由于钾主要存在于细胞内，因此钾在维持细胞内渗透压方面起主要作用。

3）维持神经肌肉的应激性和正常功能。细胞内的钾离子和细胞外的钠离子联合作用，可激活 Na^+–K^+–ATP 酶，产生能量，维持细胞内外钾钠离子浓差梯度，发生膜电位，使膜有电信号能力。当血液中钾离子浓度降低时，膜电位上升，细胞膜极化过度，应激性降低，发生松弛性瘫痪。当血液中钾离子浓度过高时，可使膜电位降低，致细胞不能复极而应激性丧失，其结果可发生肌肉麻痹。

4）维持心肌的正常功能。心肌细胞内外的钾浓度与心肌的自律性、传导性和兴奋性有密切关系。钾缺乏时，心肌兴奋性增高；钾过高时又使心肌自律性、传导性和兴奋受抑制；二者均可引起心律失常。在心肌收缩期，钾从细胞内溢出，舒张期又内移。若缺钾或钾过多，均可引起钾的迁移，从而使心脏功能严重失常。

5）维持细胞内外正常的酸碱平衡。钾代谢紊乱时，可影响细胞内外酸碱平衡。当细胞失钾时，细胞外液中钠与氢离子可进入细胞内，引起细胞内酸中毒和细胞外碱中毒；反之，细胞外钾离子内移，氢离子外移，可引起细胞内碱中毒与细胞外酸中毒。

6）预防高血压。血压与膳食钾、尿钾、总体钾或血清钾呈负相关。补钾对高血压及正常血压者有降低作用。

人体内钾总量减少可引起钾缺乏症，可在神经肌肉、消化、心血管、泌尿、中枢神经等系统发生功能性或病理性改变。如肌肉无力、瘫痪、心律失常、横纹肌肉裂解症及肾功能障碍等。静脉补液内少钾或无钾时，易发生钾不足。消化道疾患时可使钾损失，如频繁的呕吐、腹泻、胃肠引流、长期服用缓泻剂或轻泻剂等；各种以肾小管功能障碍为主的肾脏疾病，可使钾从尿中大量丢失；高温作业或重体力劳动，大量出汗而使钾大量流失等。

（2）膳食营养素参考摄入量

人体对钾平均需要量（EAR）的研究资料尚不充分，因此还不能制定推荐摄入量（RNI）。目前世界各国仍以膳食摄入量资料为主要依据，结合维持钾平衡的摄入量或以钾在预防高血压等慢性病中的作用，提出膳食钾的适宜摄入量（AI）和预防非传染性慢性病的摄入量（PI–NCD）。中国营养学会提出的膳食钾参考摄入量，见表 3–24。

表 3-24　中国居民膳食钾参考摄入量　　　　单位：mg/d

人群（岁）	AI	PI-NCD	人群（岁）	AI	PI-NCD
0 ~	350	—	11 ~	1 900	3 400
0.5 ~	550	—	14 ~	2 200	3 900
1 ~	900	—	18 ~	2 000	3 600
4 ~	1 200	2 100	孕妇	+0	+0
7 ~	1 500	2 800	乳母	+400	+0

（3）食物来源

大部分食物都含有钾，但蔬菜和水果是钾最好的来源。每 100 g 谷类中含钾 100 ~ 200 mg，豆类中含钾 600 ~ 800 mg，蔬菜和水果中含钾 200 ~ 500 mg，肉类中钾含量为 150 ~ 300 mg，鱼类中含钾 200 ~ 300 mg。每 100 g 食物钾含量高于 800 mg 以上的食物有紫菜、黄豆、冬菇等。常见食物的钾含量见表 3-25。

表 3-25　常见食物的钾含量　　　　单位：mg/100 g

食物名称	含量	食物名称	含量	食物名称	含量	食物名称	含量
紫菜	1 796	鲳鱼	328	肥瘦牛肉	211	大白菜	137
黄豆	1 503	青鱼	325	油菜	210	长茄子	136
冬菇	1 155	瘦猪肉	295	豆角	207	甘薯	130
小豆	860	小米	284	芹菜（茎）	206	苹果	119
绿豆	787	牛肉（瘦）	284	猪肉	204	丝瓜	115
黑木耳	757	带鱼	280	胡萝卜	193	八宝菜	109
花生仁	587	黄鳝	278	标准粉	190	牛乳	109
枣（干）	524	鲢鱼	277	标二稻米	171	发菜	108
毛豆	478	玉米（白）	262	橙	159	葡萄	104
扁豆	439	鸡肉	251	芹菜	154	黄瓜	102
羊肉（瘦）	403	韭菜	247	柑	154	鸡蛋	98
枣（鲜）	375	猪肝	235	柿	151	梨	97
马铃薯	342	羊肉（肥瘦）	232	南瓜	145	粳米标二	78
鲤鱼	334	海虾	228	茄子	142	冬瓜	78
河虾	329	杏	226	豆腐干	140	肥猪肉	23

注：摘自中国预防医学科学院营养与食品卫生研究所《食物成分表》，1991 年。

5. 钠

钠是人体不可缺少的常量元素，一般情况下，成人体内钠含量为 3 200（女）~ 4 170 mmol（男），分别相当于 77 ~ 100 g，约占体重的 0.15%。体内钠主要在细胞外液，占总体钠的 44% ~ 50%，骨骼中含量高达 40% ~ 47%，细胞内液含量较低，仅占 9% ~ 10%。

（1）生理功能

1）调节体内水分与渗透压。钠主要存在于细胞外液，是细胞外液中的主要阳离子，约占阳离子总量的 90%，与对应的阴离子构成的渗透压，维持体内水量的恒定。此外，钾在细胞内液中同样构成渗透压，维持细胞内的水分的稳定。钠、钾含量的平衡，是维持细胞内外水分恒定的根本条件。

钠的含量左右着体内的水量，当细胞内钠含量增高时，水进入细胞内，使水量增加，造成细胞肿胀，引起组织水肿；反之，人体失钠过多时，致钠量降低，水量减少，水平衡改变。

2）维持酸碱平衡。钠在肾小管重吸收时与 H^+ 交换，清除体内酸性代谢产物（如 CO_2），保持体液的酸碱平衡。钠离子总量影响着缓冲系统中碳酸氢盐的消长，因而对体液的酸碱平衡也有重要作用。

3）钠泵。钠钾离子的主动运转，使钠离子主动从细胞内排出，以维持细胞内外液渗透压平衡。钠对 ATP 的生成和利用、肌肉运动、心血管功能、能量代谢都有关系，钠不足均可影响其作用。此外糖代谢、氧的利用也需有钠的参与。

4）维持血压正常。人群调查与干预研究证实，膳食钠摄入与血压有关。血压随年龄增高，这种增高中有 20% 可能归因于膳食中食盐的摄入。为防止高血压，WHO 建议每日钠的摄入量小于 2.3 g，约相当于食盐 6 g。

5）增强神经肌肉兴奋性。钠、钾、钙、镁等离子的浓度平衡时，对于维护神经肌肉的应激性都是必需的，满足需要的钠可增强神经肌肉的兴奋性。

（2）膳食营养素参考摄入量

有关人类钠需要量的研究资料十分有限，且无足够的研究数据确定钠的平均需要量（EAR），因此尚提不出钠的推荐摄入量（RNI）。目前，世界各国以膳食摄入量资料为主要依据，结合钠对高血压、心血管疾病的危害，提出膳食钠的适宜摄入量（AI）和预防非传染性慢性病的摄入量（PI-NCD）或目标摄入量（DG）。中国营养学会于 2013 年提出的膳食钠参考摄入量，见表 3-26。

表 3-26　中国居民膳食钠参考摄入量　　　　单位：mg/d

人群（岁）	AI	PI-NCD	人群（岁）	AI	PI-NCD
0 ~	170	—	18 ~	1 500	<2 000
0.5 ~	350	—	50 ~	1 400	<1 900
1 ~	700	—	65 ~	1 400	<1 800
4 ~	900	<1 200	80 ~	1 300	<1 700
7 ~	1 200	<1 500	孕妇	+0	+0
11 ~	1 400	<1 900	乳母	+0	+0
14 ~	1 600	<2 200			

注：钠（mg）= 食盐（mg）×0.393。

钠在小肠上部吸收，吸收率极高，几乎可全部被吸收，故粪便中含钠量很少。空肠肠液内存在的葡萄糖可增强钠的吸收，但这是否表明肥胖病与高血压病之间的关系，尚待证实。

（3）食物来源

钠普遍存在于各种食物中，一般动物性食物钠含量高于植物性食物，但人体钠来源主要为食盐，以及加工、制备食物过程中加入的钠或含钠的复合物（如谷氨酸钠、小苏打即碳酸氢钠等），酱油、盐渍或腌制肉或烟熏食品、酱咸菜类、发酵豆制品、咸味休闲食品等。

此外，有些地区饮用水的钠含量甚高，可高达 220 mg/L（一般含钠量 <20 mg/L）。我国的一项调查表明，钠的摄入量在 5.9 ~ 6.7 g/d（1995 年）。调查发现，钠的来源中，10% 来自食物中所含的天然盐分，15% 来自烹调加工及餐桌上加入的食盐，而 75% 是食物加工和制造过程中加入的食盐。在高温环境，为了补充钠在大量汗液中丢失，需及时补充 0.1% 食盐的饮料。

6. 氯

氯是人体必需常量元素之一。氯在成人体内的总量为 82 ~ 100 g，占体重的 0.15%，广泛分布在全身，主要以氯离子形式与钠、钾化合存在。其中氯化钾主要存在于细胞内液，而氯化钠主要在细胞外液中。脑脊液与胃肠分泌液中氯浓度较高，前者含氯达 117 ~ 127 mmol/L，血浆中也有一定量，为 96 ~ 106 mmol/L。肌肉、神经组织和骨骼中的氯含量很低。除红细胞、胃黏膜细胞的氯含量较高外，大多数细胞内氯的含量都很低。

（1）生理功能

1）维持细胞外液的容量与渗透压。氯离子与钠离子是细胞外液中维持渗透压的主要离子，二者约占总离子数的 80%，调节与控制着细胞外液的容量与渗透压。

2）维持体液酸碱平衡。氯是细胞外液中的主要阴离子。当氯离子变化时，细胞外液中的 HCO_3^- 浓度也随之变化，以维持阴阳离子的平衡，反之，当 HCO_3^- 浓度改变时，Cl^- 相随变化，以维持细胞外液的平衡。供应过量氯离子可以校正由疾病或利尿剂引起的代谢性碱中毒。

3）参与血液 CO_2 运输。当 CO_2 进入红细胞后，即在红细胞内碳酸酐酶参与下，与水结合成碳酸，再离解为 H^+ 与 HCO_3^-，被移出红细胞进入血浆，但正离子不能同样扩散出红细胞，血浆中的氯离子即等量进入红细胞内，以保持正负离子平衡。反之，红细胞内的 HCO_3^- 浓度低于血浆时，氯离子由红细胞移入血浆，HCO_3^- 转入红细胞，而使血液中大量的 CO_2 得以输送至肺部排出体外。

4）其他功能。氯离子还参与胃液中胃酸形成，胃酸促进维生素 B_{12} 和铁的吸收；激活唾液淀粉酶分解淀粉，促进食物消化；刺激肝脏功能，促使肝中代谢废物排出；氯还有稳定神经细胞膜电位的作用等。

（2）膳食营养素参考摄入量

在一般情况下，膳食中的氯总比钠多，但氯化物从食物中的摄入和从身体内的丢失大多与钠平行，目前还没有足够的研究资料确定氯的平均需要量（EAR），只能根据氯化钠的分子组成，结合钠的 AI 值，提出氯的适宜摄入量（AI）。中国营养学会 2013 年提出的膳食氯参考摄入量，见表 3-27。

表 3-27　中国居民膳食氯参考摄入量　　　　单位：mg/d

人群（岁）	AI	人群（岁）	AI
0 ~	260	14 ~	2 500
0.5 ~	550	18 ~	2 300
1 ~	1 100	50 ~	2 200
4 ~	1 400	80 ~	2 000
7 ~	1 900	孕妇	+0
11 ~	2 200	乳母	+0

（3）食物来源

膳食中氯几乎完全来源于氯化钠，仅少量来自氯化钾。因此食盐及其加工食品酱油、盐渍、腌制或烟熏食品，酱咸菜以及咸味食品等都富含氯化物。一般天然食品中氯的含量差异较大；天然水中也几乎都含有氯，估计日常饮水中可提供 40 mg/d 左右，与从食盐来源的氯的量（约 6 g）相比并不重要。

二、微量元素

微量元素是指在人体内的含量小于 0.01% 体重的矿物质。分为三类：第一类为人体必需的微量元素，有铁、碘、锌、硒、铜、钼、铬、钴等 8 种；第二类为人体可能必需的微量元素，有锰、硅、镍、硼、钒等 5 种；第三类为具有潜在毒性，但在低剂量时，对人体可能是有益的微量元素，包括氟、铅、镉、汞、砷、铝、锂、锡等 8 种。

1. 铁

人体内铁总量为 4～5 g，可分为功能性铁和储存铁。功能性铁是铁的主要存在形式，其中血红蛋白含铁量占总铁量的 65%～70%，3% 在肌红蛋白，1% 为含铁酶类（细胞色素、细胞色素氧化酶、过氧化物酶与过氧化氢酶等），这些铁参与氧的转运和利用。储存铁以铁蛋白（Ferritin）和含铁血黄素（Hemosiderin）形式存在于肝、脾与骨髓中，占体内总铁量的 25%～30%。正常男性的储存铁约为 1 000 mg，女性仅为 300～400 mg。

（1）生理功能

铁为血红蛋白与肌红蛋白、细胞色素 A 以及一些呼吸酶的主要成分，参与体内氧与二氧化碳的转运、交换和组织呼吸过程。铁与红细胞形成和成熟有关，铁在骨髓造血组织中进入幼红细胞内，与卟啉结合形成正铁血红素，后者再与珠蛋白合成血红蛋白。缺铁时，新生的红细胞中血红蛋白量不足，甚至影响 DNA 的合成及幼红细胞的分裂增殖，还可使红细胞寿命缩短、自身溶血增加。

铁与免疫关系密切，铁可提高机体免疫力，增加中性粒细胞和吞噬细胞的功能。但当感染时，过量铁往往促进细菌的生长，对抵御感染不利。

此外，铁还有许多重要功能，如催化 β- 胡萝卜素转化为维生素 A、参与嘌呤与胶原的合成、抗体的产生、脂类从血液中转运以及药物在肝脏的解毒等。

铁缺乏是一种常见的营养缺乏病，特别是婴幼儿、孕妇、乳母更易发生。体内铁缺乏，引起含铁酶减少或铁依赖酶活性降低，使细胞呼吸障碍，从而影响组织器官功能，降低食欲。严重者可有渗出性肠病变及吸收不良综合征等。铁缺乏的儿童易烦躁，对周围不感兴趣，成人则冷漠呆板。当血红蛋白继续降低，则出现面色苍白，口唇黏膜和眼结膜苍白，有疲劳乏力、头晕、心悸、指甲脆薄、反甲等。儿童少年身体发育受阻，出现体力下降、注意力与记忆力调节过程障碍、学习能力降低等现象。

婴幼儿与孕妇贫血需特别注意。流行病学研究表明，早产、低出生体重儿及胎儿死亡与孕早期贫血有关。铁缺乏可损害儿童的认知能力，且在以后补充铁后，也难以恢复。铁缺乏也可引起心理活动和智力发育的损害及行为改变。

铁过量可致中毒，急性中毒常见于误服过量铁剂，多见于儿童，主要症状为消化道出血，且死亡率很高。慢性铁中毒可发生于消化道吸收的铁过多和肠道外输入过多的铁。多种疾病如心脏病、肝脏疾病、糖尿病及某些肿瘤等与体内铁的储存过多也有关。

肝脏是铁过载损伤的主要靶器官，过量铁可致肝纤维化、肝硬化、肝细胞瘤。铁过量通过催化自由基的生成、促进脂蛋白的过氧化、形成氧化低密度脂蛋白等作用，而参与动脉粥样硬化的形成。铁过多导致机体氧化和抗氧化系统失衡，直接损伤 DNA，诱发突变，与肝、结肠、直肠、肺、食管、膀胱等多种器官的肿瘤可能有关。

（2）膳食参考摄入量

铁在体内代谢中，可被身体反复利用，一般除肠道分泌和皮肤、消化道、尿道上皮脱落损失少量外，铁排出的量很少。从膳食中吸收少量加以补充，即可满足机体需要。

中国营养学会 2013 年制定的膳食铁参考摄入量，见表 3-28。

表 3-28　中国居民膳食铁参考摄入量　　单位：mg/d

人群（岁）	EAR		RNI		UL
	男	女	男	女	
0～	–		0.3（AI）		–
0.5～	7		10		–
1～	6		9		25
4～	7		10		30
7～	10		13		35
11～	11	14	15	18	40
14～	12	14	16	18	40
18～	9	15	12	20	42

续表

人群（岁）	EAR		RNI		UL
	男	女	男	女	
50～	9	9	12	12	42
孕妇（早）	－	+0	－	+0	42
孕妇（中）	－	+4	－	+4	42
孕妇（后）	－	+7	－	+9	42
乳母	－	+3	－	+4	42

铁在食物中主要以三价铁形式存在，少数为还原铁（亚铁）。肉类等食物中的铁40%左右是血红素铁，其他为非血红素铁。

非血红素铁明显受膳食因素影响，在吸收前，必须与结合的有机物分离，而且必须在转化为亚铁后方可被吸收。有很多因素可影响其吸收。粮谷和蔬菜中的植酸盐、草酸盐以及茶叶和咖啡中的多酚类物质均可影响铁的吸收。胃中胃酸缺乏或服用过多的抗酸药物，不利于铁离子的释出，也阻碍铁吸收。维生素C、某些单糖、有机酸以及动物肉类有促进非血红素铁吸收的作用。肉、禽、鱼类食物中铁的吸收率较高，与动物肉中一种叫肉因子（Meat Factor）或肉鱼禽因子（MFP Factor）有关。近年来的研究表明核黄素对铁的吸收、转运与储存均有良好影响。当核黄素缺乏时，铁吸收、转运与肝、脾储铁均受阻。

血红素铁在体内吸收时不受膳食中植酸、磷酸等的影响，但与非血红素铁一样都受体内铁需要量与储存量的影响。当铁储存量多时，吸收率降低；储存量减少时，需要量增加，吸收率亦增加。胃肠吸收不良综合征也影响铁的吸收，缺铁性贫血时铁吸收率增高。

（3）主要食物来源

铁广泛存在于各种食物中，但分布极不均衡，吸收率相差也极大。一般动物性食物铁的含量和吸收率均较高，因此膳食中铁的良好来源，主要为动物肝脏、动物全血、畜禽肉类、鱼类。

植物性食物中铁吸收率较动物性食物为低，如大米为1%，玉米和黑豆为3%，莴苣为4%，小麦、面粉为5%，鱼为11%，动物肉、肝为22%。蛋类铁的吸收率较低，仅达3%。牛奶是贫铁食物，且吸收率不高，以致缺铁动物模型可以采用牛奶粉或其制品喂养动物以建立。

2. 碘

人体内的碘主要储存在甲状腺，健康成人甲状腺组织内含碘量为 8 ~ 15 mg，储存至一定量后，多余的碘主要从尿排出，但过量碘摄入对甲状腺有抑制作用。

（1）生理功能

碘在体内主要参与甲状腺素的合成，其生理作用也是通过甲状腺素的作用表现出来的。至今尚未发现碘的独立功能。甲状腺素调节和促进代谢，与生长发育关系密切。

1）参与能量代谢。在蛋白质、脂类与碳水化合物的代谢中，甲状腺素促进氧化和氧化磷酸化过程；促进分解代谢、能量转换、增加氧耗量、参与维持和调节体温。

2）促进代谢和身体的生长发育。所有的哺乳类动物都必须有甲状腺素以维持其细胞的分化与生长。发育期儿童的身高、体重、肌肉、骨骼的增长和性发育都必须有甲状腺激素的参与，碘缺乏可致儿童生长发育受阻，缺碘是侏儒症的一个最主要病因。

甲状腺激素促进 DNA 及蛋白质合成、维生素的吸收和利用，且是许多重要的酶活化所必需，如细胞色素酶系、琥珀酸氧化酶系等，对生物氧化和代谢都有促进作用。

3）促进神经系统发育。在脑发育阶段，神经元的迁移及分化、神经突起的分化和发育，尤其是树突、树突棘、触突、神经微管以及神经元联系的建立、髓鞘的形成和发育都需要甲状腺激素的参与。

妊娠前及整个妊娠期缺碘或甲状腺素缺乏均可导致脑蛋白合成障碍，使脑蛋白质含量减少，细胞体积缩小，脑重量减轻，直接影响智力发育。因此，在严重地方性甲状腺肿的地区，可发生以神经肌肉功能障碍为主要表现的克汀病。缺碘对大脑神经造成不可逆转的损害。

4）垂体激素作用。碘代谢与甲状腺激素合成、释放及功能作用受促甲状腺素（TSH）的浓度调节；TSH 的分泌则受血浆甲状腺激素浓度的反馈影响。当血浆中甲状腺激素增多，垂体即受到抑制，促使甲状腺激素分泌减少；当血浆中甲状腺激素减少时，垂体前叶 TSH 分泌即增多，这种反馈性的调节，对稳定甲状腺的功能很有必要，并对碘缺乏病的作用也大。TSH 的分泌又受丘脑下部分泌的 TSH 释放因子所促进，丘脑下部则受中枢神经系统调节，由此可见，碘、甲状腺激素与中枢神经系统关系是极为密切的。

碘缺乏不仅会引起甲状腺肿和少数克汀病发生，还可引起更多的亚临床克汀病和儿童智力低下的发生，故1983年提出了用"碘缺乏病"（iodine deficiency disorders，IDD）代替过去的"地方性甲状腺肿"，包括甲状腺肿、流产、先天畸形、死亡率增高、地方性克汀病等。孕妇严重缺碘，可殃及胎儿发育，使新生儿生长损伤，尤其是神经、肌肉、认知能力低下，以及胚胎期和围产期死亡率上升。

较长时间的高碘摄入也可导致高碘性甲状腺肿等的高碘性危害。高碘、低碘都可引起甲状腺肿，高碘时碘越多患病率也越高。WHO/UNICEF/ICCIDD（国际控制碘缺乏病理事会）建议正常人每日碘摄入量在1 000 μg以下是安全的。根据我国高碘性甲状腺肿的发病情况，当人群（儿童）尿碘达800 μg/L，则可造成高碘性甲状腺肿流行。缺碘地区应用加碘食盐后1～3年内，碘性甲亢的发病率上升，而后降至加碘前水平，可见补碘时，碘摄入量不宜过高、不宜过快提高剂量，补碘后其尿碘水平应低于300 μg/L。

（2）膳食参考摄入量

人体对碘的需要量，取决于对甲状腺素的需要量。维持正常代谢和生命活动所需的甲状腺素是相对稳定的，合成这些激素所需的碘量为50～75 μg。

2013年中国营养学会制定的膳食碘参考摄入量，见表3-29。

表3-29　中国居民膳食碘参考摄入量　　　单位：μg/d

人群（岁）	EAR	RNI	UL	人群（岁）	EAR	RNI	UL
0～	—	85（AI）	—	11～	75	110	400
0.5～	—	115（AI）	—	14～	85	120	500
1～	65	90	—	18～	85	120	600
4～	65	90	200	孕妇	+75	+110	600
7～	65	90	300	乳母	+85	+120	600

（3）主要食物来源

人类所需的碘主要来自食物，为一日总摄入量的80%～90%，其次为饮水与食盐。食物中碘含量的高低取决于各地区土壤及土质等背景含量。甲状腺肿流行地区的食物常低于非流行地区的同类食物。

海洋生物含碘量丰富，是碘的良好来源，如海带、紫菜、海鱼、蚶干、蛤干、干贝、淡菜、海参、海蜇、龙虾等。其中干海带含碘量可达36 mg/kg。而远离海洋的内陆山区或不易被海风吹到的地区，土壤和空气中含碘量较低，这些地区的食物含碘量也不高。

陆地食品含碘量动物性食品高于植物性食品，蛋、奶含碘量相对稍高（40～90 μg/kg），其次为肉类，淡水鱼的含碘量低于肉类。

3. 锌

成人体内锌含量为 1.5～2.5 g，以肝、肾、肌肉、视网膜、前列腺为高。血液中 75%～88% 的锌分布在红细胞，3%～5% 分布于白细胞，其余在血浆中。锌对生长发育、免疫功能、物质代谢和生殖功能等均有重要作用。

（1）生理功能

1）催化功能。有近百种酶依赖锌的催化，如醇脱氢酶 EC1.1.1，失去锌此酶活性也将随之消失，补充锌可以恢复活性。

在金属酶中锌结合在催化部位的酶蛋白上，造成围绕金属离子的一个扭曲和部分配位的球体。由这种扭曲键所造成张力或键能，正是锌发挥其催化功能的基础。锌也可能是通过结合在金属分子上的水分子形成氢氧化锌共同起作用的。

2）结构功能。锌在酶中也有结构方面的作用。碳酸酐酶是人类认识的第一个含锌的金属酶，之后另一含锌金属酶——牛胰羧肽酶 A 被发现。随后含锌酶和蛋白质的鉴定进展迅速，现已鉴定出的含锌酶或其他蛋白已超过 200 种。

在细胞质膜中，锌主要结合在细胞膜含硫、氮的配基上，少数结合在含氧的配基上，形成牢固的复合物，从而维持细胞膜稳定，减少毒素吸收和组织损伤。当食物锌摄入减少，一个重要的表现是细胞质膜丢失锌离子。锌从特异的亚细胞成分选择性地丧失，可能是引起原发病理学的关键。

3）调节功能。锌作为一个调节基因表达的因子，在体内有广泛作用。金属硫蛋白（MT）或 MT 样蛋白质的表达，通过锌结合到金属转运因子（metal transcription factor，MTF）。锌是 MTF 及金属反应元素（metal response element，MRE）的调节系统组分，并可能以此机制来控制细胞内锌水平。锌对蛋白质的合成和代谢的调节作用还表现在对机体免疫功能的调节，生理水平的锌可控制免疫调节因子的分泌和产生。

锌对激素的调节和影响有重要的生物意义。现已证实结晶胰岛素中含有相当数量的锌，并证实锌在胰岛素释放中起调节作用。锌参与前列腺素的主动分泌过程，同时在生理条件下前列腺素合成的抑制剂也依赖锌的调节功能。

人类锌缺乏体征是一种或多种锌的生物学功能降低的结果，严重的先天性锌吸收不良在人类证明为肠病性肢端性皮炎（acrodermatitis）。这种严重缺锌引起的皮肤损害和免疫功能损伤，目前并不常见。人类锌缺乏的常见体征是生长缓慢、皮肤伤口愈合不良、味觉障碍、胃肠道疾患、免疫功能减退等。

成人一次性摄入 2 g 以上的锌会发生锌中毒，其主要特征是锌对胃肠道的直接作用，导致上腹疼痛、腹泻、恶心、呕吐。长期每天补充 100 mg 较大量锌可发生贫血、免疫功能下降、高密度脂蛋白（HDL）胆固醇降低等。长期每天服用 25 mg 锌，可引起铜继发性缺乏，损害免疫器官和免疫功能，影响中性粒细胞及巨噬细胞活力，抑制其趋化性和吞噬作用及减弱细胞的杀伤能力。

（2）膳食参考摄入量

中国营养学会在 2013 年制定的膳食锌参考摄入量，见表 3-30。

表 3-30　中国居民膳食锌参考摄入量　　　　单位：mg/d

人群（岁）	EAR		RNI		UL
	男	女	男	女	
0 ~	—		2.0（AI）		—
0.5 ~	2.8		3.5		—
1 ~	3.2		4.0		8
4 ~	4.6		5.5		12
7 ~	5.9		7.0		19
11 ~	8.2	7.6	10.0	9.0	28
14 ~	9.7	6.9	11.5	8.5	35
18 ~	10.4	6.1	12.5	7.5	40
孕妇	—	+1.7	—	+2.0	40
乳母	—	+3.8	—	+4.5	40

植物性食物中含有的植酸、鞣酸和纤维素等均不利于锌的吸收，而动物性食物中的锌生物利用率较高，维生素 D 可促进锌的吸收。我国居民的膳食以植物性食物为主，含植酸和纤维较多，锌的生物利用率一般为 15% ~ 20%。

（3）主要食物来源

锌的来源广泛，但食物中的锌含量差别很大，吸收利用率也有很大差异。贝壳类海产品、红色肉类、动物内脏都是锌的极好来源。植物性食物含锌较低，精细的粮食加工过程可导致锌大量丢失。如小麦加工成精面粉大约 80% 的锌被去掉，豆类制成罐头比新鲜大豆锌含量损失 60% 左右。

4. 硒

硒是人体必需的微量元素，这一认识是 20 世纪后半叶营养学上最重要的发现之一。成人体内硒总量在 3～20 mg，广泛分布于人体各组织器官和体液中，肾中硒浓度最高，肝脏次之，血液中相对低些，脂肪组织中含量最低。

（1）生理功能

1）构成含硒蛋白与含硒酶。进入体内的硒绝大部分与蛋白质结合，称为"含硒蛋白"（selenium-containing protein 或 selenium-binding protein）。其中，由 mRNA 上的三联密码子 UGA 编码 Sec 参与的蛋白质另称为"硒蛋白"（selenoprotein）。

目前认为，只有硒蛋白有生物学功能，且为机体硒营养状态所调节。它们起着抗氧化、调节甲状腺激素代谢和维持维生素 C 及其他分子还原态作用等。根据基因频度分析，体内可能会有 50～100 种硒蛋白存在。主要的含硒蛋白与含硒酶有：谷胱甘肽过氧化物酶（glutathione peroxidase，GSH-Px，GPX），有保护细胞和细胞膜免遭氧化损伤的作用；硫氧还蛋白还原酶（thioredoxin reductase，TR）、碘甲腺原氨酸脱碘酶（iodothyronine deiodinase，ID），是催化各甲状腺激素分子脱碘的一类酶，其主要生理作用是将甲状腺分泌的 T_4 转化成活性形式 T_3 而提供给周围组织。近年发现硒的营养状况与此酶活性有密切关系。

2）抗氧化作用。研究发现许多疾病的发病过程都与活性氧自由基有关。如化学、辐射和吸烟等致癌过程、克山病心肌氧化损伤、动脉粥样硬化的脂质过氧化损伤、白内障形成、衰老过程、炎症发生等无不与活性氧自由基有关。由于硒是若干抗氧化酶（GPX、TR 等）的必需组分，它通过消除脂质过氧化物，阻断活性氧和自由基的致病作用，起到延缓衰老乃至预防某些慢性病发生的功能。

3）对甲状腺激素的调节作用。主要通过三个脱碘酶（D_1、D_2、D_3）发挥作用，对全身代谢及相关疾病产生影响。

4）维持正常免疫功能。适宜硒水平对于保持细胞免疫和体液免疫是必需的。硒在脾、肝、淋巴结等所有免疫器官中都有检出，并观察到补硒可提高宿主抗体和补体的应答能力。

5）抗肿瘤作用。补硒可使肝癌、肺癌、前列腺癌和结直肠癌的发生率及总癌发生率和死亡率明显降低，且原先硒水平越低的个体，补硒效果越好。

硒缺乏已被证实是发生克山病的重要原因。克山病在我国最初发生于黑龙江省克山地区，临床上主要症状为心脏扩大、心功能失代偿、心力衰竭等。克山病的病因虽然未能完全解释清楚，但人体硒缺乏状态是克山病发病的主要和基本因素已得到学术界共识。此外，缺硒与大骨节病也有关，补硒可以缓解一些症状，对病人骨骺端改变有促进修复、防止恶化的较好效果。

但是，硒摄入过多也可致中毒。20世纪60年代，我国湖北恩施地区和陕西紫阳县发生过吃高硒玉米而引起急性中毒的病例。病人3～4天内头发全部脱落，中毒体征主要是头发脱落和指甲变形，严重者可致死亡。

（2）膳食参考摄入量

中国营养学会2013年提出的每日膳食硒参考摄入量，见表3-31。

表3-31　中国居民膳食硒参考摄入量　　　　单位：μg/d

人群（岁）	EAR	RNI	UL	人群（岁）	EAR	RNI	UL
0～	—	15（AI）	55	11～	45	55	300
0.5～	—	20（AI）	80	14～	50	60	350
1～	20	25	100	18～	50	60	400
4～	25	30	150	孕妇	+4	+5	400
7～	35	40	200	乳母	+15	+18	400

（3）主要食物来源

食物中硒含量测定值变化很大，例如（以鲜重计）：内脏和海产品6～40 μg/100 g；瘦肉7～10 μg/100 g；谷物1～10 μg/100 g；奶制品1～10 μg/100 g；水果蔬菜少于1 μg/100 g。

硒的良好来源是海洋食物和动物的肝、肾及肉类。谷类和其他种子的硒含量依赖它们生长土壤的硒含量，因环境的不同而差异较大。蔬菜和水果的含硒量甚微。

5. 铜

铜是人体必需的微量元素，正常成人体内含铜总量为1.5～2.0 mg/kg，广泛分布于各种组织中。人血液中铜主要存在于细胞和血浆之间，在红细胞中约60%的铜在Cu-Zn金属酶中（超氧化物歧化酶，SOD），其余40%与其他蛋白质和氨基酸松弛结合。

（1）生理功能

铜在机体内的生理功能主要是催化作用，许多含铜金属酶作为氧化酶，参与体内氧化还原过程，维持正常造血、促进结缔组织形成、维护中枢神经系统的健康，以及促进正常黑色素形成和维护毛发正常结构、保护机体细胞免受超氧阴离子的损伤等重要作用。

铜对脂质和糖代谢有一定影响，缺铜可使动物血中胆固醇水平升高，但铜过量又能引起脂质代谢紊乱。铜对血糖的调节也有重要作用，缺铜后葡萄糖耐量降低。对某些用常规疗法无效的糖尿病患者，给予小剂量铜离子治疗，常可使病情改善，血糖降低。

铜对于大多数哺乳动物是相对无毒的。人体急性铜中毒主要是由于误食铜盐或食用与铜容器或铜管接触的食物或饮料。出现口腔有金属味、上腹疼痛、恶心呕吐等，严重者甚至发生肝肾衰竭、休克、昏迷以致死亡。

（2）膳食参考摄入量

借鉴国外资料并结合我国居民情况，中国营养学会于 2013 年制定的膳食铜参考摄入量，见表 3-32。

表 3-32　中国居民膳食铜参考摄入量　　　单位：mg/d

人群（岁）	EAR	RNI	UL	人群（岁）	EAR	RNI	UL
0～	—	0.3（AI）	—	11～	0.55	0.7	6.0
0.5～	—	0.3（AI）	—	14～	0.60	0.8	7.0
1～	0.25	0.3	2.0	18～	0.60	0.8	8.0
4～	0.30	0.4	3.0	孕妇	+0.10	+0.1	8.0
7～	0.40	0.5	4.0	乳母	+0.50	+0.6	8.0

（3）主要食物来源

铜广泛存在于各种食物中。牡蛎、贝类等海产品以及坚果类是铜的良好来源（含量为 0.3～2 mg/100 g），其次是动物肝、肾组织，谷类胚芽部分，豆类等（含量为 0.1～0.3 mg/100 g）。植物性食物铜含量受其培育土壤中铜含量及加工方法的影响。奶类和蔬菜含量最低（≤0.1 mg/100 g）。通常成年人每天可以从膳食中得到约 2.0 mg 铜，基本上能满足人体需要。食物中铜的平均吸收率为 40%～60%。

6. 铬

铬在人体组织中分布广泛，主要分布于肾脏（3～11 μg/g）、肝脏（5～71 μg/g 湿重）、脾脏（14～23 μg/g）和骨骼（101～324 μg/g）。铬在人体内的含量随着年龄的增加而逐渐减少，老年人头发、汗液和血清样品中的铬含量随着年龄的增加而显著下降。

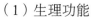

（1）生理功能

铬在体内具有加强胰岛素的作用，预防动脉粥样硬化、促进蛋白质代谢和生长发育等功能。另外，一些动物试验研究结果发现，补充铬可以提高应激状态下的动物体内免疫球蛋白，显著减少其血清皮质醇，并可增强RNA合成。

铬缺乏的原因主要是摄入不足或消耗过多，其危害有致生长迟缓、葡萄糖耐量损害、高葡萄糖血症等。

（2）膳食参考摄入量

中国营养学会2013年制定的膳食铬参考摄入量，见表3-33。

表3-33　中国居民膳食铬参考摄入量　　　　单位：μg/d

人群（岁）	AI	人群（岁）	AI
0～	0.2	14～	35
0.5～	4.0	18～	30
1～	15	孕妇（早）	+1.0
4～	20	孕妇（中）	+4.0
7～	25	孕妇（晚）	+6.0
11～	30	乳母	+7.0

高糖膳食会增加铬的丢失，明显提高铬平均排出量。维生素C能促进铬的吸收，实验揭示同时进食铬和维生素C者的血铬浓度一直较高。

（3）主要食物来源

铬的良好食物来源为肉类及整粒粮食、豆类，乳类、水果、蔬菜中铬含量低。

7. 钼

成人体内钼总量约为9 mg，肝、肾中含量最高。

（1）生理功能

钼是黄嘌呤氧化酶/脱氢酶、醛氧化酶和亚硫酸盐氧化酶的组成成分。黄嘌呤氧化酶催化次黄嘌呤转化为黄嘌呤，然后转化成尿酸。醛氧化酶催化各种嘧啶、嘌呤、蝶啶及有关化合物的氧化和解毒。亚硫酸盐氧化酶催化亚硫酸盐向硫酸盐的转化。此外，钼还有增强氟的作用。

（2）膳食参考摄入量

2013年中国营养学会提出的膳食钼参考摄入量，见表3-34。

表 3-34　中国居民膳食钼参考摄入量　　　单位：μg/d

人群（岁）	EAR	RNI	UL	人群（岁）	EAR	RNI	UL
0 ~	—	2（AI）	—	11 ~	75	90	650
0.5 ~	—	15（AI）	—	14 ~	85	100	800
1 ~	35	40	200	18 ~	85	100	900
4 ~	40	50	300	孕妇	+7	+10	900
7 ~	55	65	450	乳母	+3	+3	900

（3）主要食物来源

钼广泛存在于各种食物中。动物肝、肾中含量最丰富，谷类、奶制品和干豆类是钼的良好来源。蔬菜、水果和鱼类中钼含量较低。

8. 锰

锰在人体中含量甚微，成年人体内锰的总量为 10 ~ 20 mg，分布在身体的骨骼、脑、肝脏、肾脏、胰腺等组织中，骨骼中锰的含量约占身体锰总量的 40%，骨骼是锰储存的主要场所。

（1）生理功能

锰在体内主要作为锰金属酶或锰激活酶发挥生理作用。锰在参与骨形成，氨基酸、胆固醇和碳水化合物代谢，维持脑功能以及神经递质的合成与代谢等诸多方面发挥重要作用。

（2）膳食参考摄入量

中国营养学会于 2013 年制定了膳食锰参考摄入量，见表 3-35。

表 3-35　中国居民膳食锰参考摄入量　　　单位：mg/d

人群（岁）	AI	UL	人群（岁）	AI	UL
0 ~	0.01	—	11 ~	4.0	8.0
0.5 ~	0.7	—	14 ~	4.5	10
1 ~	1.5	—	18 ~	4.5	11
4 ~	2.0	3.5	孕妇	+0.4	11
7 ~	3.0	5.0	乳母	+0.3	11

（3）主要食物来源

各类食物中普遍含有锰，干果类、谷类、豆类制品等食物的锰含量较为丰富。

9. 氟

正常人体内含氟总量为 2~3 g，约有 96% 积存于骨骼及牙齿中，少量存于内脏、软组织及体液中。

（1）生理功能

氟在骨骼与牙齿的形成中有重要作用。人体骨骼固体的 60% 为骨盐（主要为羟磷灰石），氟能与骨盐结晶表面的离子进行交换，形成氟磷灰石而成为骨盐的组成部分。骨盐中的氟多时，骨质坚硬，而且适量的氟有利于钙和磷的利用及在骨骼中沉积，可加速骨骼成长，促进生长，并维护骨骼的健康。

氟也是牙齿的重要成分，氟被牙釉质中的羟磷灰石吸附后，在牙齿表面形成一层抗酸性腐蚀的、坚硬的氟磷灰石保护层。

氟缺乏时，由于釉质中不能形成氟磷灰石而得不到保护，牙釉质易被微生物、有机酸和酶侵蚀而发生龋齿。此外，钙磷的利用也会受到影响，而可导致骨质疏松。

摄入过量的氟可引起急性或慢性氟中毒。急性氟中毒的症状和体征为恶心、呕吐、腹泻、腹痛、心功能不全、惊厥、麻痹以及昏厥，多见于特殊的工业环境中。氟的慢性中毒主要发生于高氟地区，因长期摄入过量的氟而引起，主要造成骨骼和牙齿的损害，其临床表现为氟斑牙和氟骨症。近年来的研究表明，过量的氟对机体的免疫功能也有损伤。

（2）膳食参考摄入量

中国营养学会 2013 年提出的膳食氟参考摄入量，见表 3-36。

表 3-36　中国居民膳食氟参考摄入量　　　单位：mg/d

人群（岁）	AI	UL	人群（岁）	AI	UL
0~	0.01	—	11~	1.3	2.5
0.5~	0.23	—	14~	1.5	3.1
1~	0.6	0.8	18~	1.5	3.5
4~	0.7	1.1	孕妇	+0	3.5
7~	1.0	1.7	乳母	+0	3.5

膳食和饮水中的氟摄入人体后，主要在胃部吸收。氟的吸收很快，吸收率也很高。饮水中的氟可完全吸收，食物中的氟一般吸收率为 75%~90%。铝盐、钙盐可降低氟在肠道中的吸收，而脂肪水平提高可增加氟的吸收。

（3）主要食物来源

一般情况下，动物性食品中氟高于植物性食品，海洋动物中氟高于淡水及陆地食品，鱼（鲱鱼 28.50 mg/kg）和茶叶（37.5～178.0 mg/kg）氟含量很高。

10. 钴

钴可经消化道和呼吸道进入人体，一般成年人体内含钴量为 1.1～1.5 mg。在血浆中，无机钴附着在白蛋白上，它最初储存于肝和肾，然后储存于骨、脾、胰、小肠以及其他组织。体内钴 14% 分布于骨骼，43% 分布于肌肉组织，43% 分布于其他软组织中。

（1）生理功能

钴是维生素 B_{12} 的组成部分，反刍动物可以在肠道内将摄入的钴合成为维生素 B_{12}，而人类与单胃动物不能将钴在体内合成维生素 B_{12}。体内的钴仅有约 10% 是维生素的形式，现在还不能确定钴的其他的功能。已观察到无机钴对刺激红细胞生成有重要的作用，但不是通过维生素 B_{12} 起作用的。钴对红细胞生成作用的机制是影响肾释放促红细胞生成素，或者通过刺激胍循环（形成环形 GMP）起作用。另外，甲状腺素的合成可能需要钴，钴能拮抗碘缺乏产生的影响。

（2）膳食参考摄入量

钴的生理功能依赖于维生素 B_{12} 的营养状况，因此，有关钴的膳食参考摄入量的资料很少。目前尚无钴缺乏症的病例，从膳食中可能每天摄入钴 5～20 μg。经常注射钴或暴露于过量的钴环境中，可引起钴中毒。儿童对钴的毒性敏感，应避免使用每千克体重超过 1 mg 的剂量。在缺乏维生素 B_{12} 和蛋白质以及摄入酒精时，钴的毒性会增加，在酗酒者中常见。

（3）主要食物来源

食物中钴含量较高者（20 μg/100 g）有甜菜、卷心菜、洋葱、萝卜、菠菜、西红柿、无花果、荞麦和谷类等，蘑菇中钴含量可达 61 μg/100 g。

培训课程 ④

维生素

维生素是维持人体正常生命活动所必需的一类低分子量有机化合物。这类物质在体内既不是构成身体组织的原料，也不是能量的来源，而是一类生理调节物质，在物质代谢中起重要作用。这类物质由于体内不能合成或合成量不足，所以虽然需要量很少（每日仅以 mg 或 μg 计算），但必须经常由食物供给。

维生素的种类很多，化学结构差异极大，通常按溶解性质将其分为脂溶性和水溶性两大类：脂溶性维生素主要包括维生素 A（视黄醇）、维生素 D（钙化醇，抗佝偻病维生素）、维生素 E（生育酚，抗不育维生素）、维生素 K（凝血维生素）；水溶性维生素主要包括维生素 B 族、维生素 C，B 族中主要有维生素 B_1（硫胺素、抗脚气病维生素）、维生素 B_2（核黄素）、维生素 pp（尼克酸或烟酸、抗癞皮病维生素）、维生素 B_6（吡哆醇、抗皮炎维生素），泛酸（遍多酸）、生物素、叶酸、维生素 B_{12}（钴胺素、抗恶性贫血维生素）。

一、脂溶性维生素

1. 维生素 A

维生素 A 是一类不饱和一元醇，包括维生素 A_1 和维生素 A_2 两种。维生素 A_1 存在于哺乳动物及咸水鱼的肝脏中，即视黄醇（retinol）；维生素 A_2 存在于淡水鱼的肝脏中。维生素 A_1 是含有 β- 白芷酮环的不饱和一元醇；而维生素 A_2 则是 3- 脱氢视黄醇，其活性约为 A_1 的 40%。

植物体内存在的黄、红色素中很多是胡萝卜素（carotene），多为类胡萝卜素。其中最重要的是 β- 胡萝卜素，它常与叶绿素并存。也能分解成为维生素 A。凡能分解形成维生素 A 的类胡萝卜素称为维生素 A 原（provitamin A）。

维生素 A 和胡萝卜素溶于脂肪，不溶于水，对热、酸和碱稳定，一般烹调和罐头加工不致引起破坏，但易被氧化破坏，特别在高温条件下更甚，紫外线可促进其氧化破坏。食物中含有磷脂、维生素 E 和抗坏血酸或其他抗氧化剂时，维生素 A 和胡萝卜素都非常稳定。

（1）生理功能

1）维持正常视觉功能。眼的光感受器是视网膜中的杆状细胞和锥状细胞。这两种细胞都存在有感光色素，即感弱光的视紫红质和感强光的视紫蓝质。视紫红质与视紫蓝质都是由视蛋白与视黄醛所构成的。视紫红质经光照射后，11- 顺视黄醛异构成反视黄醛，并与视蛋白分离而失色，此过程称"漂白"。若进入暗处，则因对弱光敏感的视紫红质消失，故不能见物。

分离后的视黄醛被还原为全反式视黄醇，进一步转变为反式视黄酯（或异构为顺式）并储存于色素上皮中。由视网膜中视黄酯水解酶，将视黄酯转变为反式视黄醇，经氧化和异构化，形成 11- 顺视黄醛。再与视蛋白重新结合为视紫红质，恢复对弱光的敏感性，从而能在一定照度的暗处见物，此过程称暗适应（dark adaptation）。由肝脏释放的视黄醇与视黄醇结合蛋白（RBP）结合，在血浆中再与前白蛋白结合，运送至视网膜，参与视网膜的光化学反应，若维生素 A 充足，则视紫红质的再生快而完全，故暗适应恢复时间短；若维生素 A 不足，则视紫红质再生慢而不完全，故暗适应恢复时间延长，严重时可产生夜盲症（Night Blindness）。

2）维护上皮组织细胞的健康。维生素 A 对于上皮的正常形成、发育与维持十分重要。当维生素 A 不足或缺乏时，上皮基底层增生变厚，细胞分裂加快、张力原纤维合成增多，表面层发生细胞变扁、不规则、干燥等变化。鼻、咽、喉和其他呼吸道、胃肠和泌尿生殖系内膜角质化，削弱了防止细菌侵袭的天然屏障（结构），而易于感染。在儿童，极易合并发生呼吸道感染及腹泻。有的肾结石也与泌尿道角质化有关。过量摄入维生素 A，对上皮感染的抵抗力并不随剂量加大而增高。

3）维持骨骼正常生长发育。当维生素 A 缺乏时，成骨细胞与破骨细胞间平衡被破坏，或由于成骨活动增强而使骨质过度增殖，或使已形成的骨质不吸收。

4）促进生长与生殖。维生素 A 有助于细胞增殖与生长。动物缺乏维生素 A 时，明显出现生长停滞，可能与动物食欲降低及蛋白利用率下降等有关。维生素 A 缺乏时，影响雄性动物精索上皮产生精母细胞，雌性阴道上皮周期变化，也影响胎盘上皮，使胚胎形成受阻。维生素 A 缺乏还引起诸如催化黄体酮前体形成所需酶的活性降低，使肾上腺、生殖腺及胎盘中类固醇的产生减少，可能是影响生殖功能的原因。

5）其他作用。近年发现维生素A酸（视黄酸）类物质有延缓或阻止癌前病变，防止化学致癌剂的作用，特别是对于上皮组织肿瘤，临床上作为辅助治疗剂已取得较好效果。近年来有大量报道，β-胡萝卜素具有抗氧化作用，是机体一种有效的捕获活性氧的抗氧化剂，对防止脂质过氧化，预防心血管疾病、肿瘤，以及延缓衰老均有重要意义。维生素A对于机体免疫功能有重要影响，缺乏时，细胞免疫呈下降现象。

维生素A过量摄入，可引起中毒。成人一次剂量超过 3×10^5 μg视黄醇当量（RE），儿童一次剂量超过 9×10^4 μgRE 即可致急性中毒。成人每日摄入（2.25～3）× 10^4 μgRE，婴幼儿每日摄入（1.5～3）× 10^4 μgRE，超过6个月，可引起慢性中毒。

婴幼儿慢性中毒常见皮肤干粗或薄而发亮，有皮脂溢出样皮炎或全身散在性斑丘疹，伴片状脱皮和严重瘙痒。唇和口角常皲裂，易出血。毛发枯干，稀少，易脱发。骨痛，常发生在长骨和四肢骨，以前臂和小腿多见。伴局部软组织肿胀，有压痛等体征。

（2）膳食参考摄入量

维生素A进入消化道后，在胃内几乎不被吸收，到小肠与胆汁酸脂肪分解产物一起被乳化，由肠黏膜吸收。胡萝卜素在肠壁分解形成两个分子维生素A。影响维生素A吸收的因素很多，主要如下。

1）小肠中的胆汁，是维生素A乳化所必需的。

2）膳食脂肪，足量脂肪可促进维生素A的吸收。

3）抗氧化剂，如维生素E和卵磷脂等，有利于其吸收。

4）服用矿物油及肠道寄生虫的存在不利于维生素A的吸收。

由于人体维生素A来源于动物性食物中的维生素A和植物性食物中的胡萝卜素，而维生素A的常用计量单位用国际单位（IU），胡萝卜素的常用计量单位为μg或mg，为统一计量膳食中的维生素A，FAO/WHO（1967）提出了视黄醇当量（Retinol Equivalent，RE）概念。

近年来的研究显示，RE的概念可能高估了膳食维生素A原类胡萝卜素的维生素A贡献，故在2001年提出以视黄醇活性当量（RAE）代替视黄醇当量（RE）评估膳食及补充剂中维生素A的生物活性。膳食或食物中总视黄醇活性当量的计算公式如下：

膳食或食物中总视黄醇活性当量（μgRAE）= 全反式视黄醇（μg）+1/2 补充剂纯品全反式 β– 胡萝卜素 +1/12 膳食全反式 β– 胡萝卜素（μg）+1/24 其他维生素 A 原类胡萝卜素（μg）

人体对维生素 A 的需要量取决于人体体重与生理状况。儿童处于生长发育时期，孕妇和乳母具有特殊的生理状况，需要量均相对较高。中国营养学会 2013 年提出的膳食维生素 A 参考摄入量，见表 3–37。

表 3–37　中国居民膳食维生素 A 参考摄入量　单位：μg RAE/d

人群（岁）	EAR		RNI		UL
	男	女	男	女	
0 ~	—	—	300（AI）	300（AI）	600
0.5 ~	—	—	350（AI）	350（AI）	600
1 ~	220	220	310	310	700
4 ~	260	260	360	360	900
7 ~	360	360	500	500	1 500
11 ~	480	450	670	630	2 100
14 ~	590	450	820	630	2 700
18 ~	560	480	800	700	3 000
孕妇（早）	—	+0	—	+0	3 000
孕妇（中）	—	+50	—	+70	3 000
孕妇（晚）	—	+50	—	+70	3 000
乳母		+400		+600	3 000

（3）主要食物来源

维生素 A 在动物性食物中含量丰富，最好的来源是各种动物的肝脏、鱼肝油、全奶、蛋黄等。植物性食物只含 β– 胡萝卜素，最好的来源为有色蔬菜，如菠菜、胡萝卜、韭菜、雪里蕻，水果中的杏、香蕉、柿子等。常见食物的维生素 A 及 β 胡萝卜素含量见表 3–38。

表3-38 常见食物的维生素A及β胡萝卜素含量 单位：µg/100 g

食物	维生素A	β-胡萝卜素	视黄醇当量	食物	维生素A	β-胡萝卜素	视黄醇当量
鱼肝油	25 526	—	25 526	青豆	—	790	132
羊肝	20 972	—	20 972	甘薯	—	750	125
牛肝	20 220	—	20 220	猪肉（肥瘦）	114	—	114
鸡肝	10 414	—	10 414	苹果	—	600	100
猪肝	4 972	—	4 972	豆角	—	580	97
鸭蛋黄	1 980	—	1 980	牛肾	88	—	88
黄岩旱橘	—	5 140	857	杏	—	450	75
胡萝卜	—	4 010	668	蚕豆	—	300	50
菠菜	—	2 920	487	青鱼	42	—	42
鸡蛋黄	438	—	438	白菜	—	250	42
荠菜	—	2 590	432	海带	—	240	40
河蟹	389	—	389	鲜枣	—	240	40
鸡蛋	310	—	310	黄豆	—	220	37
蘑菇（干）	—	1 640	273	带鱼	29	—	29
辣椒（尖）	—	1 390	232	橙	—	160	27
紫菜	—	1 370	228	鲤鱼	25	—	25
鸡肉	226	—	226	牛乳	24	—	24
河蚌	202	—	202	羊肉	22	—	22
芫荽	—	1 160	193	腐乳	—	130	22
番茄	—	1 149	192	小米	—	100	17
柑	—	890	148	黄瓜	—	90	15

2. 维生素D

维生素D是类固醇的衍生物，环戊烷多氢菲类化合物，因具有抗佝偻病的作用，所以又叫抗佝偻病维生素。以 D_3（胆钙化醇，cholecalciferol）和 D_2（麦角钙化醇，ergocalciferol）两种形式最为常见。

人体内维生素 D_3 的来源是皮肤表皮和真皮内的7-脱氢胆固醇（7-dehydrocholesterol）经紫外线照射转变而来，从动物性食物中摄入者甚少，故一般成人只要经常接触阳光，在一般膳食条件下是不会引起维生素 D_3 缺乏的。维生素 D_2 是植物体内的麦角固醇经紫外线照射而来，其活性只有维生素 D_3 的 1/3。由于 7-脱氢胆固醇和麦角固醇经紫外线照射可转变为维生素 D，故它们称为维生素 D 原（provitamin D）。

维生素 D 溶于脂肪溶剂，对热、碱较稳定。如在 130 ℃加热 90 min 也不被破坏，故通常烹调方法不至于损失。光及酸促进其异构化。脂肪酸败也可引起维生素 D 破坏。

（1）生理功能

人类从两个途径获得维生素 D，即经口从食物摄入与皮肤内由维生素 D 原形成。摄入的维生素 D 在小肠与脂肪一起被吸收。吸收的维生素 D 或与乳糜微粒结合，或被维生素 D 结合蛋白（DBP）转运至肝脏。人体皮肤内形成的维生素 D，由血浆中的 DBP 直接输送至肝脏。维生素 D 在肝脏经催化形成 25- 羟基维生素 D_3（25-OH-D_3），并与 α- 球蛋白结合运至肾脏，进一步羟化成 1，25- 二羟基维生素 D_3，即 1，25-（OH）$_2$-D_3，此即为维生素 D_3 的活化形式。

维生素 D_3 在体内发挥生理功能，并非其原始形式，而是经代谢活化而成的活化形式。其主要生理功能如下。

1）促进小肠黏膜对钙吸收。运至小肠的 1，25- 二羟基维生素 D_3 进入小肠黏膜细胞，并在该处诱发一种特异的钙结合蛋白的合成，这种蛋白质的作用是能把钙从刷状缘处主动转运，透过黏膜细胞进入血液循环。

2）促进骨组织的钙化。促进和维持血浆中适宜的钙、磷浓度，满足骨钙化过程的需要。

3）促进肾小管对钙、磷的重吸收。通过促进重吸收减少钙、磷的流失，从而保持血浆中钙、磷的浓度。

维生素 D 缺乏在婴幼儿可引起佝偻病，以钙、磷代谢障碍和骨样组织钙化障碍为特征；在成人使成熟骨矿化不全，表现为骨质软化症。

（2）膳食参考摄入量

维生素 D 有用国际单位也有用重量单位表示，其换算关系如下。

$$1 \text{ IU 维生素 } D_3 = 0.025 \text{ μg 维生素 } D_3$$

人体维生素 D 的需要量与钙磷的量有关。当膳食钙和磷量合适时，每天摄入维生素 D100 IU（2.5 μg）即可预防佝偻病与促进生长。对婴幼儿、青少年、孕妇与乳母来说，每日给予 300～400 IU（7.5～10 μg）已可促进钙吸收并满足发育的需要。摄入 800 IU 可明显提高预防佝偻症的作用。

对膳食维生素 D 最低需要量尚难肯定，因为皮肤形成的维生素量难以确定。皮肤形成的量取决于阳光照射强度、时间及身体暴露面积。阳光照射强度又与季节、云雾和大气污染情况有关，因此皮肤形成量变化较大。中国营养学会建议的膳食维生素 D 参考摄入量，见表 3-39。

表 3-39　中国居民膳食维生素 D 参考摄入量　　单位：μg/d

人群（岁）	EAR	RNI	UL
0～	—	10（AI）	20
0.5～	—	10（AI）	20
1～	8	10	20
4～	8	10	30
7～	8	10	45
11～	8	10	50
14～	8	10	50
18～	8	10	50
50～	8	10	50
65～	8	15	50
80～	8	15	50
孕妇	+0	+0	50
乳母	+0	+0	50

（3）食物来源

天然食物来源的维生素 D 不多，脂肪含量高的海鱼、动物肝脏、蛋黄、奶油和干酪等中相对较多，见表 3-40。鱼肝油中的天然浓缩维生素 D 含量很高。

表 3-40　常见食物的维生素 D 含量

食物	含量 /（IU/100 g）	食物	含量 /（IU/100 g）
鳕鱼肝油	8 500	炖鸡肝	67
熟猪油	2 800	鸡蛋	50
鲱鱼	900	牛乳	41
牛奶巧克力	167	烤羊肝	23
鸡蛋黄	158	煎牛肝	19
奶油	100	烤鱼子	2.3

3. 维生素 E

维生素 E 又名生育酚，维生素 E 是生育酚与三烯生育酚的总称。自然界中的维生素 E 共有 8 种化合物，即 α– 生育酚、β– 生育酚、γ– 生育酚与 δ– 生育酚和 α– 三烯生育酚、β– 三烯生育酚、γ– 三烯生育酚与 δ– 三烯生育酚。这 8 种化合物生理活性不相同，其中 α– 生育酚的生物活性最高（通常作为维生素 E 的代表），β– 生育酚、γ– 生育酚和 δ– 生育酚的活性，分别为 α– 生育酚的 50%、10% 和 2%。α– 三烯生育酚的活性大约为 α– 生育酚的 30%。

食物中的维生素 E 对热、光及碱性环境均较稳定，在一般烹调过程中损失不大；但在高温中，如油炸，由于氧的存在和油脂的氧化酸败，可使维生素 E 的活性明显下降。

维生素 E 在小肠中需要有胆汁和脂肪酸存在才能被很好地吸收，吸收率仅占摄入量的 20%～40%。各种类型的维生素 E 在吸收上无差别，但细胞可将其区分，如 α– 生育酚与 γ– 生育酚的吸收率类似，但组织储存 γ– 生育酚有限，故 γ– 生育酚的生物活性约为 α– 生育酚的 10%。

维生素 E 最大的储存场所是脂肪组织、肝及肌肉。当膳食中维生素 E 缺乏时，机体首先从血浆及肝脏获取，其次为心肌与肌肉，最后为体脂。

（1）生理功能

维生素 E 的基本功能是保护细胞和细胞内部结构完整，防止某些酶和细胞内部成分遭到破坏。

1）抗氧化作用。维生素 E 是一种很强的抗氧化剂，能抑制细胞内和细胞膜上的脂质过氧化作用。它的主要作用在于阻止不饱和脂肪酸被氧化成氢过氧化物，从而保护细胞免受自由基的危害。此外，维生素 E 也能防止维生素 A、C 和三磷酸腺苷（ATP）的氧化，保证它们在体内发挥正常的生理作用。

2）保持红细胞的完整性。膳食中缺少维生素 E，可引起红细胞数量减少及其生存时间缩短，引起溶血性贫血，故临床上常被用于治疗溶血性贫血。

3）调节体内物质合成。维生素 E 通过调节嘧啶碱基进入核酸结构而参与 DNA 生物合成过程，是维生素 C、辅酶 Q 合成的辅助因子，也可能与血红蛋白的合成有关。

4）其他作用。维生素 E 还对含硒蛋白、含铁蛋白等的氧化有抑制作用，保护脱氢酶中的巯基免被氧化。维生素 E 也与精子的生成和繁殖能力有关，但与性激素分泌无关。

（2）膳食参考摄入量

人体组织和食物中维生素 E 的含量以 α- 生育酚当量（α-TE）表示。混合膳食中维生素 E 的总 α-TE，应按下列公式折算：

膳食中总 α-TE（mg）=（1×mgα- 生育酚）+（0.5×mgβ- 生育酚）+（0.1×mgγ- 生育酚）+（0.02×mgδ- 生育酚）+（0.3×mgα- 三烯生育酚）。

不同生理时期对维生素 E 的需要量不同。中国营养学会 2013 年提出的膳食维生素 E 参考摄入量，见表 3-41。

表 3-41　中国居民膳食维生素 E 参考摄入量　单位：mgα-TE/d

人群（岁）	AI	UL	人群（岁）	AI	UL
0～	3	—	14～	14	600
0.5～	4	—	18～	14	700
1～	6	150	50～	14	700
4～	7	200	孕妇	+0	700
7～	9	350	乳母	+3	700
11～	13	500	—	—	—

（3）食物来源

维生素 E 只能在植物中合成。所有的高等植物的叶子和其他绿色部分均含有维生素 E。α- 生育酚主要存在于植物细胞的叶绿体内，而 β- 生育酚、γ- 生育酚和 δ- 生育酚通常发现于叶绿体外。绿色植物中的维生素 E 含量高于黄色植物。麦胚、向日葵及其油富含 α- 生育酚，而玉米和大豆中主要含 γ- 生育酚。植物的绿叶中不含三烯生育酚，但是某些植物的麸糠和麦芽中含有，它们不像生育酚以游离的形态存在，而以天然的酯化形式存在。蛋类、鸡（鸭）肫、绿叶蔬菜中有一定含量；肉、鱼类动物性食品、水果及其他蔬菜含量很少。常见食物的维生素 E 含量见表 3-42。

表 3-42　常见食物的维生素 E 含量　单位：mg/100 g

食物名称	含量	食物名称	含量	食物名称	含量	食物名称	含量
胡麻油	389.90	螺	20.70	鸡蛋黄	5.06	葡萄	1.66
鹅蛋黄	95.70	黄豆	18.90	蚕豆	4.90	黄鳝	1.34
豆油	93.08	杏仁	18.53	豇豆	4.39	鸡蛋	1.23

续表

食物名称	含量	食物名称	含量	食物名称	含量	食物名称	含量
芝麻油	68.53	花生仁	18.09	小米	3.63	大黄鱼	1.13
菜籽油	60.89	鸭蛋黄	12.72	红枣（干）	3.04	番茄	1.19
葵花籽油	54.60	黑木耳	11.34	豆腐	2.71	稻米（粳）	1.01
玉米油	51.94	绿豆	10.95	豆角	2.24	糯米	0.93
花生油	42.06	乌贼	10.54	樱桃	2.22	稻米（籼）	0.54
松子仁	32.79	桑葚	9.87	芹菜	2.21	猪肝	0.86
羊肝	29.93	红辣椒	8.76	萝卜	1.80	肥瘦猪肉	0.49
发菜	21.70	玉米（白）	8.23	小麦粉	1.80	牛乳	0.21

4. 维生素 K

维生素 K 是一类萘醌的化合物。自然界共有两种：维生素 K_1 或称叶绿醌，从绿色植物分离所得；维生素 K_2 或称甲基萘醌类，由细菌合成，有多种化学结构。人工合成的维生素 K_3，其结构为 2- 甲基 -1，4- 萘醌，常被用作动物饲料。

维生素 K 在室温是黄色油状物，其他衍生物在室温为黄色结晶。它们溶于脂肪及脂溶剂而不溶于水，对光和碱敏感，但对热和氧化剂相对稳定。

（1）吸收

维生素 K 经十二指肠和空肠吸收。膳食一般都含维生素 K_1 和 K_2 的混合物，吸收率在 40% ~ 70%。吸收后进入淋巴循环，结合到乳糜微粒转运到肝脏。人肝脏储存维生素 K 很少，更新很快，极低密度脂蛋白和低密度脂蛋白是维生素 K 血浆转运的载体。大部分组织的维生素 K 浓度较低，含量较高的是肝脏、肾上腺、骨髓、肾脏与淋巴管。在组织中主要位于细胞膜，是维生素 K 的混合物，即有多种形式来自肠道细菌。

（2）生理功能

1）血液凝固作用。血凝过程中的许多凝血因子的生物合成有赖于维生素 K，如凝血因子Ⅱ（凝血酶原）、凝血因子Ⅵ（转变加速因子前体）、凝血因子Ⅸ（凝血酶激酶组分）和凝血因子Ⅶ。血浆中还有四种蛋白质（蛋白质 C、S、Z 和 M）被确定为维生素 K 依赖性蛋白质，它们有抑制或刺激血液凝固的作用。维生素 K 缺乏的主要症状是出血，在某些情况下产生致命的贫血，血液检验显示凝血时间延长和凝血酶原含量低下。

2）在骨代谢中的作用。骨中有两种蛋白质与维生素 K 有关，即骨钙素和 γ-羧基谷氨酸蛋白质（MGP）。骨钙素溶于水，在成骨细胞中合成，其功能是调节钙磷比例，将钙结合到骨组织。MGP 不溶于水，在骨以外的组织（如肾、肺、脾）中合成，其功能是将钙结合到骨的有机成分和矿物质中。维生素 K 作为辅酶参与骨钙素和 MGP 的形成，所以通过这两种蛋白质影响骨组织的代谢。血清骨钙素是评价维生素 K 营养状况的灵敏指标，也可作为老年妇女骨质疏松的预报指标。

（3）缺乏

由于维生素 K 来源丰富，正常成人肠道微生物能合成维生素 K，所以很少发生维生素 K 缺乏。导致维生素 K 缺乏的主要疾病是"新生儿出血症"，这是由于维生素 K 的胎盘转运很少，出生时维生素 K 的储存量有限，肠道细菌丛尚未建立，合成维生素 K 的能力较弱所致。其后果将产生内脏出血和中枢神经系统损伤，并有高死亡率。

（4）膳食参考摄入量

中国营养学会 2013 年提出的膳食维生素 K 参考摄入量，见表 3-43。

表 3-43　中国居民膳食维生素 K 参考摄入量　　单位：μg/d

人群（岁）	AI	人群（岁）	AI
0～	2	14～	75
0.5～	10	18～	80
1～	30	50～	80
4～	40	孕妇	+0
7～	50	乳母	+5
11～	70	—	—

维生素 K_1 与 K_2 的毒性很小，但维生素 K_3 是有毒的，可产生致命的贫血、低凝血酶原血症和黄疸。目前尚未确定维生素 K 的 UL 值。

（5）食物来源

维生素 K_1 是绿色植物中叶绿体的组成成分，故绿色蔬菜含量丰富，动物肝脏、鱼类的含量也较高，而水果和谷物含量较少，肉类和乳制品含量中等。国内报道有关食物中维生素 K 含量的数据不多，《食品科学》1997 年报道每 100 g 食物中的维生素 K 含量为：蒜苗 719.84 μg，韭菜 588.95 μg，芹菜叶 553.25 μg，菠菜

351.32 μg，辣椒 374.39 μg，芥菜 313.37 μg，莴苣 232.15 μg，花菜 88.36 μg，萝卜 12.62 μg 等。

二、水溶性维生素

1. 维生素 B_1

维生素 B_1 又称硫胺素、抗脚气病因子、抗神经炎因子等，由 1 个含氨基的嘧啶环和 1 个含硫的噻唑环组成的化合物，因其分子中含有硫和胺，故称硫胺素，极易溶于水，1 g 盐酸硫胺素可溶于 1 mL 水中，但仅 1% 溶于乙醇，不溶于其他有机溶剂。维生素 B_1 固态形式比较稳定，在 100 ℃时也很少破坏。水溶液呈酸性时稳定，在 pH 值小于 5 时，加热至 120 ℃仍可保持其生理活性，在 pH 值为 3 时，即使高压蒸煮至 140 ℃，1 h 破坏也很少。对氧和光也比较稳定。碱性环境中易于被氧化失活，不耐热；在 pH 值大于 7 的情况下煮沸，可使其大部分或全部破坏，甚至在室温下储存，亦可逐渐破坏。

（1）生理功能

食物中的维生素 B_1 有三种形式，即游离形式、硫胺素焦磷酸酯和蛋白磷酸复合物。结合形式的维生素 B_1 在消化道裂解后被吸收。吸收的主要部位是空肠和回肠。

1）构成辅酶，维持体内正常代谢。维生素 B_1 在硫胺素焦磷酸激酶的作用下，与三磷酸腺苷（ATP）结合形成硫胺素焦磷酸（TPP）。TPP 是维生素 B_1 的活性形式，在体内构成 α- 酮酸脱氢酶体系和转酮醇酶的辅酶。

2）促进胃肠蠕动。维生素 B_1 可抑制胆碱酯酶对乙酰胆碱的水解，乙酰胆碱（副交感神经化学递质）有促进胃肠蠕动作用。维生素 B_1 缺乏时，胆碱酯酶活性增强，乙酰胆碱水解加速，因而胃肠蠕动缓慢，腺体分泌减少，食欲减退。

3）对神经组织的作用。维生素 B_1 缺乏时可引起神经系统病变和功能异常。研究发现，在神经组织以 TPP 含量最多，大部分位于线粒体，10% 在细胞膜。TPP 可能与膜钠离子通道有关，当 TPP 缺乏时渗透梯度无法维持，引起电解质与水转移。

维生素 B_1 缺乏可引起脚气病，临床上根据年龄差异分为成人脚气病和婴儿脚气病。

（2）膳食参考摄入量

中国营养学会推荐的维生素 B_1 膳食营养素参考摄入量，见表 3-44。

表 3-44　中国居民膳食维生素 B$_1$ 参考摄入量　单位：mg/d

人群（岁）	EAR		RNI	
	男	女	男	女
0~	—	—	0.1（AI）	0.1（AI）
0.5~	—	—	0.3（AI）	0.3（AI）
1~	0.5	0.5	0.6	0.6
4~	0.6	0.6	0.8	0.8
7~	0.8	0.8	1.0	1.0
11~	1.1	1.0	1.3	1.1
14~	1.3	1.1	1.6	1.3
18~	1.2	1.0	1.4	1.2
孕妇（早）	—	+0.0	—	+0.0
孕妇（中）	—	+0.1	—	+0.2
孕妇（晚）	—	+0.2	—	+0.3
乳母	—	+0.2	—	+0.3

（3）食物来源

维生素 B$_1$ 广泛存在于天然食物中，但含量随食物种类而异，且受收获、储存、烹调、加工等条件影响。最为丰富的来源是葵花籽仁、花生、大豆粉、瘦猪肉；其次为小麦粉、小米、玉米、大米等谷类食物；鱼类、蔬菜和水果中含量较少。建议食用碾磨不太精细的谷物，可防止维生素 B$_1$ 缺乏。常见食物的维生素 B$_1$ 含量见表 3-45。

表 3-45　常见食物的维生素 B$_1$ 含量　单位：mg/100 g

食物	含量	食物	含量	食物	含量
葵花籽仁	1.89	玉米	0.27	茄子	0.03
花生仁	0.72	稻米（粳，标二）	0.22	牛乳	0.03
瘦猪肉	0.54	猪肝	0.21	鲤鱼	0.03
大豆	0.41	鸡蛋	0.09	大白菜	0.02
蚕豆	0.37	甘薯	0.07	苹果	0.02
小米	0.33	鸡肉	0.05	带鱼	0.02
麸皮	0.30	梨	0.05	冬瓜	0.01
小麦粉（标准）	0.28	萝卜	0.04	河虾	0.01

2. 维生素 B_2

维生素 B_2 又名核黄素（riboflavin）。核黄素对热较稳定，在中性或酸性溶液中，短期加热也不致破坏，但在碱性溶液中加热较易破坏。游离型核黄素对光敏感，特别是对紫外线，如将牛奶（奶中核黄素 40% ～ 80% 为游离型）放入瓶中在日光下照射，2 h 内核黄素可破坏一半以上，破坏的程度随温度及 pH 值升高而加速。不论在中性、酸性或碱性媒质中，游离型核黄素均可被紫外线破坏。核黄素水溶液在紫外线照射下可发生黄绿色荧光，故可用荧光比色法检测核黄素。食物中核黄素主要是结合型，即与磷酸和蛋白质结合成复杂化合物，对光比较稳定。

（1）生理功能

膳食中的大部分维生素 B_2 是以黄素单核苷酸（FMN）和黄素腺嘌呤二核苷酸（FAD）辅酶形式和蛋白质结合存在。进入胃后，在胃酸的作用下，与蛋白质分离，在上消化道转变为游离型维生素 B_2 后，在小肠上部被吸收。

1）构成黄酶辅酶参加物质代谢。核黄素在体内与 ATP 作用形成黄素单核苷酸（FMN）和黄素腺嘌呤二核苷酸（FAD），它们是多种氧化酶系统不可缺少的构成部分，即黄酶的辅酶，在生物氧化中起递氢体的作用，参与氨基酸、脂肪酸和碳水化合物代谢。

2）参与细胞的正常生长。在皮肤黏膜，特别是经常处于活动的弯曲部，损伤后细胞的再生需要核黄素。如果核黄素缺乏，小损伤也不易愈合，可被视为核黄素缺乏的特殊表现。

3）其他。与肾上腺皮质激素的产生，骨髓中红细胞生成以及铁的吸收、储存和动员有关。补充核黄素对防治缺铁性贫血有重要作用。近年有研究认为核黄素还与视网膜对光的感应有关。此外，维生素 B_2 可激活维生素 B_6，参与色氨酸形成烟酸过程。

单纯核黄素缺乏，呈现特殊的上皮损害、脂溢性皮炎、轻度的弥漫性上皮角化并伴有脂溢性脱发和神经紊乱。同时机体中有些黄素酶的活性异常降低，其中最明显的是红细胞内谷胱甘肽还原酶，此酶为体内核黄素营养状况的标志。

（2）膳食参考摄入量

中国营养学会推荐的膳食维生素 B_2 参考摄入量，见表 3–46。

（3）食物来源

维生素 B_2 广泛存在于天然食物中，但因其来源不同，含量差异很大。动物性食品，尤以动物内脏如肝、肾、心肌等含量最高；其次是蛋类、奶类；大豆和各种绿叶蔬菜也含有一定数量，其他植物性食物含量较低。常见食物的维生素 B_2 含量见表 3-47。

表 3-46　中国居民膳食维生素 B_2 参考摄入量　单位：mg/d

人群（岁）	EAR		RNI	
	男	女	男	女
0～	—	—	0.4（AI）	0.4（AI）
0.5～	—	—	0.5（AI）	0.5（AI）
1～	0.5	0.5	0.6	0.6
4～	0.6	0.6	0.7	0.7
7～	0.8	0.8	1.0	1.0
11～	1.1	0.9	1.3	1.1
14～	1.3	1.0	1.5	1.2
18～	1.2	1.0	1.4	1.2
孕妇（早）	—	+0.0	—	+0.0
孕妇（中）	—	+0.1	—	+0.2
孕妇（晚）	—	+0.2	—	+0.3
乳母	—	+0.2	—	+0.3

表 3-47　常见食物的维生素 B_2 含量　单位：mg/100 g

食物	含量	食物	含量	食物	含量
猪肝	2.08	黄豆	0.22	芥菜	0.11
冬菇（干）	1.40	金针菜	0.21	小米	0.10
牛肝	1.30	青稞	0.21	鸡肉	0.09
鸡肝	1.10	芹菜	0.19	标准粉	0.08
黄鳝	0.98	肥瘦猪肉	0.16	粳米	0.08
牛肾	0.85	荞麦	0.16	白菜	0.07
小麦胚粉	0.79	荠菜	0.15	萝卜	0.06
扁豆	0.45	牛乳	0.14	梨	0.04
黑木耳	0.44	豌豆	0.14	茄子	0.03
鸡蛋	0.31	瘦牛肉	0.13	黄瓜	0.03
麸皮	0.30	血糯米	0.12	苹果	0.02
蚕豆	0.23	菠菜	0.11		

3. 维生素 B_6

维生素 B_6 是吡啶的衍生物，在生物组织内有吡哆醇（pyridoxine）、吡哆醛（pyridoxal）和吡哆胺（pyridoxamine）三种形式，均具有维生素 B_6 的生物活性。这三种形式通过酶可互相转换。第一种主要存在于植物性食品中，后两种主要存在于动物性食物中。维生素 B_6 易溶于水，对酸相当稳定，在碱性溶液中易破坏，在中性溶液中易被光破坏，对氧较稳定。吡哆醛和吡哆胺较不耐热，吡哆醇耐热，在食品加工、储存过程中稳定性较好。

（1）生理功能

不同形式的维生素 B_6 大部分都能通过被动扩散形式在空肠和回肠被吸收。在体内被磷酸化后，以辅酶形式参与许多酶系代谢。目前已知有 100 种左右的酶依赖磷酸吡哆醛，主要作用有转氨基、脱羧基、脱氨基、转硫和色氨酸转化以及不饱和脂肪酸和糖原代谢等。

1）参与氨基酸代谢。维生素 B_6 作为辅酶在体内氨基酸代谢中发挥重要作用，如丙氨酸、天冬酰胺、精氨酸、天冬氨酸、半胱氨酸、异亮氨酸、赖氨酸、苯丙氨酸、色氨酸、酪氨酸及缬氨酸等的转氨基作用。当维生素 B_6 不足时，色氨酸代谢受干扰，尿中黄尿酸、犬尿酸、3- 羟基犬尿酸及喹啉酸排出增多。

此外，酪氨酸、组氨酸及色氨酸等的脱羟基作用，中枢神经系统中谷氨酸转化为 γ- 氨基丁酸，半胱氨酸转化为牛磺酸，色氨酸代谢为烟酸等都需要维生素 B_6 参与催化。

2）参与糖原与脂肪酸代谢。磷酸酯形式的维生素 B_6 也是磷酸化酶的一个基本成分，磷酸化酶催化肌肉与肝中糖原转化为 1- 磷酸葡萄糖；此外，还参与亚油酸转化为花生四烯酸及胆固醇的合成与转运。

3）其他功用。维生素 B_6 的功能还涉及脑和组织中能量转化、核酸代谢、内分泌功能、辅酶 A 生物合成、草酸盐转化为甘氨酸以及血红素和抗体合成等。近年研究发现，维生素 B_6 可降低血浆同型半胱氨酸水平，后者水平升高已被认为是心血管疾病的一种可能危险因素。

维生素 B_6 缺乏的典型临床症状是一种脂溢性皮炎、小细胞性贫血、癫痫样惊厥，以及忧郁和精神错乱。

（2）膳食参考摄入量

中国营养学会推荐的膳食维生素 B_6 参考摄入量，见表 3-48。

表 3-48　中国居民膳食维生素 B₆ 参考摄入量　单位：mg/d

人群（岁）	EAR	RNI	UL
0～	—	0.2（AI）	—
0.5～	—	0.4（AI）	—
1～	0.5	0.6	20
4～	0.6	0.7	25
7～	0.8	1.0	35
11～	1.1	1.3	45
14～	1.2	1.4	55
18～	1.2	1.4	60
50～	1.3	1.6	60
孕妇	+0.7	+0.8	60
乳母	+0.2	+0.3	60

（3）食物来源

维生素 B₆ 广泛存在于动植物食物中，其中豆类、畜肉及肝脏、鱼类等食物中含量较丰富，其次为蛋类、水果和蔬菜，乳类、油脂等含量较低。常见食物的维生素 B₆ 吡哆醇含量见表 3-49。

表 3-49　常见食物的维生素 B₆ 吡哆醇含量　单位：mg/100 g

食物名称	含量	食物名称	含量	食物名称	含量	食物名称	含量
葵花籽仁	1.25	玉米	0.40	菜花	0.21	葡萄	0.08
金枪鱼	0.92	猪腰	0.35	青鱼	0.19	菠萝	0.07
牛肝	0.84	小牛肉	0.34	豌豆	0.16	啤酒	0.06
黄豆	0.82	牛腿肉	0.33	芹菜	0.16	生菜	0.06
核桃仁	0.73	鸡肉	0.33	枣	0.15	橙	0.06
鸡肝	0.72	火腿（瘦）	0.32	菠菜	0.15	杨梅	0.06
沙丁鱼	0.67	鸡蛋黄	0.30	大米	0.11	杏	0.05
猪肝	0.65	羊腿肉	0.28	全鸡蛋	0.11	面包	0.04
蘑菇	0.53	土豆	0.25	番茄	0.10	牛乳	0.04
牛肾	0.43	胡萝卜	0.25	甜瓜	0.09	桃	0.02
花生	0.40	葡萄干	0.24	南瓜	0.08	梨	0.01

4. 烟酸

烟酸又名维生素 PP、尼克酸、抗癞皮病因子等，其氨基化合物为烟酰胺或尼克酰胺，二者都是吡啶的衍生物。烟酸、烟酰胺均溶于水及酒精，25 ℃时，1 g 烟酸可溶于 60 mL 水或 80 mL 酒精中，但不溶于乙醚；烟酰胺的溶解度大于烟酸，1 g 可溶于 1 mL 水或 1.5 mL 酒精，在乙醚中也能溶解。烟酸和烟酰胺性质比较稳定，酸、碱、氧、光或加热条件下不易破坏；在高压下，120 ℃、20 min 也不被破坏。一般加工烹调损失很小，但会随水流失。

（1）生理功能

烟酸主要是以辅酶的形式存在于食物中，经消化后于胃及小肠中吸收。吸收后以烟酸的形式经门静脉进入肝脏。

1）构成辅酶Ⅰ（CoⅠ）或烟酰胺腺嘌呤二核苷酸（NAD^+）及辅酶Ⅱ（CoⅡ）或烟酰胺腺嘌呤二核苷酸磷酸（$NADP^+$）。烟酰胺在体内与腺嘌呤、核糖和磷酸结合构成辅酶Ⅰ和辅酶Ⅱ，在生物氧化还原反应中起电子载体或递氢体作用。

2）葡萄糖耐量因子的组成成分。烟酸与铬一样，是葡萄糖耐量因子的组成成分。烟酸在其中的作用还不清楚。

3）保护心血管。有报道，服用烟酸能降低血胆固醇、甘油三酯（TG）及 β-脂蛋白浓度和扩张血管。大剂量烟酸对复发性非致命的心肌梗死有一定程度的保护作用，但烟酰胺无此作用，其原因不清。

烟酸缺乏可引起癞皮病。此病起病缓慢，常有前驱症状，如体重减轻、疲劳乏力、记忆力差、失眠等。如不及时治疗，则可出现皮炎（dermatitis）、腹泻（diarrhea）和痴呆（depression）。由于此三系统症状英文名词的开头字母均为"D"字，故又称为癞皮病"3D"症状。

（2）膳食参考摄入量

由于色氨酸在体内可转化为烟酸，当蛋白质摄入增加时，可相应减少烟酸的摄入。烟酸的需要量或推荐摄入量用烟酸当量（nacin equivalence，NE）表示。根据测定，平均 60 mg 色氨酸可转变为 1 mg 烟酸，因此烟酸当量则为：

$$烟酸当量（mgNE）= 烟酸（mg）+1/60 色氨酸（mg）$$

中国营养学会推荐的膳食烟酸参考摄入量，见表 3-50。

（3）食物来源

烟酸及烟酰胺广泛存在于食物中。植物性食物中存在的主要是烟酸，动物性食物中以烟酰胺为主。烟酸和烟酰胺在肝、肾、瘦畜肉、鱼以及坚果类中含量丰富；乳、蛋中的含量虽然不高，但色氨酸较多，可转化为烟酸。谷类中的烟酸80%~90%存在于种皮中，故加工影响较大。玉米含烟酸并不低，甚至高于小麦粉，但以玉米为主食的人群容易发生癞皮病。其原因如下。

1）玉米中的烟酸为结合型，不能被人体吸收利用。

2）色氨酸含量低。如果用碱处理玉米，可将结合型的烟酸水解成为游离型的烟酸，而易被机体利用。有些地区的居民，虽然长期大量食用玉米，由于玉米经过处理，已形成游离型，并不患癞皮病。我国新疆地区曾用碳酸氢钠（小苏打）处理玉米以预防癞皮病，收到了良好的预防效果。常见食物的烟酸及烟酸当量见表3-51。

表3-50 中国居民膳食烟酸参考摄入量

人群（岁）	EAR（mgNE/d）		RNI（mgNE/d）		UL（mg/d）	
	男性	女性	男性	女性	烟酸	烟酰胺
0~	—	—	2（AI）	2（AI）	—	—
0.5~	—	—	3（AI）	3（AI）	—	—
1~	5	5	6	6	10	100
4~	7	6	8	8	15	130
7~	9	8	11	10	20	180
11~	11	10	14	12	25	240
14~	14	11	16	13	30	280
18~	12	10	15	12	35	310
50~	12	10	14	12	35	310
65~	11	9	14	11	35	300
80~	11	8	13	11	30	280
孕妇	—	+0	—	+0	35	310
乳母	—	+2	—	+3	35	310

表3-51 常见食物的烟酸及烟酸当量（每100g）

食物名称	烟酸（mg）	烟酸当量（mgNE）	食物名称	烟酸（mg）	烟酸当量（mgNE）	食物名称	烟酸（mg）	烟酸当量（mgNE）
香菇	24.4	28.4	籼米	3.0	5.4	豆角	0.9	1.2
花生仁	17.9	21.9	海虾	1.9	5.1	甘薯	0.6	0.9

续表

食物名称	烟酸（mg）	烟酸当量（mgNE）	食物名称	烟酸（mg）	烟酸当量（mgNE）	食物名称	烟酸（mg）	烟酸当量（mgNE）
猪肝	15.0	19.4	鲳鱼	2.1	5.0	牛乳	0.1	0.7
黄豆	2.1	10.0	黑木耳	2.5	5.0	大白菜	0.5	0.7
瘦牛肉	6.3	10.0	粳米	2.6	4.9	芹菜	0.4	0.7
瘦猪肉	5.3	9.8	标准粉	2.0	4.3	柑	0.3	0.4
鸡肉	5.6	9.5	鸡蛋	0.2	3.9	冬瓜	0.3	0.4
瘦羊肉	5.2	8.7	玉米	2.3	3.6	胡萝卜	0.2	0.4
带鱼	2.8	6.4	蛤蜊	0.5	2.2	橙	0.3	0.4
海鳗	3.0	6.4	马铃薯	1.1	1.6	黄瓜	0.2	0.3

5. 叶酸

叶酸又称叶精、蝶酰谷氨酸、抗贫血因子、维生素 M、维生素 U 等，是一组与蝶酰谷氨酸功能和化学结构相似的一类化合物的统称。其结构是由一个蝶啶通过一个亚甲基桥与对氨基苯甲酸相邻结成为蝶酸（蝶呤酰），再与谷氨酸结合而成。化学名称为蝶酰谷氨酸（pteroylglutamic acid，PGA 或 PteGlu）。叶酸微溶于水，其钠盐易于溶解，但不溶于乙醇、乙醚等有机溶剂。叶酸对热、光、酸性溶液均不稳定，在酸性溶液中温度超过 100 ℃即分解。在碱性和中性溶液中对热稳定。食物中的叶酸烹调加工后损失率可达 50%～90%。

（1）生理功能

混合膳食中的叶酸大约有 3/4 是以与多个谷氨酸相结合的形式存在的。这种多谷氨酸不易被小肠吸收，在吸收之前必须经小肠黏膜细胞分泌的 γ- 谷氨酸酰基水解酶（结合酶）分解为单谷氨酸叶酸，才能被吸收。

叶酸在肠壁、肝脏及骨髓等组织中，经叶酸还原酶作用，还原成具有生理活性的四氢叶酸。四氢叶酸是体内生化反应中一碳单位转移酶系的辅酶，起着一碳单位传递体的作用。所谓一碳单位，是指在代谢过程中某些化合物分解代谢生成的含一个碳原子的基团，如甲基（—CH_3）、亚甲基（—CH_2）、次甲基或称甲烯基（＝CH—）、甲酰基（—CHO）、亚胺甲基（—CH＝NH）等。四氢叶酸携带这些一碳单位，主要转运到肝脏储存。

组氨酸、丝氨酸、甘氨酸、蛋氨酸等均可供给一碳单位，这些一碳单位从氨基酸释出后，以四氢叶酸作为载体，参与其他化合物的生成和代谢，主要包括：

参与嘌呤和胸腺嘧啶的合成，进一步合成 DNA 和 RNA；参与氨基酸之间的相互转化，充当一碳单位的载体，如丝氨酸与甘氨酸的互换（亦需维生素 B_6）、组氨酸转化为谷氨酸、同型半胱氨酸与蛋氨酸之间的互换（亦需维生素 B_{12}）等；参与血红蛋白及重要的甲基化合物合成，如肾上腺素、胆碱、肌酸等。

叶酸携带一碳单位的代谢与许多重要的生化过程密切相关。体内叶酸缺乏则一碳单位传递受阻，核酸合成及氨基酸代谢均受影响，而核酸及蛋白质合成正是细胞增殖、组织生长和机体发育的物质基础，因此，叶酸对于细胞分裂和组织生长具有极其重要的作用。叶酸在脂代谢过程中亦有一定作用。孕妇摄入叶酸不足时，胎儿易发生先天性神经管畸形。叶酸缺乏也是血浆同型半胱氨酸升高的原因之一。

叶酸缺乏可引起巨幼红细胞贫血和高同型半胱氨酸血症，另外，会引起胎儿神经管畸形。

（2）膳食参考摄入量

叶酸的摄入量通常以膳食叶酸当量（dietary folate equivalent，DFE）表示。由于食物中叶酸的生物利用率仅为 50%，而叶酸补充剂与膳食混合时生物利用率为 85%，比单纯来源于食物的叶酸利用度高 1.7 倍（85/50），因此 DFE 的计算公式为：

$$DFE（\mu g）= 膳食叶酸（\mu g）+ 1.7 \times 叶酸补充剂（\mu g）$$

中国营养学会建议我国居民叶酸膳食参考摄入量，见表 3-52。

表 3-52　中国居民膳食叶酸参考摄入量

人群（岁）	EAR（μg DFE/d）	RNI（μg DFE/d）	UL*（μg/d）
0~	—	65（AI）	—
0.5~	—	100（AI）	—
1~	130	160	300
4~	150	190	400
7~	210	250	600
11~	290	350	800
14~	320	400	900
18~	320	400	1 000
孕妇	+200	+200	1 000
乳母	+130	+150	1 000

注：UL* 指合成叶酸摄入量上限，不包括天然食物来源的叶酸量。

（3）食物来源

叶酸广泛存在于各种动、植物食品中。富含叶酸的食物为动物肝、肾、鸡蛋、豆类、酵母、绿叶蔬菜、水果及坚果类。常用食物的叶酸含量见表3-53。

表3-53　常用食物的叶酸含量　　单位：μg/100 g

名称	含量	名称	含量	名称	含量
猪肝	236.4	菠菜	347.0	西红柿	132.1
瘦猪肉	8.3	小白菜	115.7	橘	52.9
牛肉	3.0	韭菜	61.2	香蕉	29.7
鸡蛋	75.0	卷心菜	39.6	菠萝	24.8
鸭蛋	24.8	红苋菜	330.6	山楂	24.8
带鱼	2.0	青椒	14.6	草莓	33.3
草鱼	1.5	豇豆	66.0	西瓜	4.0
鲜牛奶	5.5	豌豆	82.6	杏	8.2
黄豆	381.2	黄瓜	12.3	梨	8.8
大米	32.7	辣椒	69.4	桃	3.0
面粉	24.8	竹笋	95.8		

由于食物叶酸与合成的叶酸补充剂生物利用率不同，因此，有必要在计算叶酸摄入量时，分别统计来源于食物的、强化食品中的和叶酸补充剂中的叶酸，以便计算DFE。

例：来源于水果、蔬菜、肉类、豆类及奶制品食物的叶酸共250 μg；来源于叶酸补充剂和强化食品的叶酸共200 μg，则总叶酸摄入量为250+1.7×200=590 μgDFE。

6. 维生素 B_{12}

维生素 B_{12} 又称钴胺素，是一组含钴的类咕啉化合物。其结构式系由4个还原性吡咯环相连接成一个大环，中心为一个钴，这个大环称为咕啉（corrin），是维生素 B_{12} 结构的核心。维生素 B_{12} 的化学全名为α-5，6二甲基苯并咪唑-氰钴酰胺，氰钴胺为其简称，其分子式中的氰基（CN）可由其他基团代替，成为不同类型的钴胺素。维生素 B_{12} 可溶于水，在pH4.5～5.0的弱酸条件下最稳定，在强酸（pH<2）或碱性溶液中则分解，遇热可有一定程度的破坏，但快速高温消毒损失较小。遇强光或紫外线易被破坏。

（1）生理功能

食物中的维生素 B_{12} 与蛋白质相结合，进入人体消化道内，在胃酸、胃蛋白酶及胰蛋白酶的作用下，维生素 B_{12} 被释放，并与胃黏膜细胞分泌的一种糖蛋白内因子（IF）结合，在回肠部被吸收。在体内以两种辅酶形式发挥生理作用，即甲基 B_{12}（甲基钴胺素，CbI）和辅酶 B_{12}（腺苷基钴胺素，ado Cbl）参与体内生化反应。

1）参与同型半胱氨酸甲基化转变为蛋氨酸。甲基 B_{12} 作为蛋氨酸合成酶的辅酶，从 5- 甲基四氢叶酸获得甲基后转而供给同型半胱氨酸（homocysteine，Hcy），并在蛋氨酸合成酶的作用下合成蛋氨酸。维生素 B_{12} 缺乏时，同型半胱氨酸转变为蛋氨酸受阻，可引起血清同型半胱氨酸水平升高。

2）参与甲基丙二酸 – 琥珀酸的异构化反应。维生素 B_{12} 作为甲基丙二酰辅酶 A 异构酶的辅酶参与甲基丙二酸 – 琥珀酸的异构化反应。当维生素 B_{12} 缺乏时，甲基丙二酰辅酶 A 异构酶的功能受损，甲基丙二酰辅酶 A 通过非维生素 B_{12} 依赖性丙二酰辅酶 A 水解酶的作用，转变为甲基丙二酸，然后转变为未知的代谢物。因此，维生素 B_{12} 缺乏时，血清中甲基丙二酰辅酶 A 及其水解产物甲基丙二酸与 α- 甲基柠檬酸均升高，尿中甲基丙二酸排出量增多。

维生素 B_{12} 缺乏多因吸收不良引起，多见于素食者，由于不吃肉食而可发生维生素 B_{12} 缺乏。老年人和胃切除患者胃酸过少可引起维生素 B_{12} 的吸收不良。维生素 B_{12} 缺乏的表现：巨幼红细胞贫血，高同型半胱氨酸血症。

（2）膳食参考摄入量

中国营养学会建议的膳食维生素 B_{12} 参考摄入量，见表 3-54。

表 3-54　中国居民膳食维生素 B_{12} 参考摄入量　单位：μg/d

人群（岁）	EAR	RNI	人群（岁）	EAR	RNI
0～	—	0.3（AI）	11～	1.8	2.1
0.5～	—	0.6（AI）	14～	2.0	2.4
1～	0.8	1.0	18～	2.0	2.4
4～	1.0	1.2	孕妇	+0.4	+0.5
7～	1.3	1.6	乳母	+0.6	+0.8

（3）食物来源

维生素 B_{12} 主要食物来源为肉类、动物内脏、鱼、禽、贝壳类及蛋类，乳及乳制品中含量较少，植物性食品基本不含维生素 B_{12}。常见食物的维生素 B_{12} 含量见表 3-55。

表 3-55　常见食物的维生素 B_{12} 含量　单位：$\mu g/100\ g$

名称	含量	名称	含量	名称	含量
牛肉	1.80	炸小牛肝	87.0	生蛤肉	19.10
羊肉	2.15	全脂奶	0.36	沙丁鱼罐头	10.0
猪肉	3.0	脱脂奶粉	3.99	煎杂鱼	0.93
鸡肉	1.11	奶油	0.18	金枪鱼	3.0
猪肝	26.0	鸡蛋	1.55	熏大马哈鱼	7.0
焙羊肝	81.09	鸡蛋黄	3.80	蒸海蟹	10.0
焖鸡肝	49.0	鸭蛋	5.4	墨鱼干	1.8

7. 维生素 C

维生素 C 又称抗坏血酸（ascorbic acid），是一种含有 6 个碳原子的酸性多羟基化合物，维生素 C 虽然不含有羧基，仍具有有机酸的性质。维生素 C 易溶于水，不溶于脂肪溶剂，在酸性环境中稳定，但在有氧、热、光和碱性环境下不稳定，特别是有氧化酶及痕量铜、铁等金属离子存在时，可促进其氧化破坏。氧化酶一般在蔬菜中含量较多，特别是黄瓜和白菜类，但柑橘类含量较少，所以蔬菜在储存过程中，维生素 C 都有不同程度损失。但在植物中，特别是枣、刺梨等水果中含有生物类黄酮，能保护食物中抗坏血酸的稳定性。

（1）生理功能

食物中的维生素 C 被人体小肠上段吸收，吸收量与其摄入量有关。摄入量为 30～60 mg 时，吸收率可达 100%；摄入量为 90 mg 时，吸收率降为 80% 左右；摄入量为 1 500 mg、3 000 mg 和 12 000 mg 时，吸收率分别下降至 49%、36% 和 16%。在体内的主要生理功能如下。

1）参与羟化反应。羟化反应是体内许多重要物质合成或分解的必要步骤，如胶原和神经递质等合成，各种有机药物或毒物的转化等，都需要通过羟化作用才能完成。在羟化过程中，必须有维生素 C 参与。

①促进胶原合成。胶原蛋白合成时，其多肽链中的脯氨酸及赖氨酸等残基必须先在脯氨酸羟化酶及赖氨酸羟化酶的催化下分别羟化为羟脯氨酸及羟赖氨酸等

残基。维生素 C 是这些羟化酶维持活性所必需的辅助因素之一。当维生素 C 缺乏时，胶原合成障碍，从而导致坏血病。

②促进神经递质合成。神经递质 5- 羟色胺及去甲肾上腺素由氨基酸合成时，都需要通过羟化作用才能完成，羟化酶作用时需要维生素 C 参与。维生素 C 缺乏时，这些神经递质合成将受到影响。

③促进类固醇羟化。胆固醇转化为胆汁酸时也必须经过羟化作用，维生素 C 则影响此种羟化过程。维生素 C 缺乏时，胆固醇转化为胆汁酸减少，以致胆固醇在肝内蓄积，血中胆固醇浓度升高。故高胆固醇患者，应补给足量的维生素 C。

④促进有机物或毒物羟化解毒。药物或毒物在内质网上的羟化过程是生物转化中的重要反应，此种反应由混合功能氧化酶完成。维生素 C 能使酶的活性升高，增强药物或毒物的解毒过程。

2）还原作用。维生素 C 可以是氧化型，也可以是还原型存在于体内，所以可作为供氢体，也可作为受氢体，在体内氧化还原反应过程中发挥重要作用。

①促进抗体形成。抗体分子中含有相当数量的二硫键（-S-S-），这些二硫键都是由 2 个半胱氨酸组成的，所以合成抗体必须有半胱氨酸。但是食入的蛋白质含有大量的胱氨酸，必须将其还原为半胱氨酸才能参与抗体的合成，体内高浓度的维生素 C 有助于胱氨酸还原为半胱氨酸。

②促进铁的吸收。维生素 C 能使难以吸收的三价铁（Fe^{3+}）还原为易于吸收的二价铁（Fe^{2+}），从而促进了铁的吸收。此外，还能使亚铁络合酶等的巯基处于活性状态，以便有效地发挥作用，故维生素 C 是治疗贫血的重要辅助药物。

③促进四氢叶酸形成。叶酸还原为四氢叶酸后才能发挥其生理活性，维生素 C 能促进叶酸的还原，故对巨幼红细胞性贫血也有一定疗效。

④维持巯基酶的活性。体内许多含巯基的酶发挥催化作用时需要有 -SH，维生素 C 能使酶分子中的 -SH 维持在还原状态，从而使酶保持活性。

3）其他功能

①解毒。某些重金属离子，如铅、汞、镉、砷等对机体有毒害作用，若补充大量维生素 C 后，往往可缓解其毒性。维生素 C 对重金属离子的解毒作用：一方面通过使体内氧化型谷胱甘肽（GSSG）还原为还原型谷胱甘肽后，与重金属离子结合成复合物排出体外，避免机体中毒；另一方面因为维生素 C 可与金属离子结合由尿中排出体外。

②预防癌症。许多研究表明，维生素 C 可阻断致癌物 N- 亚硝基化合物合成，

预防癌症。

③清除自由基。维生素 C 可通过逐级供给电子而转变为半脱氢抗坏血酸和脱氢抗坏血酸的过程清除体内超氧阴离子（$O_2 \cdot$）、羟自由基（$OH \cdot$）、有机自由基（$R \cdot$）和有机过氧基（$ROO \cdot$）等自由基。维生素 C 还能使生育酚自由基重新还原生成生育酚，反应生成的抗坏血酸自由基在一定条件下又可被 $NADH_2$ 的体系酶还原为抗坏血酸。因此，生育酚、维生素 C 和 $NADH_2$ 在体内可协同清除自由基。

维生素 C 缺乏时可引起坏血病。坏血病起病缓慢，自饮食缺乏维生素 C 至发展成坏血病，一般历时 4~7 个月。患者多有体重减轻、四肢无力、衰弱、肌肉关节等疼痛、牙龈松肿，牙龈炎、间或有感染发炎。婴儿常有激动、软弱、倦怠、食欲减退、四肢动痛、肋软骨接头处扩大、四肢长骨端肿胀以及有出血倾向等，全身任何部位可出现大小不等和程度不同的出血、血肿或瘀斑。维生素 C 缺乏还可引起胶原合成障碍，故可致骨有机质形成不良而导致骨质疏松。坏血病患者若得不到及时治疗，可发展到晚期，此时可因发热、水肿、麻痹或肠坏疽而死亡。

（2）膳食参考摄入量

中国营养学会建议的膳食维生素 C 参考摄入量，见表 3-56。

表 3-56　中国居民膳食维生素 C 参考摄入量　单位：mg/d

人群（岁）	EAR	RNI	PI-NCD	UL	人群（岁）	EAR	RNI	PI-NCD	UL
0~		40（AI）	—	—	14~		100		1 800
0.5~		40（AI）	—	—	18~		100	200	2 000
1~		40	—	400	孕妇（早）		+0	200	2 000
4~		50	—	600	孕妇（中）		+15	200	2 000
7~		65	—	1 000	孕妇（晚）		+15	200	2 000
11~		90	—	1 400	乳母		+50	200	2 000

（3）食物来源

维生素 C 主要来源于新鲜蔬菜与水果，常见食物中维生素 C 含量见表 3-57。蔬菜中，辣椒、茼蒿、苦瓜、白菜、豆角、菠菜、土豆、韭菜等中含量丰富；水果中，酸枣、红枣、草莓、柑橘、柠檬等中含量最多；在动物的内脏中也含有少量的维生素 C。

表 3-57　常见食物的维生素 C 含量　　单位：mg/100 g

食物名称	含量	食物名称	含量	食物名称	含量	食物名称	含量
酸枣	1 170	草莓	47	柚	23	桃	10
枣（鲜）	243	白菜	47	柠檬	22	黄瓜	9
沙棘	160	荠菜	43	白萝卜	21	黄豆芽	8
红辣椒	144	卷心菜	40	猪肝	20	西瓜	7
猕猴桃	131	豆角	39	橘	19	茄子	5
芥菜	72	绿茶	37	番茄	19	香菇	5
灯笼椒	72	菠菜	32	鸭肝	18	牛心	5
柑	68	柿	30	菠萝	18	猪心	4
菜花	61	马铃薯	27	胡萝卜	16	杏	4
茼蒿	57	甘薯	26	花生	14	苹果	4
苦瓜	56	葡萄	25	芹菜	12	牛乳	1
山楂	53	韭菜	24	梨	11		

培训课程　5

水

　　水是构成身体的主要成分之一，而且还具有重要的调节人体生理功能的作用，水是维持生命的重要物质基础。对人的生命而言，断水比断食的威胁更为严重，例如，人如断食而只饮水时尚可生存数周；但如断水，则只能生存数日，一般断水 5～10 天即可危及生命。断食至所有体脂和组织蛋白质耗尽 50% 时，才会死亡；而断水至失去全身水分 10% 就可能死亡。可见水对于生命的重要性。

　　水在体内的分布：水是人体中含量最多的成分。总体水（体液总量）可因年龄、性别和体形的胖瘦而存在明显个体差异。新生儿总体水最多，约占体重的 80%；婴幼儿次之，约占体重的 70%；随着年龄的增长，总体水逐渐减少，10～16 岁以后，减至成人水平；成年男子总体水约为体重的 60%，女子为 50%～55%；40 岁以后随肌肉组织含量的减少，总体水也逐渐减少，一般 60 岁以上男性为体重的 51.5%，女性为 45.5%。总体水还随机体脂肪含量的增多而减少，因为脂肪组织含水量较少，仅 10%～30%，而肌肉组织含水量较多，可达 75%～80%。水在体内主要分布于细胞内和细胞外。细胞内液约占总体水的 2/3，细胞外液约占 1/3。各组织器官的含水量相差很大，以血液中最多，脂肪组织中较少，见表 3-58。女性体内脂肪较多，故水含量不如男性高。

表 3-58　各组织器官的含水量（以重量计）

组织器官	水分（%）	组织器官	水分（%）
血液	83.0	脑	74.8
肾	82.7	肠	74.5
心	79.2	皮肤	72.0
肺	79.0	肝	68.3

续表

组织器官	水分（%）	组织器官	水分（%）
脾	75.8	骨骼	22.0
肌肉	75.6	脂肪组织	10.0

一、生理功能

1. 构成细胞和体液的重要组成成分

成人体内水分含量约占体重的 65%，血液中含水量占 80% 以上，水广泛分布在组织细胞内外，构成人体的内环境。

2. 参与人体内新陈代谢

水的溶解力很强，并有较大的电解力，可使水溶物质以溶解状态和电解质离子状态存在；水具有较大的流动性，在消化、吸收、循环、排泄过程中，可协助加速营养物质的运送和废物的排泄，使人体内新陈代谢和生理化学反应得以顺利进行。

3. 调节人体体温

水的比热值大，1 g 水升高或降低 1 ℃需要约 4.2 J 的能量，大量的水可吸收代谢过程中产生的能量，使体温不至于显著升高。水的蒸发热大，在 37 ℃体温的条件下，蒸发 1 g 水可带走 2.4 kJ 的能量。因此在高温下，体热可随水分经皮肤蒸发散热，以维持人体体温的恒定。

4. 润滑作用

在关节、胸腔、腹腔和胃肠道等部位，都存在一定量的水分，对器官、关节、肌肉、组织能起到缓冲、润滑、保护的作用。

二、水的缺乏

水摄入不足或水丢失过多，可引起体内失水亦称脱水。根据水与电解质丧失比例的不同，分为三种类型。

1. 高渗性脱水

高渗性脱水的特点是以水的流失为主，电解质流失相对较少。当失水量占体重的 2%～4% 时，为轻度脱水，表现为口渴、尿少、尿比重增高及工作效率降低等。失水量占体重的 4%～8% 时，为中度脱水，除上述症状外，可见皮肤干燥、口舌干裂、声音嘶哑及全身软弱等表现。如果失水量超过体重的8%，即为重度脱水，可见皮肤黏膜干燥、高热、烦躁、精神恍惚等。若达10%以上，则可危及生命。

2. 低渗性脱水

低渗性脱水以电解质流失为主，水的流失较少。此种脱水特点是循环血量下降，血浆蛋白质浓度增高，细胞外液低渗，可引起脑细胞水肿，肌肉细胞内水过多并导致肌肉痉挛。早期多尿，晚期尿少甚至闭尿，尿比重降低，尿 Na^+、Cl^- 降低或缺乏。

3. 等渗性脱水

此类脱水是水和电解质按比例流失，体液渗透压不变，临床较为常见。其特点是细胞外液减少，细胞内液一般不减少，血浆 Na^+ 浓度正常，兼有上述两型脱水的特点，有口渴和尿少表现。

三、水的适宜摄入量

水的需要量主要受代谢情况、年龄、体力活动、温度、膳食等因素的影响，故水的需要量变化很大。

中国营养学会提出的水适宜摄入量，见表3-59。

表3-59　中国居民水适宜摄入量　　　　　单位：L/d

人群（岁）	饮水量 A		总摄入量 B	
	男性	女性	男性	女性
0～	—	—	0.7[C]	0.7[C]
0.5～	—	—	0.9	0.9
1～	—	—	1.3	1.3
4～	0.8	0.8	1.6	1.6
7～	1.0	1.0	1.8	1.8
11～	1.3	1.1	2.3	2.0
14～	1.4	1.2	2.5	2.2
18～	1.7	1.5	3.0	2.7
孕妇（早）	—	+0.2	—	+0.3
孕妇（中）	—	+0.2	—	+0.3

人群（岁）	饮水量 A		总摄入量 B	
	男性	女性	男性	女性
孕妇（晚）	—	+0.2	—	+0.3
乳母	—	+0.6	—	+1.1

A 温和气候条件下，轻水平的身体活动。如果在高温或进行中等以上身体活动时，应适当增加水摄入量。

B 总摄入量包括食物中的水以及饮水中的水。

C 纯母乳喂养的婴儿不需要额外补充水分。

四、人体水平衡及其调节

1. 水的平衡

正常人每日水的来源和排出处于动态平衡。水的来源和排出量每日维持在 2 500 mL 左右，见表 3-60。体内水的来源包括饮水和食物中的水及内生水三大部分。通常每人每日饮水约 1 200 mL，食物中含水约 1 000 mL，内生水约 300 mL。内生水主要来源于蛋白质、脂肪和碳水化合物代谢时产生的水。每克蛋白质产生的代谢水为 0.42 mL，脂肪为 1.07 mL，碳水化合物为 0.6 mL。

表 3-60 正常成人每日水的出入平衡量

来源	摄入量（mL）	排出器官	排出量（mL）
饮水或饮料	1 200	肾脏（尿）	1 500
食物	1 000	皮肤（蒸发）	500
内生水	300	肺（呼气）	350
		大肠（粪便）	150
合计	2 500	合计	2 500

体内水的排出以经肾脏为主，约占 60%，其次是经肺、皮肤和粪便排出。一般成人每日尿量为 500~4 000 mL，最低量为 300~500 mL，低于此量，可引起代谢产生的废物在体内堆积，影响细胞的功能。皮肤以出汗的形式排出体内的水，出汗分为非显性和显性两种，前者为不自觉出汗，很少通过汗腺活动产生；后者是汗腺活动的结果。一般成年人经非显性出汗排出的水量为 300~500 mL，婴幼儿体表面积相对较大，非显性失水也较多。显性出汗量与运动量、劳动强度、环境

温度和湿度等因素有关，特殊情况下，每日出汗量可达 10 L 以上。经肺和粪便排出水的比例相对较小，但在特殊情况下，如高温、高原环境以及胃肠道炎症引起的呕吐、腹泻时，可造成大量失水。

2. 水平衡的调节

体内水的正常平衡受神经系统的口渴中枢、垂体后叶分泌的抗利尿激素及肾脏调节。口渴中枢是调节体内水平衡的重要环节，当血浆渗透压过高时，可引起口渴中枢神经兴奋，激发饮水行为。抗利尿激素通过改变肾脏远端小管和集合小管对水的通透性，以影响水分的重吸收调节水的排出。抗利尿激素的分泌也受血浆渗透压、循环血量和血压等调节。肾脏则是水分排出的主要器官，通过排尿多少和对尿液的稀释和浓缩功能，调节体内水平衡。当机体失水时，肾脏排出浓缩性尿，使水保留在体内，防止循环功能衰竭；体内水过多时，则排尿增加，减少体内水量。电解质与水的平衡有着依存关系，钠主要存在于细胞外液，钾主要存在于细胞内液，都是构成渗透压、维持细胞内外水分恒定的重要因素。因此钾、钠含量的平衡是维持水平衡的根本条件。当细胞内钠含量增多时，水进入细胞引起水肿；反之丢失钠过多，水量减少，引起缺水；而钾则与钠有拮抗作用。

培训课程 **6**

膳食纤维

膳食纤维是指植物性食物中含有的，不能被人体小肠消化吸收的，对人体有健康意义的碳水化合物。它包括纤维素、半纤维素、果胶、菊粉等，还包括木质素等其他一些成分。

膳食纤维可分为可溶性膳食纤维与非可溶性膳食纤维。前者包括部分半纤维素、果胶和树胶等，后者包括纤维素、木质素等。

一、膳食纤维的主要特性

1. 吸水作用

膳食纤维有很强的吸水能力或与水结合的能力。此作用可使肠道中粪便的体积增大，加快其转运速度，减少其中有害物质接触肠壁的时间。

2. 黏滞作用

一些膳食纤维具有强的黏滞性，能形成黏液性溶液，包括果胶、树胶、海藻多糖等。

3. 结合有机化合物作用

膳食纤维具有结合胆酸和胆固醇的作用。

4. 阳离子交换作用

其作用与糖醛酸的羧基有关，可在胃肠内结合无机盐，如 K^+、Na^+、Fe^{3+} 等阳离子形成膳食纤维复合物，影响其吸收。

5. 细菌发酵作用

膳食纤维在肠道易被细菌酵解，其中可溶性膳食纤维可完全被细菌所酵解，而不溶性膳食纤维则不易被酵解。酵解后产生的短链脂肪酸如乙酸、丙酸等均可作为肠道细胞和细菌的能量来源。

二、生理功能

1. 有利于食物的消化过程

膳食纤维能增加食物在口腔咀嚼的时间，可促进肠道消化酶分泌，同时加速肠道内容物的排泄，这些都有利于食物的消化吸收。

2. 降低血清胆固醇

膳食纤维可结合胆酸，故有降血脂作用，此作用以可溶性纤维（如果胶、树胶、豆胶）的降脂作用较明显，而非水溶性纤维无此种作用。

3. 预防胆石形成

大部分胆石是由于胆汁内胆固醇过度饱和所致，当胆汁酸与胆固醇失去平衡时，就会析出小的胆固醇结晶而形成胆石。膳食纤维可降低胆汁和胆固醇的浓度，使胆固醇饱和度降低，而减少胆石症的发生。

4. 维护结肠功能

肠道厌氧菌大量繁殖会使中性或酸性类固醇，特别是胆酸、胆固醇及其代谢物降解，产生的代谢产物可能是致癌物。膳食纤维可抑制厌氧菌，促使嗜氧菌的生长，使具有致癌性的代谢物减少；同时膳食纤维还可借其吸水性扩大粪便体积，缩短粪便在肠道的时间，防止致癌物质与易感的肠黏膜之间的长时间接触，从而减少产生癌变的可能性。

5. 防止能量过剩和肥胖

膳食纤维有很强的吸水能力或结合水的能力，可增加胃内容物容积而增加饱腹感，从而减少摄入的食物和能量，有利于控制体重，防止肥胖。

此外，食物纤维还有防止习惯性便秘，预防食道裂孔疝、痔疮等作用。

三、膳食参考摄入量与食物来源

中国营养学会提出，膳食纤维适宜摄入量（AI）为：我国成人（19~50岁）为 25~30 g/d；14岁以上青少年按 12.5~15.0 g/1 000 kcal 计算，14岁以下儿童可按照 10 g/1 000 kcal 计算；婴儿难以准确估计摄入量，伴随辅食的添加，膳食纤维的摄入量从 6月龄到 12月龄，可逐步提高到 10 g/1 000 kcal。

膳食纤维主要来源于植物性食物，如粮谷类的麸皮和糠含有大量纤维素、半纤维素和木质素；柑橘、苹果、香蕉、柠檬等水果和洋白菜、甜菜、苜蓿、豌豆、蚕豆等蔬菜含有较多的果胶。除了天然食物所含自然状态的膳食纤维外，近年有多种粉末状、单晶体等形式从天然食物中提取的膳食纤维产品。

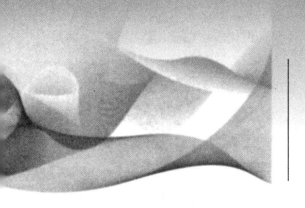

职业模块 4
食物营养基础

人体所需要的能量和营养素主要从食物中获得。自然界供人类食用的食物有数百种，根据其来源可分为植物性食物和动物性食物两大类。前者包括谷类、豆类、蔬菜、水果等，主要提供能量、蛋白质、碳水化合物、脂类、大部分维生素和矿物质；后者包括肉类、蛋类、乳类等，主要提供优质蛋白质、脂类、脂溶性维生素、矿物质等。

各种食物由于所含营养素的种类和数量能满足人体营养需要的程度不同，故营养价值有高低之分。所含营养素种类齐全，数量及其相互比例适宜，易被人体消化吸收利用的食物，营养价值相对较高；所含营养素种类不全，或数量欠缺，或相互比例不适当，不易被机体消化吸收利用的食物，其营养价值相对较低。自然界的食物都各具特色，其营养价值各不相同。如谷类食物蛋白质中赖氨酸较少，其蛋白质营养价值较低，但谷类食物含有较多的矿物质、维生素、膳食纤维等，有利于预防一些慢性病；肉类中蛋白质组成适合人体的需要，其营养价值较高，但脂肪组成中饱和脂肪酸比例较高，对患有心血管疾病、血脂过高的人不利。营养素的种类和含量可因食物的种类、品系、部位、产地和成熟程度等不同而存在差异。因此，了解各种食物的营养价值，对保障人体健康具有十分重要的意义。

培训课程 1

植物性食物的营养价值

植物性食物主要包括谷类、豆类、蔬菜、水果、薯类、坚果、种子等。植物性食物多富含碳水化合物、维生素和矿物质，是人类获取能量、营养素和植物有效成分的主要来源。因品种、生长地区、环境与条件等不同，每类食物的营养素含量和质量特点各不相同，了解它们各自的营养价值，就可从中合理选择，合理利用，组成平衡膳食。

一、谷类

谷类是指以禾本植物为主的粮食作物籽实总称，包括稻米、小麦、玉米、小米、高粱、粟、燕麦、荞麦等。谷类富含碳水化合物，是人体能量的主要来源，我国人民膳食中以谷类为主，约 66% 的能量（多来源于碳水化合物）、58% 的蛋白质来自谷类。此外，谷类食物还供给较多的 B 族维生素和矿物质，故谷类在我国人民膳食中占重要地位。

1. 主要营养成分及组成特点

（1）碳水化合物

谷类碳水化合物含量最为丰富，主要集中在胚乳中，多数含量在 70% 以上。一般而言，碳水化合物的含量在稻米中较高，小麦粉次之，玉米中较低。碳水化合物存在的主要形式为淀粉，以直链淀粉为主。由于加工方式不同，谷类中的膳食纤维和微量营养素水平变化较大。目前可以通过基因工程改变谷类淀粉的结构，培育直链淀粉含量高的品种，以增加抗性淀粉或膳食纤维成分含量。

（2）蛋白质

谷类蛋白质含量一般为 7%~12%，其中稻谷中的蛋白质含量低于小麦粉，小麦胚粉含量最高，每 100 g 可达 36.4 g，莜麦面的含量也较高。谷类蛋白质氨基酸组成中赖氨酸含量相对较低，因此谷类蛋白质生物学价值不及动物性蛋白质。谷类蛋白质的生物价：大米 77、小麦 67、大麦 64、小米 57、玉米 60、高粱 56。

（3）脂类

谷类脂肪含量多数为 0.4%~7.2%，以小麦胚粉中最高，其次为莜麦、玉米和小米，小麦粉较低，稻米类最低。谷类脂肪组成主要为不饱和脂肪酸，质量较好。从玉米和小麦胚芽中提取的胚芽油，80% 为不饱和脂肪酸，其中亚油酸为 60%，具有降低血清胆固醇，防止动脉粥样硬化的作用。

（4）维生素

谷类中的维生素主要以 B 族维生素为主，如维生素 B_1、维生素 B_2、烟酸、泛酸、吡哆醇等，其中维生素 B_1 和烟酸含量较多，是我国居民膳食维生素 B_1 和烟酸的主要来源，维生素 B_2 含量普遍较低，在黄色玉米和小米中还含有较多的类胡萝卜素，在小麦胚粉中含有丰富的维生素 E。

维生素主要分布在糊粉层和谷胚中，因此，谷类加工越细，上述维生素损失就越多。玉米含烟酸较多，但主要为结合型，不易被人体吸收利用，故以玉米为

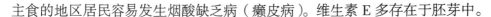

主食的地区居民容易发生烟酸缺乏病（癞皮病）。维生素 E 多存在于胚芽中。

（5）矿物质

谷类含矿物质约 1.5%～3%，包括钙、磷、钾、钠、镁及一些微量元素，其中小麦胚粉中除铁含量较低外，其他矿物质含量普遍较高；在莜麦粉、荞麦、高粱、小米和大麦中铁的含量较为丰富；在大麦中，锌和硒的含量较高。谷类矿物质与维生素一样，也主要分布在谷皮和糊粉层中。

2. 合理利用

（1）合理加工

加工有利于谷类的食用和消化吸收，但由于蛋白质、脂类、矿物质和维生素主要存在于谷粒表层和谷胚中，因此加工精度越高，营养素损失就越多，影响最大的是维生素和矿物质。为了保持良好的感官性状和利于消化吸收，又要最大限度地保留各种营养素，在预防营养缺乏病方面起到良好的效果，就要进行合理加工。

（2）合理烹调

烹调过程可使一些营养素损失，如在大米淘洗过程中，维生素 B_1 可损失 30%～60%，维生素 B_2 和烟酸可损失 20%～25%，矿物质损失 70%。淘洗次数越多、浸泡时间越长、水温越高，损失越多。米、面在蒸煮过程中，B 族维生素有不同程度的损失，烹调方法不当时，如加碱蒸煮、炸油条等，则损失更为严重，因此稻米以少搓少洗为好，面粉蒸煮加碱要适量，且要少炸少烤。

（3）合理储存

谷类在一定条件下可以储存很长时间而质量不会发生变化，但当环境条件发生改变，如水分含量高、环境湿度大、温度较高时，谷粒内酶的活性增大，呼吸作用加强，使谷粒发热，促进霉菌生长，导致蛋白质、脂肪分解产物积聚，酸度升高，最后霉烂变质，失去食用价值。故粮谷类食品应在避光、通风、阴凉和干燥的环境中储存。

（4）合理搭配

谷类食物蛋白质中的赖氨酸含量普遍较低，宜与含赖氨酸多的豆类和动物性食物混合食用，以提高谷类蛋白质的营养价值。

二、豆类及其制品

按营养成分含量的多少，豆类可分为大豆类和除此之外的其他豆类。大豆类按种皮的颜色可分为黄、青、黑、褐和双色等大豆五种。其他豆类包括蚕豆、豌豆、绿豆、小豆等。豆制品是由大豆（或绿豆）等原料制作的半成品食物，包括豆浆、豆腐、豆腐干等。豆类及其制品富含蛋白质、脂肪、淀粉、矿物质等各类营养素，是我国居民重要的优质蛋白质的来源。

1. 豆类的主要营养特点

（1）蛋白质

豆类是蛋白质含量较高的食品，为 20% ~ 36%；其中大豆类最高，在 30% 以上；其他豆类，如绿豆、赤小豆、扁豆、豌豆等的蛋白质含量在 20% ~ 25%；豆制品蛋白质含量差别较大，高者可达 16% ~ 20%，如烤麸、素鸡、豆腐干，低者只有 2% 左右，如豆浆、豆腐脑。

蛋白质中含有人体需要的全部氨基酸，属完全蛋白，虽然赖氨酸含量较多，但蛋氨酸含量较少，因此蛋白质的利用率相对较低。

（2）脂类

豆类脂肪含量以大豆类为高，在 15% 以上；其他豆类较低，在 1% 左右，其中绿豆、赤小豆、扁豆在 1% 以下；豆制品脂肪含量差别较大，豆腐、豆腐干等较高，豆浆、烤麸等较低。

大豆脂肪组成以不饱和脂肪酸居多，其中油酸占 32% ~ 36%，亚油酸占 51.7% ~ 57.0%，亚麻酸占 2% ~ 10%，此外尚有 1.64% 左右的磷脂。由于大豆富含不饱和脂肪酸，所以是高血压、动脉粥样硬化等疾病患者的理想食物。

（3）碳水化合物

大豆中含碳水化合物在 34% 左右。豆制品依据加工方法和水分含量，碳水化合物普遍较低，高者为 10% 左右，如豆腐干、烤麸；低者在 5% 以下，豆浆中仅含 1%。大豆类碳水化合物组成比较复杂，其中难消化纤维素和低聚糖在 15% 以上，如棉籽糖、水苏糖等，并含有部分可溶性糖类。纤维素和低聚糖在体内较难消化，其中有些在大肠内成为细菌的营养素来源。细菌在肠道内生长繁殖过程中能产生过多的气体而引起肠胀气。

其他豆类碳水化合物主要以淀粉形式存在，碳水化合物含量较大豆高很多，如绿豆、赤小豆、芸豆、蚕豆等含碳水化合物 60% 以上，还含有少量的糖类，故食有甜味。

（4）维生素

豆类含有胡萝卜素、维生素 B_1、维生素 B_2、烟酸、维生素 E 等，相对于谷类而言，豆类的胡萝卜素和维生素 E 含量较高，但维生素 B_1 含量较低，烟酸含量差别不大。种皮颜色较深的豆类，胡萝卜素含量较高，如黄豆、黑豆、青豆、绿豆等，青豆中胡萝卜素含量可达 790 μg/100 g。干豆类几乎不含抗坏血酸，但经发芽做成豆芽后，其含量明显提高，如黄豆芽，每 100 g 含有 8 mg 维生素 C。

（5）矿物质

豆类矿物质含量为 2% ~ 4%，包括钾、钠、钙、镁、铁、锌、硒等。大豆中的矿物质含量略高于其他豆类，在 4% 左右，其他豆类为 2% ~ 3%，豆制品多数在 2% 以下。与谷类比较，豆类的钙、钾、钠等的含量较高，但微量元素含量略低于谷类。

相对而言，大豆类中钾、铁的含量较为丰富，而其他豆类略低。

（6）豆类中的其他成分

大豆中具有很多生物活性物质，如大豆低聚糖、大豆多肽、低聚肽、植物固醇、大豆磷脂、大豆皂苷和大豆异黄酮等。目前，这些非营养素生物活性物质引起极大关注，并广泛用于功能食品开发中。

另外，在大豆、菜豆、芸豆、黄豆、四季豆等豆类食物中，还存在蛋白酶抑制剂，生食大豆会抑制蛋白酶的活性，影响人体对蛋白质的消化和吸收，引起胰腺肿大等不良反应，但通过加热即可破坏蛋白抑制酶的活性。

其他抗营养因子如植酸、红细胞凝集素、胀气因子会使人体产生不适。但经过加热处理或其他方法加工后可减少或去除。

2. 豆类及其制品的合理利用

不同加工和烹调方法，对大豆蛋白质的消化率有明显的影响。整粒熟大豆的蛋白质消化率仅为 65.3%，但加工成豆浆后可达 84.9%，豆腐可提高到 92% ~ 96%。大豆中含有抗胰蛋白酶的因子，它能抑制胰蛋白酶的消化作用，使大豆难以分解为人体可吸收利用的各种氨基酸，经过加热煮熟后，这种因子即被破坏，消化率随之提高，所以大豆及其制品须经充分加热煮熟后再食用。

豆类蛋白质含有较多的赖氨酸，与谷类食物混合食用，可较好地发挥蛋白质的互补作用，提高谷类食物蛋白质的利用率，因此豆类食物宜与谷类食物搭配食用。

豆类中膳食纤维含量较高，特别是豆皮，因此国外有人将豆皮经过处理后磨成粉，作为高纤维用于烘焙食品。

三、坚果

坚果是以种仁为食用部分，因外覆木质或革质硬壳，故称坚果。按脂肪含量的不同，坚果可分为油籽类坚果和淀粉类坚果。前者包括核桃、榛子、杏仁、腰果、花生、西瓜籽等；后者包括栗子、银杏、莲子、芡实等。按照其植物学来源的不同，又可以分为木本坚果和草本坚果两类，前者包括核桃、榛子、杏仁、松子、香榧、腰果、银杏、栗子、澳洲坚果，后者包括花生、葵花籽、西瓜籽、南瓜籽、莲子等。坚果多富含脂肪和淀粉，是高能量食物。

1. 营养特点

（1）脂肪

坚果脂肪含量较高，多在 40% 左右，其中松子、杏仁、榛子、葵花籽等达 50% 以上，坚果类当中的脂肪多为不饱和脂肪酸，富含必需脂肪酸，是优质的植物性脂肪。按照脂肪含量的不同，坚果可以分为油脂类坚果和淀粉类坚果，前者富含油脂多在 40% 以上，如核桃、榛子、杏仁、松子、腰果、花生、葵花籽等。

（2）碳水化合物

淀粉类坚果淀粉含量高而脂肪很少，包括栗子、芡实、银杏、莲子等，碳水化合物含量在 70% 左右。油类坚果含碳水化合物 20% 左右，如松子、腰果、花生、葵花籽等。

（3）蛋白质

新鲜的坚果蛋白质含量多为 12%～22%，其中有些蛋白质含量更高，如西瓜籽和南瓜籽中的蛋白质含量达 30% 以上。

（4）维生素和矿物质

坚果类是维生素 E 和 B 族维生素的良好来源，包括维生素 B_1、维生素 B_2、烟酸和叶酸，黑芝麻中维生素 E 含量多达 50.4 mg/100 g，一般鲜果中含有少量维生素 C，干果中极少或无。坚果富含钾、镁、磷、钙、铁、锌、硒、铜等矿物质，铁的含量以黑芝麻为最高，硒的含量以腰果为最多，在榛子中含有丰富的锰，坚果中锌的含量普遍较高。

2. 合理利用

大多数坚果可以不经烹调直接食用，但花生、瓜子等一般经炒熟后食用。坚果仁经常制成煎炸、焙烤食品，作为日常零食食用，也是制造糖果和糕点的原料，并用于各种烹调食品的加香。植物油多来自芝麻、葵花籽、花生、胡麻等。多数坚果水分含量低而较耐储藏，但含油坚果的不饱和程度高，易受氧化或滋生霉菌而变质，应当保存于干燥阴凉处，并尽量隔绝空气。

四、蔬菜类

蔬菜品类繁多，按其结构及可食部分不同，可分为叶菜类、根茎类、瓜茄类、鲜豆类和菌藻类等，多富含维生素、矿物质和膳食纤维等营养物质，对刺激胃肠蠕动、消化液分泌，促进食欲，调节体内酸碱平衡都有很大作用。蔬菜类食物所含的营养成分因其种类不同，差异较大。

1. 主要营养成分及组成特点

（1）叶菜类

叶菜类食物主要包括白菜、菠菜、油菜、韭菜、苋菜等。蛋白质含量较低，一般为 1%～2%，脂肪含量不足 1%，碳水化合物含量为 2%～4%，膳食纤维含量约 1.5%。叶菜类是类胡萝卜素、维生素 B_2、维生素 C、矿物质及膳食纤维的良好来源，其中深绿和橙色蔬菜维生素含量较为丰富，特别是类胡萝卜素的含量较高。叶菜类食物维生素 C 的含量多在 35 mg/100 g 左右，其中菜花、西兰花、芥篮等含量较高，每 100 g 在 50 mg 以上；维生素 B_1、烟酸和维生素 E 的含量普遍较谷类和豆类低，与其水分含量高有关。矿物质的含量在 1% 左右，种类较多，包括钾、钠、钙、镁、铁、锌、硒、铜、锰等，是膳食矿物质的主要来源。

（2）根茎类

根茎类主要包括萝卜、胡萝卜、藕、山药、芋头、马铃薯、甘薯、葱、蒜、竹笋等。根茎类蛋白质含量为 1%～2%，脂肪含量不足 0.5%，碳水化合物含量相差较大，低者为 3% 左右，高者可达 20% 以上。膳食纤维的含量较叶菜类低，约为 1%。胡萝卜中含胡萝卜素最高，每 100 g 中可达 4 130 μg。硒的含量以大蒜、芋头、洋葱、马铃薯等最高。

（3）瓜茄类

瓜茄类食物包括冬瓜、南瓜、丝瓜、黄瓜、茄子、番茄、辣椒等。瓜茄类因水分含量高，营养素含量相对较低。蛋白质含量为 0.4%～1.3%，脂肪微量，碳水化合物含量 0.5%～9.0%，膳食纤维含量 1% 左右。胡萝卜素含量以南瓜、番茄和辣椒为最高，维生素 C 含量以辣椒、苦瓜较高。番茄中的维生素 C 含量虽然不很高，但受有机酸保护，损失很少，且食入量较多，是人体维生素 C 的良好来源。辣椒中还含有丰富的硒、铁和锌，是一种营养价值较高的蔬菜。

（4）鲜豆类

鲜豆类食物包括毛豆、豇豆、四季豆、扁豆、豌豆等。与其他蔬菜相比，营养素含量相对较高。蛋白质含量为 2%～14%，平均 4% 左右，其中毛豆和上海出产的发芽豆可达 12% 以上。鲜豆类食物脂肪含量不高，除毛豆外，均在 0.5% 以下；碳水化合物为 4% 左右，膳食纤维为 1%～3%。胡萝卜素含量普遍较高，每 100 g 中的含量大多在 200 μg 左右，其中以甘肃出产的龙豆和广东出产的玉豆较高，达 500 μg/100 g 以上。此外，鲜豆类食物还含有丰富的钾、钙、铁、锌、硒等。铁的含量以发芽豆、刀豆、蚕豆、毛豆较高，每 100 g 中含量在 3 mg 以上。锌的含量以蚕豆、豌豆和芸豆较高，每 100 g 中含量均超过 1 mg，硒的含量以玉豆、龙豆、毛豆、豆角和蚕豆较高，每 100 g 中的含量在 2 μg 以上。鲜豆类食物核黄素含量与绿叶蔬菜相似。

（5）菌藻类

菌藻类食物包括食用菌和藻类食物。食用菌是指供人类食用的真菌，有 500 多个品种，常见的有蘑菇、香菇、银耳、木耳等品种。藻类是无胚、自养、以孢子进行繁殖的低等植物，可供人类食用的有海带、紫菜、发菜等。

菌藻类食物富含蛋白质、膳食纤维、碳水化合物，维生素和微量元素。蛋白质含量以发菜、香菇和蘑菇最为丰富，在 20% 以上。蛋白质氨基酸组成比较均衡，必需氨基酸含量占蛋白质总量的 60% 以上，脂肪含量低。碳水化合物含量差别较大，干品在 50% 以上，如蘑菇、香菇、银耳、木耳等；鲜品较低，如金针菇、海带等，不足 7%。胡萝卜素含量差别较大，在紫菜和蘑菇中含量丰富，其他菌藻中较低。维生素 B_1 和维生素 B_2 含量也比较高。微量元素含量丰富，尤其是铁、锌和硒，其含量约是其他食物的数倍甚至 10 余倍。在海产植物中，如海带、紫菜等，还含丰富的碘，每 100 g 海带（干）中碘含量可达 36 mg。海藻多含多不饱和脂肪酸（如 DHA），目前保健食品用 DHA 多来源于裂壶藻、双鞭甲藻等。

2. 合理利用

（1）合理选择

蔬菜含丰富的维生素，除维生素 C 外，一般叶部维生素含量比根茎部高，嫩叶比枯叶高，深色菜叶比浅色高，因此在选择时，应注意选择新鲜、色泽深的蔬菜。

（2）合理加工与烹调

蔬菜所含的维生素和矿物质易溶于水，所以宜先洗后切，以减少蔬菜与水和空气的接触面积，避免损失。洗好的蔬菜放置时间不宜过长，以避免维生素氧化破坏，尤其要避免将切碎的蔬菜长时间地浸泡在水中。烹调时要尽可能做到急火快炒。有实验表明，蔬菜煮 3 min，其中维生素 C 损失 5%，10 min 达 30%。为了减少损失，烹调时加少量淀粉，可有效保护抗坏血酸。

（3）菌藻食物的合理利用

菌藻类食物除了可提供丰富的营养素外，还具有明显的保健作用。研究发现，蘑菇、香菇和银耳中含有多糖物质，具有提高人体免疫功能和抗肿瘤的作用。香菇中所含的香菇嘌呤，可抑制体内胆固醇形成和吸收，促进胆固醇分解和排泄，有降血脂作用。黑木耳能抗血小板聚集和降低血凝，减少血液凝块，防止血栓形成，有助于防治动脉粥样硬化。海带因含有大量的碘，临床上常用来治疗缺碘性甲状腺肿。

五、水果类

水果从状态分类可分为鲜果、干果。从形态和特征或果树的种类分类可分为仁果、核果、浆果、柑橘类、热带水果、瓜果等。仁果类多指含有果芯小型种子的水果，如苹果、梨、山楂等。核果类多指内果含有木质化的硬核，核中有仁，如桃、李、梅、杏、樱桃等。浆果类多汁、种子小而多，子散布在果肉中，如葡萄、草莓、桑葚、石榴、无花果等。柑橘类很常见，如甜橙、柚子等。瓜果如西瓜、甜瓜、哈密瓜等。热带和亚热带水果或多年生草本，如香蕉、菠萝、杧果、荔枝等。水果与蔬菜一样，是低能量的食物，主要提供维生素和矿物质。

1. 主要营养成分及组成特点

（1）水分

新鲜果品组织中含有大量的水分，一般果品的含水量为 70%~90%。果品中的水分以游离水、胶体结合水和化合水三种不同的状态存在。其中游离在果品组织的细胞间隙和液泡中水分占总量的 70%~80%。胶体结合水是与果品组织中的蛋白质、多糖类等结合在一起，不能自由流动的水分。化合水是存在于果品化学物质中的水分，一般不会因干燥作用而损失。

（2）碳水化合物

碳水化合物是果品的主要成分。它包括葡萄糖、果糖及蔗糖、淀粉、膳食纤维素、果胶和低聚、多聚糖类等。

仁果类、浆果类食物主要含果糖和葡萄糖，核果类食物主要含蔗糖，葡萄糖和果糖次之；柑橘类食物主要含蔗糖。以淀粉多糖为主的有香蕉、苹果、西洋梨等。淀粉在淀粉酶或酸的作用下，会逐步分解后变成葡萄糖，所以含淀粉多的果实经过储藏后其口味会变甜。

水果纤维素和果胶是水果的骨架物质，是细胞壁的主要构成成分。膳食纤维在水果皮层含量最多。水果种类不同，果胶的含量和性质亦有差异，水果中的山楂、柑橘、苹果等含有较多的果胶。纤维素和果胶不能被人体消化吸收，但可促进肠壁蠕动并有助于食物消化及粪便的排出。

（3）维生素

水果中含丰富的维生素，是人体所需维生素的重要来源。水果中的维生素种类和含量与水果的种类有关。

一些黄色、红色的水果中含有较多的类胡萝卜素，如杧果、杏、枇杷中胡萝卜素的含量分别为 3.8 mg/100 g、1.3 mg/100 g、1.5 mg/100 g。维生素 C 在鲜枣、橘子中的含量特别高，可达到 300 ~ 600 mg/100 g，其他水果，如山楂和柑橘中含量也比较高，分别为 90 mg/100 g 和 40 mg/100 g；但仁果类水果中维生素 C 的含量并不高，苹果、梨、桃、李、杏等水果中的含量一般不超过 5 ~ 6 mg/100 g。

（4）矿物质

水果中含有各种矿物质，如钙、磷、铁、硫、镁、钾、钠、碘、铜等。它们大多以硫酸盐、磷酸盐、碳酸盐、有机酸盐和与有机物相结合的状态存在于植物体内，是人们获得矿物质的重要来源。矿物质含量的多少，在水果的不同种类间有很大差异，一般而言，新鲜水果每 100 g 可食部分含有的灰分为 0.2% ~ 3%，大致表明矿物质总量。

（5）有机酸

水果中因含有多种有机酸而具有酸味，有机酸中柠檬酸、苹果酸、酒石酸含量较多，此外还有少量的苯甲酸、水杨酸、琥珀酸和草酸等。在同一种果实内，往往是数种有机酸同时存在，如苹果中主要是苹果酸，但也含有少量的柠檬酸和草酸等。

（6）其他成分

水果除含有丰富的维生素和矿物质外，尚含有较多的植物化学物，如酚酸、黄酮、花青素、单宁等。单宁和多酚类化合物，它不仅影响到食品风味，而且还是影响食品变色的一个重要原因。一般果实未成熟时单宁含量较多，涩味较强。随着果实成熟度的提高，单宁发生一系列变化，使果实的涩味逐渐减少直至消失。水果中的含氮物质种类很多但含量很少，水果中存在着各种糖苷，大多数都具有苦味，其中某些糖苷还具有水果的独特风味。水果中较重要的糖苷有苦杏仁苷、橘皮苷、柚皮苷等。其中苦杏仁苷普遍存在于果实的种子中，以核果类的杏核、扁桃核、李核等含量较多。其他还包括色素物质，主要有叶绿素、类胡萝卜素、花青素以及抗坏血酸氧化酶、葡萄糖氧化酶、过氧化氢酶、淀粉酶、果胶酶、蛋白质分解酶等。

2. 加工利用

鲜果类水分含量高，易于腐烂，宜冷藏。水果可制成干果、罐头、果汁、果粉和其他加工制品。干果是新鲜水果经过加工晒干制成，如葡萄干、杏干、蜜枣和柿饼等。由于加工的影响，维生素损失较多，尤其是维生素 C。但干果便于储运，并别具风味，有一定的食用价值。水果中的碳水化合物主要以双糖或单糖形式存在，所以食之甘甜。矿物质含量除个别水果外，相差不大。果汁、罐头也是常见的加工制品。

培训课程 ② 动物性食物的营养价值

　　动物性食物分为畜禽肉、蛋类、水产类和乳类及其制品等。动物性食物富含优质蛋白、脂类、脂溶性维生素、B 族维生素和矿物质，是人类蛋白质的主要来源。

一、畜禽肉

　　畜禽肉包括畜肉和禽肉，前者指猪、牛、羊等的肌肉、内脏及其制品，后者包括鸡、鸭、鹅等的肌肉及其制品。畜禽肉的营养价值较高，饱腹作用强，可加工烹制成各种美味佳肴，是一种食用价值很高的食物。

1. 主要营养成分及组成特点

（1）蛋白质

　　畜禽肉中的蛋白质含量一般为 10%～20%，因动物的种类、年龄、肥瘦程度以及部位而异。在畜肉中，猪肉的蛋白质含量平均在 13.2% 左右；牛肉、羊肉、兔肉、马肉、鹿肉和骆驼肉可达 20% 左右；狗肉约为 17%。在禽肉中，鸡肉、鹌鹑肉的蛋白质含量较高，约为 20%；鸭肉约为 16%；鹅肉约为 18%。一般来说，心、肝、肾等内脏器官的蛋白质含量较高，而脂肪含量较少。

（2）脂类

　　脂肪含量因动物的品种、年龄、肥瘦程度、部位等不同有较大差异，低者为 2%，高者可达 89% 以上。在畜肉中，猪肉的脂肪含量最高，羊肉次之，牛肉最低，兔肉为 2.2%。在禽肉中，火鸡肉和鹌鹑肉的脂肪含量较低，在 3% 左右；鸡肉和鸽子肉为 9%～14%；鸭肉和鹅肉达 20% 左右。

　　畜禽肉内脏脂肪的含量为 2%～10%，脑最高，在 10% 左右，猪肾、鸭肝、羊心和猪心居中，为 5%～8%，其他在 4% 以下。

动物脂肪所含有的必需脂肪酸明显低于植物油脂，因此其营养价值低于植物油脂。在动物脂肪中，禽类脂肪所含必需脂肪酸的量高于家畜脂肪；家畜脂肪中，猪脂肪的必需脂肪酸含量又高于牛、羊等反刍动物的脂肪。总的来说，禽类脂肪的营养价值高于畜类脂肪。

（3）碳水化合物

畜禽肉碳水化合物含量为 0 ~ 9%，多数在 1.5%，主要以糖原的形式存在于肌肉和肝脏中。动物在宰前过度疲劳，糖原含量下降，宰后放置时间过长，也可因酶的作用，使糖原含量降低，乳酸相应增高，pH 值下降。

（4）维生素

畜禽肉可提供多种维生素，主要以 B 族维生素和维生素 A 为主。内脏含量比肌肉中多，其中肝脏特别富含维生素 A 和维生素 B_2，维生素 A 的含量以牛肝和羊肝为最高，维生素 B_2 含量则以猪肝最丰富。在禽肉中还含有较多的维生素 E。

（5）矿物质

畜禽肉矿物质的含量一般为 0.8% ~ 1.2%，瘦肉中的含量高于肥肉，内脏高于瘦肉。铁的含量以猪肝和鸭肝最丰富，在 23 mg/100 g 左右。畜禽肉中的铁主要以血红素形式存在，消化吸收率很高。在内脏中还含有丰富的锌和硒，牛肾和猪肾的硒含量是其他一般食品的数十倍。此外，畜禽肉还含有较多的磷、硫、钾、钠、铜等。钙的含量虽然不高，但吸收利用率很高。

2. 畜禽肉的合理利用

畜禽肉蛋白质营养价值较高，含有较多的赖氨酸，宜与谷类食物搭配食用，以发挥蛋白质的互补作用。为了充分发挥畜禽肉营养作用，还应注意将畜禽肉分散到每餐膳食中，不应集中食用。

因畜肉的脂肪和胆固醇含量较高，脂肪主要由饱和脂肪酸组成，食用过多易引起肥胖和高脂血症等疾病，因此膳食中的比例不宜过多。但是禽肉的脂肪含不饱和脂肪酸较多，故老年人及心血管疾病患者宜选用禽肉。内脏含有较多的维生素、铁、锌、硒、钙，特别是肝脏，维生素 B_2 和维生素 A 的含量丰富，因此宜适当食用。

二、蛋类及蛋制品

蛋类包括鸡蛋、鸭蛋、鹅蛋、鹌鹑蛋、鸽蛋、鸵鸟蛋、火鸡蛋、海鸥蛋及其加工制成的咸蛋、松花蛋等。蛋类的营养素含量不仅丰富，而且质量也很好，是一类蛋白质、脂肪以及各种微量营养素含量丰富、营养价值较高的食品。

1. 主要营养成分及组成特点

蛋的微量营养成分易受到禽类品种、饲料、季节等多方面因素的影响，但蛋中宏量营养素含量总体上基本稳定，各种蛋的营养成分有共同之处。

（1）蛋白质

全鸡蛋蛋白质的含量为 12% 左右，蛋清中略低，蛋黄中较高，加工成咸蛋或松花蛋后，略有提高。鸭蛋、鹅蛋和鹌鹑蛋的蛋白质含量与鸡蛋近似。

蛋白质氨基酸组成与人体需要最接近，因此生物价也最高，达 94。蛋白质中赖氨酸和蛋氨酸含量较高，与谷类和豆类食物混合食用，可弥补其赖氨酸或蛋氨酸的不足。蛋类蛋白质中还富含半胱氨酸，加热过度使半胱氨酸部分分解产生硫化氢，与蛋黄中的铁结合可形成黑色的硫化铁，煮蛋中蛋黄表面的青黑色和鹌鹑蛋罐头的黑色物质就来源于此。

（2）脂类

蛋清中含脂肪极少，98% 的脂肪存在于蛋黄中。蛋黄中的脂肪几乎全部以与蛋白质结合的良好乳化形式存在，因而消化吸收率高。

鸡蛋黄中脂肪含量约为 30%～33%，其中中性脂肪含量约占 62%～65%，磷脂占 30%～33%，固醇占 4%～5%，还有微量脑苷脂类。蛋黄中性脂肪的脂肪酸中，以油酸含量最为丰富，约占 50%，亚油酸约占 10%，其余主要是硬脂酸、棕榈酸和棕榈油酸，含微量的花生四烯酸。

蛋中胆固醇含量极高，主要集中在蛋黄，其中鹅蛋黄含量最高，每 100 g 达 1 696 mg，其次是鸭蛋黄，鸡蛋黄略低，但每 100 g 也达 1 510 mg；全蛋含量为 500～700 mg/100 g，其中鹌鹑蛋最低；加工成咸蛋或松花蛋后，胆固醇含量无明显变化；蛋清中不含胆固醇。

（3）碳水化合物

蛋中碳水化合物含量较低，为 1%～3%，蛋黄略高于蛋清，加工成咸蛋或松花蛋后有所提高。

（4）维生素

蛋中维生素含量十分丰富，且品种较为齐全，包括所有的 B 族维生素、维生素 A、维生素 D、维生素 E、维生素 K 和微量的维生素 C。其中绝大部分的维生素 A、维生素 D、维生素 E 和大部分维生素 B_1 都存在于蛋黄中。鸭蛋和鹅蛋的维生素含量总体而言高于鸡蛋，每 100 g 鸭蛋黄、鹅蛋黄中的维生素 A 含量高达

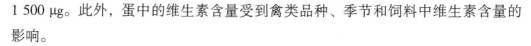

1 500 μg。此外，蛋中的维生素含量受到禽类品种、季节和饲料中维生素含量的影响。

（5）矿物质

蛋中的矿物质主要存在于蛋黄部分，蛋清部分含量较低。蛋黄中含矿物质为1.0%～1.5%，其中钙、磷、铁、锌、硒等含量丰富。

蛋中铁含量较高，但由于与蛋黄中的卵黄磷蛋白结合而对铁的吸收具有干扰作用，故而蛋黄中铁的生物利用率较低，仅为3%左右。

（6）其他

蛋黄中还含有丰富的卵磷脂、叶黄素，对婴幼儿脑发育及老年人黄斑性病变有保护作用。

2. 蛋类的合理利用

在生鸡蛋蛋清中，含有抗生物素蛋白和抗胰蛋白酶。抗生物素蛋白能与生物素在肠道内结合，影响生物素的吸收，食用者可引起食欲不振、全身无力、毛发脱落、皮肤发黄、肌肉疼痛等生物素缺乏的症状；抗胰蛋白酶能抑制胰蛋白酶的活力，妨碍蛋白质消化吸收，故不可生食蛋清。烹调加热可破坏这两种物质，消除它们的不良影响。但是蛋不宜过度加热，否则会使蛋白质过分凝固，甚至变硬变韧，形成硬块，反而影响食欲及消化吸收。

蛋黄中的胆固醇含量很高，大量食用能引起高脂血症，是动脉粥样硬化、冠心病等疾病的危险因素，但蛋黄中还含有大量的卵磷脂，对心血管疾病有防治作用。因此，吃鸡蛋要适量，每天一个整鸡蛋是好的选择。

三、水产类

水产品是生活于海洋或内陆水域，野生和人工养殖的有一定经济价值的生物种类的统称，包括鱼类、软体动物类、棘皮动物类、甲壳动物类、藻类等。其中可供人类食用的水产品加工而成的食品，称为水产食品。水产类食物是蛋白质、矿物质和维生素的良好来源。

1. 鱼类

按照鱼类生活的环境，可以把鱼分为海水鱼（如鲱鱼、鳕鱼、狭鳕鱼等）和淡水鱼（如鲤鱼、鲑鱼等）；根据生活的海水深度，海水鱼又可以分为深水鱼和浅水鱼。

（1）主要营养成分及组成特点

1）蛋白质。鱼类蛋白质含量为 15%～22%，平均为 18% 左右，其中鲨鱼、青鱼等含量较高，在 20% 以上。鱼类蛋白质的氨基酸组成较平衡，与人体需要接近，利用率较高，生物价可达 85～90，其中多数鱼类缬氨酸含量偏低。

除了蛋白质外，鱼还含有较多的其他含氮化合物，主要有游离氨基酸、肽、胺类、胍、季铵类化合物、嘌呤类和脲等。

2）脂类。脂肪含量约为 1%～10%，平均为 5% 左右，呈不均匀分布，主要存在于皮下和脏器周围，肌肉组织中含量甚少。不同鱼种含脂肪量有较大差异，如鳕鱼含脂肪在 1% 以下，而河鳗脂肪含量高达 10.8%。

鱼类脂肪多由不饱和脂肪酸组成，一般占 60% 以上，熔点较低，通常呈液态，消化率为 95% 左右。不饱和脂肪酸的碳链较长，其碳原子数多为 14～22 个，不饱和双键有 1～6 个，多为 n–3 系列。

3）碳水化合物。鱼类的碳水化合物含量较低，约为 1.5%。有些鱼不含碳水化合物，如鲳鱼、鲢鱼、银鱼等。碳水化合物的主要存在形式为糖原。鱼类肌肉中的糖原含量与其致死方式有关，捕后即杀者糖原含量最高；挣扎疲劳后死去的鱼类，体内糖原消耗严重，含量降低。除了糖原之外，鱼体内还含有粘多糖类。这些粘多糖类按有无硫酸基分为硫酸化多糖和非硫酸化多糖，前者如硫酸软骨素、硫酸乙酰肝素、硫酸角质素；后者如透明质酸、软骨素等。

4）维生素。鱼肉含有一定数量的维生素 A 和维生素 D，维生素 B_2、烟酸等的含量也较高，而维生素 C 含量则很低。一些生鱼制品中含有硫胺素酶和催化维生素 B_1 降解的蛋白质，因此大量食用生鱼可能造成维生素 B_1 的缺乏。鱼油和鱼肝油是维生素 A 和维生素 D 的重要来源，也是维生素 E（生育酚）的来源。

5）矿物质。鱼类矿物质含量为 1%～2%，其中硒和锌的含量丰富；此外，钙、钠、氯、钾、镁等含量也较多。海产鱼类富含碘，有的海产鱼含碘量为 500～1 000 μg/kg，而淡水鱼含碘量仅为 50～400 μg/kg。

（2）合理利用

1）防止腐败变质：鱼类因水分和蛋白质含量高，结缔组织少，较畜禽肉更易腐败变质。特别是青皮红肉鱼，如鲐鱼、金枪鱼，组氨酸含量高，一旦变质，可产生大量组胺，能引起人体组胺中毒。鱼类的多不饱和脂肪酸含量较高，所含的不饱和双键极易氧化破坏，能产生脂质过氧化物，对人体有害。因此打捞的鱼类需及时保存或加工处理，防止腐败变质。一般采用低温或食盐保存处理，来抑制组织蛋白酶的作用和微生物的生长繁殖。低温处理有冷却和冻结两种方式。冷却是用冰冷却鱼体使温度降到 -1 ℃左右，一般可保存 5 ~ 15 天。冻结是使鱼体在 -25 ~ -40 ℃的环境中冷冻，此时各组织酶和微生物均处于休眠状态，保藏期可达半年以上。以食盐保藏的海鱼，用盐量不应低于 15%。

2）防止食物中毒。有些鱼含有极强的毒素，如河豚，虽其肉质细嫩，味道鲜美，但其卵、卵巢、肝脏和血液中含有极毒的河豚毒素，若加工处理方法不当，可引起急性中毒而死亡。

2. 软体动物类

软体动物按其形态不同，可以分为双壳类软体动物和无壳类软体动物两大类。双壳类软体动物包括蛤类、牡蛎、贻贝、扇贝等；无壳类软体动物包括章鱼、乌贼等。

软体动物蛋白质含量多数在 15% 左右，其中螺蛳、河蚬、蛏子等较低，为 7% 左右，河蟹、对虾、章鱼等较高，在 17% 以上。蛋白质中含有全部必需的氨基酸，其中酪氨酸和色氨酸的含量比牛肉和鱼肉高。在贝类肉中还含有丰富的牛磺酸，其含量普遍高于鱼类，尤以海螺、毛蚶和杂色蛤为最高，每百克新鲜可食部中含有 500 ~ 900 mg。

软体动物类的脂肪和碳水化合物含量较低。脂肪含量平均为 1% 左右，其中蟹、河虾等较高，在 2% 左右，其他多在 1% 以下。碳水化合物平均为 3.5% 左右，其中海蜇、鲍鱼、牡蛎、螺蛳等较高，为 6% ~ 7%，其他多数在 3% 以下。

维生素含量与鱼类相似，有些含有较多的维生素 A、烟酸和维生素 E。在河蟹和河蚌中含有较多的维生素 A，在泥蚶、扇贝和贻贝中含有较多的维生素 E，维生素 B_1 的含量与鱼类相似，普遍较低。

矿物质含量多在 1.0% ~ 1.5%，其中钙、钾、钠、铁、锌、硒、铜等含量丰富。钙的含量多在 150 mg/100 g 以上，其中河虾高达 325 mg/100 g，钾的含量多在 200 mg/100 g 左右，在墨鱼中可达 400 mg/100 g。微量元素以硒的含量最为丰富，如海虾、海蟹、牡蛎、贻贝、海参等，每 100 g 的含量都超过 50 μg，在牡蛎中高达 86.64 μg；铁的含量以鲍鱼、河蚌、田螺为最高，可达 19 mg/100 g 以上。在河蚌中还含有丰富的锰，高达 59.61 mg/100 g。

水产动物的肉质一般都非常鲜美，这与其中所含的一些呈味物质有关。鱼类和甲壳类的呈味物质主要是游离的氨基酸、核苷酸等；软体类动物（如乌贼类）中一部分的呈味物质也是氨基酸，尤其是含量丰富的甘氨酸。贝类的主要呈味成分为琥珀酸及其钠盐。琥珀酸在贝类中含量很高，干贝中达 0.14%，螺为 0.07%，牡蛎为 0.05%。此外，一些氨基酸如谷氨酸、甘氨酸、精氨酸、牛磺酸以及腺苷、钠、钾及氯等也为其呈味成分。

四、乳类及其制品

乳类是指动物的乳汁，经常食用的是牛奶和羊奶。乳类经浓缩、发酵等工艺可制成奶制品，如奶粉、酸奶、炼乳等。乳类及其制品含有优质蛋白质、丰富维生素 B 类以及矿物质等，具有很高的营养价值。

1. 主要营养成分及组成特点

乳类及其制品几乎含有人体需要的所有营养素，除维生素 C 含量较低外，其他营养素含量都比较丰富。某些乳制品加工时除去了大量水分，故其营养素含量比鲜乳的要高，但某些营养素受加工的影响，相对含量有所下降。

（1）乳类

1）蛋白质。液态乳水分含量为 90% 左右，牛乳中的蛋白质含量比较恒定，约在 3.0% 左右。羊奶中的蛋白质含量为 1.5%，人乳中蛋白质含量为 1.3%。传统上将牛乳蛋白质划分为酪蛋白和乳清蛋白两类。酪蛋白约占牛乳蛋白质的 80%，乳清蛋白约占 20%。酪蛋白是在 20 ℃下于 pH4.6 沉淀的牛乳蛋白，含有大量的磷酸基，能与 Ca^{2+} 发生相互作用，并具有特定的三级和四级结构。乳清蛋白是指乳清中的蛋白质，其中主要包括 β– 乳球蛋白和 α– 乳白蛋白，此外还有少量血清蛋白、免疫球蛋白等。乳类蛋白质为优质蛋白质，生物价为 85，容易被人体消化吸收。

2）脂类。牛乳含脂肪 2.8% ~ 4.0%。乳中磷脂含量约为 20 ~ 50 mg/100 mL，胆固醇含量约为 13 mg/100 mL。随饲料的不同、季节的变化，乳中脂类成分略有变化。

3）碳水化合物。乳类碳水化合物主要是乳糖，其含量为 3.4% ~ 7.4%，人乳含量最高，羊乳居中，牛乳最少。乳糖可促进钙等矿物质的吸收，也为婴儿肠道内双歧杆菌的生长所必需，对于幼小动物的生长发育具有特殊的意义。但对于部分不经常饮奶的成年人来说，体内乳糖酶活性过低，大量食用乳及其制品可能引起乳糖不耐受的发生。用固定化乳糖酶将乳糖水解为半乳糖和葡萄糖可以解决乳糖不耐受问题，同时可提高产品的甜度。

4）维生素。牛乳中含有几乎所有种类的维生素，包括维生素 A、维生素 D、维生素 E、维生素 K、各种 B 族维生素和微量的维生素 C，含量差异较大。

5）矿物质。牛乳中的矿物质主要包括钠、钾、钙、镁、氯、磷、硫、铜、铁等，大部分与有机酸结合形成盐类，少部分与蛋白质结合或吸附在脂肪球膜上。其中成碱性元素略多，因而牛乳为弱碱性食品。乳中的矿物质含量因品种、饲料、泌乳期等因素而有所差异，初乳中含量最高，常乳中含量略有下降。发酵乳中钙含量高并具有较高的生物利用率，为膳食中最好的天然钙来源。牛乳中钠、钾和氯离子基本上完全存在于溶液中，而钙和磷分布在溶液和胶体两相中。

6）其他生理活性物质。乳中会有大量的生理活性物质，其中较为重要的有乳铁蛋白、生物活性肽、共轭亚油酸、激素和生长因子等。这些物质具有促进生长，调节免疫功能，预防动脉粥样硬化等作用。

（2）乳制品

乳制品主要包括酸奶、奶粉、炼乳等。因加工工艺不同，乳制品营养成分有很大差异。

1）酸奶。酸奶是在消毒鲜奶中接种乳酸杆菌并使其在控制条件下发酵而制成的。牛奶经乳酸菌发酵后，游离的氨基酸和肽增加，因此更易消化吸收。乳糖减少，使乳糖酶活性低的成人易于接受。维生素 A、维生素 B_1、维生素 B_2 等的含量与鲜奶含量相似，但叶酸含量却增加了 1 倍左右，胆碱也明显增加。此外，酸奶的酸度增加，有利于维生素的保护。乳酸菌进入肠道可抑制一些腐败菌的生长，调整肠道菌相，防止腐败胺类对人体的不良作用。

2）干酪。干酪也称奶酪，为一种营养价值很高的发酵乳制品，是在原料乳中加入适当量的乳酸菌发酵剂或凝乳酶，使蛋白质发生凝固，并加盐、压榨排除乳清之后的产品。

干酪中的蛋白质大部分为酪蛋白，经凝乳酶或酸作用而形成凝块。但也有一部分白蛋白和球蛋白被机械地包含于凝块之中。此外，经过发酵作用，奶酪中还含有肽类、氨基酸和非蛋白氮成分。除少数品种之外，大多数品种的蛋白质中包裹的脂肪成分多占干酪固形物的 45% 以上，而脂肪在发酵中的分解产物使干酪具有特殊的风味。奶酪制作过程中大部分乳糖随乳清流失，少量在发酵中起到促进乳酸发酵的作用，对抑制杂菌的繁殖有意义。

奶酪中含有原料乳中的各种维生素，其中脂溶性维生素大多保留在蛋白质凝块中，而水溶性的维生素部分损失，但含量仍不低于原料乳。原料乳中微量的维生素 C 几乎全部损失。干酪的外皮部分 B 族维生素含量高于中心部分。

3）炼乳。炼乳为浓缩奶的一种，分为淡炼乳和甜炼乳。新鲜奶在低温真空条件下浓缩，除去约 2/3 的水分，再经灭菌而成，称淡炼乳。因受加工的影响，维生素遭受一定的破坏，因此常用维生素加以强化，按适当的比例冲稀后，营养价值基本与鲜奶相同。淡炼乳在胃酸作用下，可形成凝块，便于消化吸收，适合婴儿和对鲜奶过敏者食用。

甜炼乳是在鲜奶中加约 15% 的蔗糖后按上述工艺制成。其中糖含量可达 45% 左右，利用其渗透压的作用抑制微生物的繁殖。因糖分过高，需经大量水冲淡，营养成分相对下降，不宜供婴儿食用。

4）奶粉。奶粉是经脱水干燥制成的粉。根据食用目的，可制成全脂奶粉、脱脂奶粉、配方奶粉等。

全脂奶粉是将鲜奶浓缩除去 70%～80% 水分后，经喷雾干燥或热滚筒法脱水制成。喷雾干燥法所制奶粉粉粒小，溶解度高，无异味，营养成分损失少，营养价值较高。热滚筒法生产的奶粉颗粒大小不均，溶解度小，营养素损失较多，一般全脂奶粉的营养成分约为鲜奶的 8 倍左右。脱脂奶粉是将鲜奶脱去脂肪，再经上述方法制成的奶粉。此种奶粉脂肪含量仅为 1.3%，脱脂过程使脂溶性维生素损失较多，其他营养成分变化不大。脱脂奶粉一般供腹泻婴儿及需要低脂膳食的患者食用。

配方奶粉，是以牛奶为基础，参照人乳组成的模式和特点，进行营养素的调整和改善，使其更适合婴儿的生理特点和需要。目前，国家食品安全标准中已有多项婴儿配方奶粉标准，营养素组成明确，产品可依此制造。

2. 合理利用

由于鲜奶水分含量高，营养素种类齐全，十分有利于微生物生长繁殖，因此须经严格消毒灭菌后方可食用。消毒方法常用煮沸法和巴氏消毒法。煮沸法是将奶直接煮沸，设备要求简单，可达消毒目的，但对奶的理化性质影响较大，营养成分有一定损失，多在家庭使用。大规模生产时采用巴氏消毒法。

奶应避光保存，以保护其中的维生素及延长保质期。研究发现，鲜牛奶经日光照射 1 min，B 族维生素很快消失。即使在微弱的阳光下，经 6 h 照射后，B 族维生素也仅剩一半。

培训课程 3

油脂和调味品的营养价值

一、食用油脂

油脂是一大类天然有机化合物，是油和脂肪的统称。常温下呈液态的称为"油"，呈固态或半固态的称为"脂"。食用油脂根据来源可分为植物油和动物油。常见的植物油包括豆油、花生油、菜籽油、芝麻油、玉米油等；常见的动物油包括猪油、牛油、羊油、鱼油等。

1. 油脂的组成特点与营养价值

油脂是甘油和不同脂肪酸组成的酯。植物油含不饱和脂肪酸多，熔点低，常温下呈液态，消化吸收率高；动物油以饱和脂肪酸为主，熔点较高，常温下一般呈固态，消化吸收率不如植物油高。

膳食中脂类的主要来源为植物油和动物脂肪。植物油脂肪含量通常在 99% 以上，此外含有丰富的维生素 E，植物固醇，微量的钾、钠、钙等。

按照油脂脂肪酸组成特点，一般来说动物性油脂含饱和脂肪酸较多，饱和油脂在常温为固态，如猪油是白色固体，奶油是黄色固体。而黄豆油、芝麻油、花生油等植物油都是液体。但有例外情况，如鱼油虽然是动物油脂，因多含不饱和脂肪酸，油脂常为液态，而椰子和棕榈油虽然来自植物，但饱和脂肪酸含量高，常温为固态。油脂加工可以改变本来形态，如氢化技术改变饱和度，减少双键数目，提高油脂稳定性，但部分氢化油引起血液胆固醇增高故称其为不健康油脂。

植物性油脂脂肪酸也有不同，根据脂肪酸组成不同，一般来说，橄榄油、茶油、菜籽油等为高单不饱和脂肪酸油脂，其中单不饱和脂肪酸占总脂肪酸的 70%~80%；多不饱和脂肪酸油脂，如核桃油、葡萄籽油、亚麻籽油、葵花籽油、玉米油等，多不饱和脂肪酸比例在 60%~80%；相对单不饱和与多不饱和比例相当的油脂，如芝麻油、花生油，基本均为 30%~40%。

2. 油脂的合理利用

植物油是必需脂肪酸的重要来源，为了满足人体的需要，在膳食中不应低于总脂肪来源的 50%。动物油的脂肪组成以饱和脂肪酸为主，长期大量食用，可引起血脂升高，增加心脑血管疾病的危险性，因此在高血脂病人中要控制食用。

植物油因含有较多的不饱和脂肪酸，易发生酸败，产生一些对人体有害的物质，因此不宜长时间储存。动物油的脂肪含量在未提炼前一般为 90% 左右，提炼后，也可达 99% 以上。动物油以饱和脂肪酸为主，动物油脂虽然不如植物油容易发生酸败，但存储时间也不宜过长，一般储存温度在 0 ℃时，可保存 2 个月左右；在 –2 ℃时，可保存 10 个月左右。

二、调味品

调味品是指以粮食、蔬菜等为原料，经发酵、腌渍、水解、混合等工艺制成的各种用于烹调调味和食品加工的物质。目前，我国调味品大致可分为发酵调味品、酱腌菜类、香辛料类、复合调味品类以及盐、糖等。调味品除具有调味价值之外，大多也具有一定的营养和保健价值。其中有部分调味品因为使用量非常少，其营养价值并不十分重要；但也有部分调味品构成了日常饮食的一部分，并对维持健康起着不可忽视的作用。

1. 盐

咸味是食物中最基本的味道，而膳食中咸味的来源是食盐，也就是氯化钠。钠离子可以提供最纯正的咸味，而氯离子为助味剂。钾盐、铵盐、锂盐等也具有咸味，但咸味不正且具有一定苦味。目前市场上还有低钠盐、钾盐。

健康人群每日摄入 6 g 食盐即可完全满足机体对钠的需要。摄入食盐过量，与高血压病的发生具有相关性。咸味和甜味可以相互抵消。在 1%～2% 的食盐溶液中添加 10% 的糖，几乎可以完全抵消咸味。因而在很多感觉到甜咸两味的食品中，食盐的浓度要比感觉到的更高。另一方面，酸味可以强化咸味，在 1%～2% 的食盐溶液中添加 0.01% 的醋酸就可以感觉到咸味更强，因此烹调中加入醋调味可以减少食盐的用量，从而有利于减少钠的摄入。

2. 糖和甜味剂

日常使用的食糖主要成分为蔗糖，是食品中甜味的主要来源。蔗糖可以提供纯正愉悦的甜味，也具有调和百味的作用，为菜肴带来醇厚的味觉，在炖烧菜肴中还具有促进美拉德反应而增色增香的作用。

食品用蔗糖主要分为白糖、红糖两类，其中白糖又分为白砂糖和绵白糖两类。白砂糖纯度最高，达 99% 以上；绵白糖纯度仅为 96% 左右，此外含有少量还原糖类，其吸湿性较强，容易结块。红糖含蔗糖 84% ~ 87%，其中含水分 2% ~ 7%，有少量果糖和葡萄糖，以及较多的矿物质。其褐色来自羰氨反应和酶促褐变所产生的类黑素。

3. 酱油和酱类调味品

酱油和酱是以小麦、大豆及其制品为主要原料，接种曲霉菌种，经发酵酿制而成。其营养成分与原料有很大关系。以大豆为原料制作的酱蛋白质含量比较高，可达 10% ~ 12%；以小麦为原料制作的甜面酱蛋白质含量在 8% 以下；若在制作过程中加入了芝麻等蛋白质含量高的原料，则蛋白质含量可达到 20% 以上，氨基酸态氮与酱油中的含量大致相似，黄酱在 0.6% 以上，甜面酱在 0.3% 以上。

酱油中含有少量还原糖以及少量糊精，它们也是构成酱油浓稠度的重要成分。糖的含量差异在不同品种之间较大，从 3% 以下直到 10% 左右。黄酱中含还原糖很低，以面粉为原料的甜面酱糖含量可高达近 20%，高于以大豆为原料的大酱。

酱油中含有一定数量的 B 族维生素，其中维生素 B_1 含量在 0.01 mg/100 g 左右，而维生素 B_2 含量较高，可达 0.05 ~ 0.20 mg/100 g，烟酸含量在 1.0 mg/100 g 以上。酱类中维生素 B_1 含量与原料含量相当，而维生素 B_2 含量在发酵之后显著提高，含量为 0.1 ~ 0.4 mg/100 g，烟酸含量也较高，达 1.5 ~ 2.5 mg/100 g。此外，经过发酵产生了原料中不含有的维生素 B_{12}，对素食者预防维生素 B_{12} 缺乏有一定意义。

酱油和酱中的咸味来自氯化钠。酱油中所含的氯化钠为 12% ~ 14%，酱类的含盐量通常为 7% ~ 15%。

此外，酱油和酱中还含有多种酯类、醛和有机酸，是其香气的主要来源。

4. 醋类

醋按原料可以分为粮食醋和水果醋，按照生产工艺可以分为酿造醋、配制醋和调味醋，按颜色可以分为黑醋和白醋。目前大多数食醋都属于以酿造醋为基础调味制成的复合调味酿造醋。醋中蛋白质、脂肪和碳水化合物的含量都不高，但却含有较为丰富的钙和铁。醋的总氮含量为 0.2% ~ 1.2%，其中氨基酸态氮占一半左右。碳水化合物含量差异较大，多数在 3% ~ 4%，而老陈醋可高达 12%，白米醋仅为 0.2%。醋中氯化钠含量在 0 ~ 4%，多数在 3% 左右。水果醋含酸量约为 5%，还原糖为 0.7% ~ 1.8%，总氮为 0.01% 左右。

5. 味精和鸡精

味精即谷氨酸单钠结晶而成的晶体，是以粮食为原料，经谷氨酸细菌发酵产生出来的天然物质。味精在以谷氨酸单钠形式存在时鲜味最强，二钠盐形式则完全失去鲜味。因而，它在 pH6.0 左右鲜味最强，pH<6 时鲜味下降，pH>7 时失去鲜味。味精同样含有一定的钠，使用时须注意。

目前市场上销售的"鸡精"等复合鲜味调味品中含有味精、鲜味核苷酸、糖、盐、肉类提取物、蛋类提取物、香辛料和淀粉等成分，调味后能赋予食品以复杂而自然的美味，增加食品鲜味的浓厚感和饱满度。核苷酸类物质容易被食品中的磷酸酯酶分解，最好在菜肴加热完成之后再加入。

培训课程 ④

饮料

饮料是指经过定量包装的，供直接饮用或用水冲调饮用的，乙醇含量（质量分数）不超过 0.5% 的制品。饮料可分为非酒精饮料和含酒精饮料，前者又称为软饮料，后者又称为酒类。茶在我国有着悠久的历史。

一、软饮料

碳酸饮料类又称汽水，指在一定条件下充入二氧化碳气的制品。成品中的二氧化碳气的含量（20 ℃时体积倍数）不低于 2.0 倍。碳酸饮料分为果汁型、果味型、可乐型、低热量型、其他型等。果汁（浆）及果汁饮料类，指以新鲜或冷藏水果为原料，经加工制成的制品，包括果汁、果浆、浓缩果汁、浓缩果浆、果肉饮料、果汁饮料、果粒果汁饮料、水果饮料浓浆、水果饮料。蔬菜汁及蔬菜汁饮料，指用新鲜或冷藏蔬菜等为原料，经加工制成的制品，包括蔬菜汁、蔬菜汁饮料、复合果蔬汁、发酵蔬菜汁饮料、藻类饮料等。其他如含乳饮料类，包括配制型含乳饮料、发酵型含乳饮料（蛋白质小于 1%）；植物蛋白饮料类，成品中蛋白质含量不低于 0.5%（m/V），包括豆乳类饮料、椰子乳饮料、杏仁乳类饮料、其他植物蛋白饮料；茶饮料类；固体饮料类；特殊用途饮料类（如运动饮料）等。

软饮料的特点是 90% 以上为水，糖含量在 10% 左右，并含有少量矿物质和维生素；浓缩果汁含水量在 40% 以上，含糖量在 30% 以上。部分饮品如蛋白饮料、乳酸菌饮料和强化维生素矿物质饮品等有一定营养价值。

二、含酒精饮料

含酒精饮料指供人们饮用且乙醇（酒精）含量在 0.5% ~ 65.0%（V/V）的饮料，包括各种发酵酒、蒸馏酒及配制酒。

1. 发酵酒

发酵酒指以粮谷、水果、乳类等为原料，主要经酵母发酵等工艺制成的酒精含量小于 24%（V/V）的饮料酒，包括啤酒、葡萄酒、果酒、黄酒等。以稻米、玉米、小米、小麦等为主要原料，经蒸煮、加油、糖化、发酵、压榨、过滤、煎酒、储存和勾兑而成的酿造酒。此酒常标注酒龄。总糖含量不低于 15 ~ 40 g/L。

2. 蒸馏酒

蒸馏酒指以粮谷、薯类、水果等为主要原料，经发酵、蒸馏、陈酿、勾兑制成的、酒精度在 18% ~ 60%（V/V）的饮料酒。世界蒸馏酒一般分为 6 大类：白兰地、威士忌、伏特加、金酒（杜松子酒）、朗姆酒、白酒。白酒是我国特有的传统蒸馏酒。白酒种类按原料分为粮食白酒和代用原料酒；按生产方式又分为固态法白酒、半固态法白酒、液态法白酒及固液勾兑白酒、串香白酒、调香白酒。另有按发酵剂、香型或酒度等分类方法。

3. 配制酒

配制酒（露酒）指以发酵酒、蒸馏酒或食用酒精为酒基，加入可食用的辅料或食品添加剂，进行调配、混合或再加工制成的、已改变了其原酒基风格的饮料酒。

无论什么样的酒都含有不同数量的乙醇、糖和微量肽类或氨基酸，这些都是酒的气味和能量来源。酒提供能量主要取决于酒所含乙醇的量。酒中的蛋白质主要以其降解产物（如氨基酸和短肽）的形式存在。由于酒的配料和酿造方法不同，氨基酸、短肽、乙醇含量相差较大。黄酒、葡萄酒、啤酒等发酵酒类中，氨基酸和短肽的含量较多，而在葡萄酒等果酒中含量则较少，蒸馏酒类几乎不含氨基酸。矿物质的含量与酿酒的原料、水质和工艺有着密切的关系。葡萄酒、黄酒和啤酒中矿物质含量最多，其中钾的含量较为丰富，一般为 0.3 ~ 0.8 g/L；其他矿物质（如钠、镁、钙、锌等）都有不同程度的存在。在啤酒和葡萄酒中还含有各种维生素，国内外食物成分数据资料表明，啤酒和葡萄酒内含有多种 B 族维生素，如维生素 B_1、维生素 B_2、维生素 B_6 等。但无论如何酒以"乙醇"为主，多喝有害健康。

三、茶

1. 茶的分类

茶在我国有着悠久历史。以茶叶加工过程中发酵程度的不同，而分为发酵茶、半发酵茶和不发酵茶；以茶叶的色泽不同而分为红茶、绿茶、青茶、黄茶、白茶和黑茶；以茶叶商品形式而分为条茶、碎茶、包装茶、速溶茶和液体茶；也有以采制工艺和茶叶品质特点为主，结合其他条件划分为绿茶、红茶、乌龙茶、黑茶、黄茶、白茶和再加工茶共七大类。

（1）绿茶

绿茶属不发酵茶，制造过程主要采用高温杀青（蒸青或炒青）以钝化酶的活性，在短时间内阻止茶叶内含化学物质的酶促氧化、分解，将有效成分迅速固定下来，构成了绿茶的特征，即香醇、清汤、绿叶。我国主要有炒绿茶、晒青绿茶（滇青、川青、陕青等）和蒸青绿茶（煎茶、玉露）等品种。

（2）红茶

红茶属发酵茶，是酶性氧化最充分的茶叶，发酵过程中水溶性茶多酚的保留量一般在 50%~55%。茶叶中茶多酚类物质经过酶促氧化聚合和其他一系列的特质转化，形成了有色的茶黄素、茶红素和茶褐素。我国红茶主要有小种红茶（正山小种、烟小种）、工夫红茶和红碎茶（叶茶、碎茶、片茶、末茶）等品种。

（3）乌龙茶

乌龙茶属半发酵茶，乌龙茶品质的形成是经晒青、凉青、和青等工序逐步完成的。我国乌龙茶主要有闽北乌龙（武夷岩茶、水仙、大红袍、肉桂）、闽南乌龙（铁观音、奇兰、水仙、黄金桂）、广东乌龙（凤凰单枞、凤凰水仙、岭头单枞）和台湾乌龙（冻顶乌龙、包种）等品种。

（4）黑茶

黑茶类是我国边疆少数民族日常生活中不可缺少的饮料。初加工包括杀青、揉捻、渥堆、干燥四道工序，鲜叶中原料较为粗老，多为立夏前后采摘。我国主要有湖南黑茶（安化黑茶）、湖北老青茶（蒲圻老青茶）、四川边茶（南路边茶、西路边茶）和滇桂黑茶（普洱茶、六堡茶）等品种。

（5）黄茶

黄茶按鲜叶老嫩分为黄芽茶、黄小茶和黄大茶，是经绿茶发展而来的。初加工有杀青、闷黄、干燥三道基本工序。品质特点是黄叶、黄汤、香气清悦、味厚爽口。我国主要有黄芽茶（君山银针、蒙顶黄芽）、黄小茶（北港毛尖、沩山毛尖、温州黄汤）和黄大茶（霍山黄大茶、广东大叶青）等品种。

（6）白茶

白茶类按茶树品种不同可分为大白、水仙白和小白；按采摘标准不同可分为白毫银针、白牡丹、贡眉和寿眉。我国主要有白芽茶（银针）和白叶茶（白牡丹、贡眉）等品种。

（7）再加工茶

再加工茶包括花茶类、茶饮料和药用保健茶等。花茶是配以香花窨制而成，既保持了纯正的茶香，又兼备鲜花馥郁的香气。所用的香花有茉莉花、白兰花、珠兰花、玳玳花、栀子花、桂花、玫瑰花等，其中以茉莉花茶最为常见。茶饮料是茶叶的新型加工品种，包括固体和液体茶饮料制品，如罐装饮料茶、浓缩茶和速溶茶。药用保健茶是茶和某些中草药或食品拼和调配后制成的各种保健茶。保健茶种类繁多，功效也有不同。

2. 茶叶中的营养与非营养成分

茶叶中的营养成分包括蛋白质、脂质、碳水化合物、多种维生素和矿物质。蛋白质含量一般为 20%～30%，但能溶于水的只有 1%～2%；所含的多种游离氨基酸为 2%～4%，则易溶于水而被吸收利用。脂肪含量为 2%～3%，包括磷脂、硫脂、糖脂和各种脂肪酸，其中亚油酸和亚麻酸含量较多，部分可为人体所利用。碳水化合物含量为 20%～25%，多数是不溶于水的多糖，能溶于水可为机体所利用的糖类仅占 4%～5%。维生素含量丰富，以一般绿茶为例，每 100 g 中含胡萝卜素 5 800 μg、维生素 B_1 0.02 mg、维生素 B_2 0.35 mg、烟酸 8.0 mg、维生素 C 19 mg、维生素 E 9.6 mg。矿物质有 30 多种，含量约为 4%～6%，每 100 g 中含钾 1 661 mg、钠 28.2 mg、钙 325 mg、镁 196 mg、铁 14.4 mg、锰 32.6 mg、锌 4.3 mg、铜 1.7 mg、磷 191 mg、硒 3.2 μg。

茶叶中的非营养成分较多，主要包括多酚类、色素、茶氨酸、生物碱、芳香物质、皂苷等。茶叶中多酚类的含量一般在 18%～36%（干重），包括儿茶素、黄酮及黄酮苷类、花青素和无色花青素类、酚酸和缩酚酸类等，其中儿茶素在茶叶中含量达 12%～24%（干重），是茶叶中多酚类物质的主体成分。色素是一类存在于茶树鲜叶或成品茶中的有色物质，是构成茶叶外形、色泽、汤色及叶底色泽的成分，其含量及变化对茶叶品质起着重要作用。茶叶中含有嘌呤碱类衍生物，这类化合物主要有咖啡碱、可可碱和茶叶碱。咖啡碱是茶叶生物碱中含量最多的，一般含量为 2%～4%，夏茶比春茶含量高。茶中含有的芳香气物质，大部分是在茶叶加工过程中形成的，包括碳氢化合物、醇类、酮类、酸类、醛类、酯类、内酯类、酚类、过氧化物类、含硫化合物类、吡啶类、吡嗪类、喹啉类、芳胺类等。

3. 茶叶的合理作用

因茶叶含有咖啡碱，故容易失眠的人睡前不宜饮浓茶。咖啡碱能促进胃酸分泌，增加胃酸浓度，故患溃疡病的人饮茶会使病情加重。营养不良的人也不宜多饮茶，因茶叶中含茶碱和鞣酸，可影响人体对铁和蛋白质等的吸收，对缺铁性贫血患者尤其不宜。茶叶苦寒，宜喝热茶，喝冷茶会伤脾胃。体形肥胖者宜多饮绿茶，体质瘦弱者宜多饮红茶和花茶。夏季饮绿茶，可清热祛火降暑；秋冬季节最好饮红茶，以免引起胃寒腹胀。

培训课程 **5**

营养强化和保健食品

随着社会经济的快速发展，我国在改善居民的食物与营养状况方面取得了巨大的成就。但是，由于各地区的经济发展不平衡，以及管理、教育、营养知识普及等多方面原因，当前在我国居民中仍然存在着比较严重的营养不良问题。

应对我国存在的营养问题的挑战，需要采取多种措施，提倡平衡膳食、合理营养是最根本的解决办法。此外，研制和推广营养强化食品以预防大规模人群的营养缺乏问题，研制生产各种保健食品以减少某些慢性疾病的发生率，都是行之有效的措施。

一、营养强化食品

1. 食品营养强化的概念

根据不同人群的营养需要，向食物中添加一种或多种营养素或某些天然食物成分的食品添加剂，用以提高食品营养价值的过程称为食品营养强化，或简称食品强化。这种经过强化处理的食品称为营养强化食品。所添加的营养素（包括天然的和人工合成的）称为食品（营养）强化剂。营养强化剂属于公认的营养素，如维生素、矿物质和氨基酸等。

2. 营养强化的意义

（1）弥补天然食物的营养缺陷

自然界中除母乳以外没有一种天然食品能满足人体的各种营养素需要。有针对性地进行食品强化、增补天然食物缺少的营养素，可有效改善人们的营养和健康水平。

（2）补充食品在加工、储存及运输过程中营养素的损失

食品在这些过程中受到机械、化学、生物等因素影响，均会引起部分营养素

的损失。为了弥补营养素的损失，在食品中适当增补一些营养素是很有意义的。

（3）简化膳食处理，方便摄食

天然的单一食物绝大多数不可能含有人体所需全部营养素，人们必须同时进食多种食物。例如，婴儿在6个月以后，要增加辅助食品，若在其乳品中强化多种维生素和矿物元素等，可以方便地满足婴儿的营养需要。

（4）适应不同人群的营养需要

对于不同年龄、性别、工作性质以及处于不同生理、病理状况的人来说，他们所需营养是不同的，对食品进行不同的营养强化可分别满足需要。

（5）预防营养不良

营养强化是营养干预的主要措施之一，在改善人群的营养状况中发挥着巨大的作用。例如，对缺碘地区的人采取食盐加碘可大大降低甲状腺肿的发病率，用维生素 B_1 防治食米地区的维生素 B_1 缺乏病等。营养强化食品对于改善营养缺乏不仅效果良好，而且价格低廉，适于大面积推广。

3. 对食品营养强化的基本要求

（1）有明确的针对性

进行食品营养强化前必须对本国本地区的食物种类及人们的营养状况做全面细致的调查研究，从中分析缺少哪种营养成分，然后选择需要进行强化的食物载体以及强化剂的种类和用量。

（2）符合营养学原理

人体所需各种营养素在数量之间有一定的比例关系，应注意保持各营养素之间的平衡。尽量选用易于被人体吸收和利用的营养素作为强化剂。

（3）符合国家的卫生标准

食品营养强化剂的使用应符合相应国家标准，如《食品营养强化剂使用卫生标准》（GB 14880）等。

（4）尽量减少食品营养强化剂的损失

通过改善强化工艺条件和储藏条件等措施减少营养强化剂在生产过程中遇光、热和氧等引起的分解和破坏。

（5）保持食品原有的色、香、味等感官性状

食品强化的过程，不应损害食品的原有感官性状而影响消费者的接受性。

（6）经济合理、便于推广

食品的营养强化需要增加一定的生产成本，但应注意使营养强化食品在经济

上合理和便于推广。

二、保健食品

保健食品是食品的一个种类，具有一般食品的共性，能调节人体功能，适于特定人群食用，但是不以治疗疾病为目的。从适用人群方面可以进一步认识保健食品与普通食品以及药物的区别：普通食品为一般人服用，人体从中摄取各类营养素，并满足色、香、味、形等感官需求；药物为病人所服用，达到治疗疾病的目的；而保健食品则是通过调节人体生理功能，达到提高健康水平的目的。

1995 年卫生部发布的《保健食品卫生管理办法》第二条对保健食品给出了完整的定义：保健食品系指表明具有特定保健功能的食品。即适宜于特定人群食用，具有调节机体功能，不以治疗疾病为目的的食品。

按照《食品安全国家标准　保健食品》（GB 16740—2014）中的定义：保健食品是指声称具有特定保健功能或者以补充维生素、矿物质为目的的食品。即适宜于特定人群食用，具有调节机体功能，不以治疗疾病为目的，并且对人体不产生任何急性、亚急性或者慢性危害的食品。

《食品安全法》的第七十四条明确了国家对保健食品实行严格监管。有关监督管理部门应当依法履职，承担责任。具体管理办法由国务院规定。声称具有特定保健功能的食品，应当具有科学依据，不得对人体产生急性、亚急性或者慢性危害。其标签、说明书不得涉及疾病预防、治疗功能，内容必须真实，与注册或备案的内容相一致，应当载明适宜人群、不适宜人群、功效成分或者标志性成分及其含量等；产品的功能和成分必须与标签、说明书相一致。

1. 保健食品的基本要求

根据《食品安全法》，保健食品是供消费者直接食用的终端产品，其要求首先是安全，不得对人体产生任何危害，包括急性、亚急性或者慢性危害；其次，保健食品是消费者通过自由选择而获取的，对其功效信息的传播不得涉及疾病的预防和治疗作用。标签应当载明适宜人群、不适宜人群、产品的功能、功效成分或者标志性成分及其含量等。

（1）食用安全性

保健食品的食用安全是其能够上市的必要条件。不得对人体产生任何危害，包括急性、亚急性或者慢性危害的要求不仅仅体现在安全性评价试验的评判结果上，同时体现在配方设计、原料来源、工艺路线和产品的质量控制上。

（2）功能作用确定

保健食品的功效作用应建立在既往有关科学研究的基础上，建立在循证医学的科学共识基础上。目前，需要检验单位出具的功效评价报告，表明对既往科学研究的进一步验证。目前科学检验技术手段是标准化的。

（3）良好生产规范

我国有关法规规定保健食品的生产必须按照《保健食品良好生产规范》的要求组织生产。保健食品的生产工艺是产品安全、功效和质量的基本保证，涉及生产保健食品所使用的原料、添加剂、包装材料、工具和设备等各个环节。

（4）质量控制

保健食品产品的质量保证贯彻在生产经营的全过程，同时需要在有关配方原料、工艺路线、质量标准和控制等方面的研究基础上建立行之有效的质量控制措施和规程。

（5）声称审批和管理

保健食品声称目前有27个功能，功能声称是消费者选择产品所依据的关键信息。我国有关法规对产品的声称有明文规定，其标签说明书的内容必须真实，应当载明许可的功能、适宜人群、不适宜人群、功效成分或者标志性成分及其含量等，这些内容都列于产品的注册批件中。

我国对保健食品的开发和应用有着悠久的历史。在现代要促进保健食品的健康有序发展，需要科研、生产、流通、宣传和管理多方面因素的结合。

2. 保健食品常用的功效成分

天然食物中含有的蛋白质、碳水化合物、脂肪、维生素和某些矿物质，是人类生命中不可缺少的物质。但是人类食物中含有的化学成分远远不止这几类营养素，食物中的各种成分多达数百种。近年来由于营养流行病学、分析化学、生物化学、食品卫生学等领域的研究发展，使人们有条件对这些成分的生理作用进行更深入的探讨。保健食品利用这些有益的食物成分以及各种必需营养素，经过适当的加工过程和完善的科学评价而生产。

保健食品常用的功效成分可分为以下几类。

（1）蛋白质和氨基酸类

此类包括大豆多肽、牛磺酸、辅酶Q10、超氧化物歧化酶等。

（2）功能性碳水化合物类

此类包括膳食纤维、低聚糖、植物多糖和动物多糖等。

（3）功能性脂类和脂肪酸

油脂中的功能性成分主要为磷脂、功能性脂肪酸、植物甾醇、共轭亚油酸、DHA 等。

（4）微量营养素

微量营养素包括能增强抗氧化功能的硒、维生素 E、维生素 D、钙、锌等。

（5）其他活性成分

大蒜素、花青素、有机酸等都属于植物化学物，另外还有酚类化合物、萜类化合物及有机硫化合物等更多类型的植物化学物。中草药中的多种成分对生理功能具有调节作用，是我国植物化学物的宝贵资源。

（6）其他

药食同源类食物：如银杏叶、茶叶、大豆、山楂、沙棘、蜂蜜、蜂胶、陈皮、葛根、罗布麻、红花、红景天、甘草、金银花、银杏和茶叶的提取物、豆、甘蓝、蔷薇果、木瓜根、柑橘类、洋葱、青椒、绿茶、全谷粒，等等。

益生菌：常见的益生菌有双歧杆菌、乳杆菌、链球菌属等。

3. 保健食品的功能及评价

（1）保健食品的功能

目前中国食品药品管理局（SFDA）公布受理的保健食品按照功能划分共有 27 种：增强免疫力功能，辅助降血脂功能，辅助降血糖功能，抗氧化功能，辅助改善记忆功能，缓解视疲劳功能，促进排铅功能，清咽功能，辅助降血压功能，改善睡眠功能，促进泌乳功能，缓解体力疲劳功能，提高缺氧耐受力功能，对辐射危害有辅助保护功能，减肥功能，改善生长发育功能，增加骨密度功能，改善营养性贫血功能，对化学性肝损伤有辅助保护功能，祛痤疮功能，祛黄褐斑功能，改善皮肤水分功能，改善皮肤油分功能，调节肠道菌群功能，促进消化功能，通便功能，对胃黏膜有辅助保护功能。

上述功能大致可归为以下三个方面。

1）调整生理功能。由于生活特点、工作性质和特殊环境的需要，人们要求增强某一方面的生理功能，以提高工作效率或减轻机体损伤。具有增强免疫、辅助改善记忆、抗氧化、缓解体力疲劳、缓解视疲劳、改善睡眠、调节肠道菌群、促进消化等功用的保健食品即属此类。

2）预防慢性疾病的功能。鉴于高血压、冠心病、糖尿病、骨质疏松、肥胖等许多慢性病的发生发展与不合理饮食密切相关，因此列入了具有辅助调节血脂、血糖、血压、体重，增加骨密度等功用的保健食品。

3）增强机体对外界有害因素抵抗力的功能。针对目前环境污染和机体受到内外有害因素损伤的状况，保健食品涉及促进排铅、抗辐射、对化学性肝损伤有辅助保护功能、祛黄褐斑等许多能够增强机体对有害因素抵抗力的功能。

保健食品必须通过功效成分的定性与定量分析，以及动物或人群功能实验，证实确实含有有效成分并具有显著、稳定的调节人体功能的作用。其功能实验必须由国家有关部门认定的有资格的保健食品功能学评价单位完成。

（2）保健食品的功能评价

目前我国保健食品功能评价的技术规范性文件是2003版的《保健食品检验与评价技术规范》，对前述27种功能的评价方法和技术要求进行了系统规定。随着科技水平的发展，保健食品的功能项目和相应的评价方法会不断增加、改进和更新。

申报单位提交的用于功能评价的受试物必须符合下述要求。

1）必须具有受试物的原料组成或（和）尽可能提供受试物的物理、化学性质（包括化学结构、纯度、稳定性等）等有关资料。

2）受试物必须是规格化的产品，即符合既定的生产工艺、配方及质量标准。

3）已经具有受试物安全性毒理学评价的资料以及卫生学检验报告，受试物必须是已经通过食品安全性毒理学评价确认为安全的物质。

4）应提供受试物功效成分或特征成分、营养成分的名称和含量。

5）根据需要，提供违禁药物的检测报告。

功能试验对实验动物的要求有：根据不同功能试验的具体要求，合理选择实验动物。常用大鼠和小鼠，品系不限，推荐使用近交系动物。动物的性别可根据试验进行选择。动物数量的要求为小鼠每组至少10只（单一性别），大鼠每组至少8只（单一性别）。动物的年龄可根据具体试验要求而定。动物应符合国家对实验动物的要求。

（3）保健食品的安全性评价

由于保健食品不必在医生指导下食用，因此其安全性评价非常重要，是确保人群食用安全的前提。对保健食品的安全性评价应严格按照《食品安全性毒理学评价程序和方法》进行。

1）食品安全性毒理学评价试验的四个阶段

①急性毒性试验，包括经口急性毒性（LD_{50}）、联合急性毒性，一次最大耐受

量实验。

②遗传毒性试验，包括 30 天喂养试验，传统致畸试验。

③亚慢性毒性试验（90 天喂养试验）、繁殖试验和代谢试验。

④慢性毒性试验（包括致癌试验）。

2）不同保健食品选择毒性试验的五项原则

①以普通食品和卫生部规定的食药同源物质以及允许用作保健食品的物质以外的动植物或动植物提取物、微生物、化学合成物等为原料生产的保健食品，应对该原料和利用该原料生产的保健食品分别进行安全性评价。

确定此类原料的试验内容时应考虑下述因素。

第一，对于国内外均无食用历史的原料或成分，进行四个阶段的毒性试验。

第二，仅在国外少数国家或国内局部地区有食用历史的，原则上进行第一、第二、第三阶段的毒性试验，必要时进行第四阶段试验。

第三，根据有关文献及成分分析未发现有毒性或毒性甚微，不至于构成对健康损害的物质和较大数量人群有长期食用历史而未发现有害作用的动植物及微生物等，先做第一、第二阶段试验，初步评估后决定是否需要进行下一阶段试验。

第四，用已知的化学物质为原料，国际组织已有系统的毒理学评价，同时申请单位又有资料证明我国产品的质量规格与国外产品的结果一致时，先进行第一、第二阶段试验，视试验结果决定是否进行下一阶段试验。

第五，在国外多个国家广泛食用的原料，在提供安全性评价资料的基础上，进行第一、第二阶段试验，根据试验结果决定是否进行下一阶段毒性试验。

②以卫生部规定允许用于保健食品的动植物、动植物提取物或微生物为原料生产的保健食品，应进行急性毒性试验、三项致突变试验和 30 天喂养试验，必要时进行传统致畸试验和第三阶段毒性试验。

③以普通食品和卫生部规定的食药同源物质为原料生产的保健食品，视其加工方式确定试验内容。

④用已经被列入营养强化剂或营养素补充剂名单的营养素化合物为原料生产的保健食品，一般不要求进行毒理试验。

⑤必要时有针对性地增加敏感指标及敏感试验。

4. 营养素补充剂

我国将营养素补充剂列入保健食品进行管理。营养素补充剂分为单一、双和多种营养素等多个形式。国家食品药品监督管理局颁布的《营养素补充剂申报与审评规定（试行）》规定，"维生素、矿物质化合物名单"中的物品可作为营养素补充剂的原料来源；对每种营养素的限量也有规定。如补充营养素钙的，其原料可为醋酸钙、碳酸钙、酪蛋白钙（酪朊钙）、氯化钙、柠檬酸钙、柠檬酸苹果酸钙、葡萄糖酸钙、乳酸钙、苹果酸钙、磷酸氢钙（二代磷酸钙）、磷酸二氢钙（一代磷酸钙）、磷酸钙（正磷酸钙）、硫酸钙、抗坏血酸钙、甘油磷酸钙，其他钙源不能作为补钙的原料；最高和最低含量也有规定。

从食物的可食部分提取的维生素和矿物质，不得含有达到作用剂量的其他生物活性物质。使用"维生素、矿物质化合物名单"内的物品，其生产原料、工艺和质量标准应符合国家有关规定的，一般不要求提供安全性毒理学试验报告；使用"维生素、矿物质化合物名单"以外的物品，应当提供该原料的营养学作用、在人体内代谢过程和人体安全摄入量等科学文献资料以及依照新资源食品安全评价的有关要求出具的安全性毒理学评价试验报告。

培训课程 6

常见的食品保藏和加工技术

人类的食物，大多数来自动植物。为了获得良好的口感和风味使人们喜欢食用，为了在保藏和运输中防止这些食物发生腐败变质，需要经过不同的配制和加工处理方法，制成形态、风味、营养价值各不相同而又耐于存放的食品。本节介绍一些主要的保藏和加工技术及其对食物营养成分的理化性质的影响。

一、常见食品保藏技术

常见食品保藏方法大致可分为干藏、冷藏、罐藏、辐射、腌渍、烟熏、发酵、化学保藏八类。

1. 食品干藏

食品干藏是经过脱水干燥处理，使得食品的水分降低到足以防止腐败变质的水分含量以下，始终保持低水分含量，并进行长期贮藏的过程。

食品干藏过程中水分降低通常采用的是自然干燥和脱水两种工艺方法。干燥是在自然条件下促使食品中水分蒸发的工艺过程，包括晒干、风干等；脱水，即人工干燥，如烘房烘干、热空气干燥、真空干燥等。

（1）自然干燥

自然干燥是食品生产中广泛采用的干制方法，其特点是：设备的方法粗放、简单，生产费用低，干燥过程中可使尚未成熟的原料进一步成熟。但自然干燥也存在明显缺点，如干燥速度缓慢，干燥环境条件不易精确控制，难以制成优质产品，受气候条件限制，需要空间场地大、劳动强度大、生产效率低等。

（2）脱水

脱水是指在人工控制条件下促使食品中水分蒸发的工艺过程。脱水干燥食品不仅能达到耐久贮藏的要求，而且复水后基本能恢复原状。脱水在室内人为控制

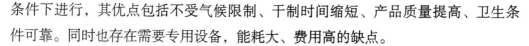

条件下进行，其优点包括不受气候限制、干制时间缩短、产品质量提高、卫生条件可靠。同时也存在需要专用设备，能耗大、费用高的缺点。

2. 食品冷冻保藏

食品冷冻保藏是利用低温条件保藏食品的过程。即降低食品温度，并维持低温水平或冰冻状态，以阻止或延缓食品腐败变质的速度，从而实现远途运输或长期贮藏的工艺方法。可分为冷藏和冷冻保藏两种方法。

（1）食品冷藏

冷藏是低温保藏中一种行之有效的保藏方法，其特点是将预冷后的食品，在稍高于冰点温度（0 ℃）的条件下进行贮藏。**冷藏温度一般为 –2 ~ 15 ℃，最常用的冷藏温度是 4 ~ 8 ℃。**若冷藏处理妥当，在一定的贮存期内，对食品风味、质地、营养价值的不良影响较小。

冷藏仅适用于食品的**短期贮藏**，对适当延长易腐食品及其原料的供应时间，缓和季节性产品的加工高峰起到一定的调节作用。

（2）食品冷冻

食品冷冻是采用缓冻或速冻方法，先将食品冻结，而后在能保持食品冻结状态的温度下贮藏的保鲜方法。常用的贮藏温度为 –23 ~ –12 ℃，而以 –18 ℃最为适用。冷冻适用于**长期贮藏**，合理冷藏的食品在大小、形状、质地、色泽和风味方面，一般不会发生明显变化，而且能保持原始的新鲜状态。冷冻贮藏分为缓冻冷藏和速冻冷藏两种**类型**。

缓冻冷藏是指食品在绝热的低温室内（室温一般为 –40 ~ –18 ℃，常用的为 –29 ~ –23 ℃）并在静止的空气中进行冷冻的方法。缓冻方法的优点是保藏成本低，但缺点非常突出，如冻结速度慢、缓冻食品的质量远低于速冻食品。

速冻冷藏方法又可以分为冷风冻结、间接接触冻结和浸液式冻结 3 种：1）冷风冻结是指利用低温和高速流动的空气冻结处理食品，达到迅速冻结的目的；2）间接接触冻结法是用冷却剂或低温介质（如冷盐水）缓缓流过预先冷却过的金属板，金属板与食品密切接触，从而达到迅速冻结的目的，冷冻效率取决于食品与金属板的接触面积和接触紧密程度；3）浸液式冻结法是采用无毒且沸点低的液化气体（如沸点为 –196 ℃的液氮和 –79 ℃的二氧化碳等），直接喷浸到食品表面，这些液化气体在极低温度下（如液氮在 –196 ℃下）气化挥发，并迅速带走大量热量，起到快速冷冻的效果。国外还使用高纯度食用级氟利昂作为超低温食品冷冻剂，目前尚在不断改进中。

3. 食品罐藏

食品罐藏指将食品密封在罐状容器中，经高温处理，将其中绝大部分微生物杀灭，并且在防止外界微生物再次侵入的条件下，得以在室温下长期贮藏的保藏方法。

罐藏食品的核心工艺，是容器装填食品后的密封和杀菌，这两个工序操作的成功与否，直接关系到罐装食品保藏的效果。罐装食品特点是可以长期保藏，便于运输携带，并可以直接食用。罐藏食品虽风味稍逊于新鲜食品，但很大程度地保留了食品的风味和营养价值，有些罐藏食品的风味，如菠萝罐头，甚至胜于鲜食。

4. 辐射保藏

辐射保藏是利用原子能射线的辐射能量，对新鲜肉类及其制品、水产及其制品、蛋及其制品、粮食、水果、蔬菜、调味料以及其他食品进行杀菌、杀虫、酶活性钝化、延迟后熟等处理，使食品在一定时期内保持良好的品质和风味，由此增加食品的供应量，延长食品的货架期。可采用辐射保藏的食品有肉类、水产品、水果、干果、蔬菜、粮食、蛋类、调味品等。

辐射保藏技术与化学药物保藏法比较，没有化学物质的有害残留；与干藏和罐藏方法比较，避开了食品的受热破坏过程，能较好地保持食品原有的新鲜风味、口感和营养；与冻藏方法比较，能够节约能源，是一种良好的物理保藏方法。但建设辐照中心需巨大的资金投入和专业技术人员投入；而且，辐照方法不完全适用于所有食品，在使用上具有选择性。

5. 腌渍保藏

腌渍保藏是指让食盐或食糖渗入食品组织内，降低食品的水分活性，提高其渗透压，借以有选择地控制微生物的生长和发酵活动，抑制腐败菌的生长，从而防止食品腐败变质，保持它们的食用品质。腌渍方法可分为盐渍和糖渍。

（1）盐渍

盐渍分为发酵性盐渍和非发酵性盐渍两大类。发酵性盐渍是在盐渍时使用少量食盐，主要是靠乳酸菌发酵生成大量的乳酸而不是靠盐的渗透压来抑制腐败微生物的，如雪里蕻、四川泡菜、酸黄瓜等。非发酵性盐渍是在盐渍时使用大量食盐，使乳酸菌发酵完全受抑制或只轻微发酵，其间还需添加香料。

盐渍分湿腌和干腌两种基本方法。

湿腌法是用盐水腌渍食品的方法。盐溶液的配制一般是将腌渍剂预先溶解，必要时煮沸杀菌后冷却，然后将食品浸在其中，通过扩散和渗透作用使食品中的盐浓度与溶液浓度一致。切割肉、鱼类和蔬菜可采用此法腌渍。食品原料完全浸在浓度均匀的盐溶液里，能保证原料组织中的盐分布均匀，但制品的色泽和风味不及干腌法，且容易造成原料养分流失，制品水分含量高，不利于储藏。

干腌法又称撒盐腌渍法，将食盐或其他腌渍剂干擦在食品表面，然后层层堆在容器内，先由食盐吸水，在制品的表面形成极高渗透压的溶液，使食品中的水分和部分组织成分外渗，在加压或不加压的条件下在容器内逐步形成腌渍液，称为卤水。反过来，卤水中的腌渍剂又进一步向食品组织内扩散和渗透，最终均匀分布于食品中。干腌法设备简单，操作方便，盐用量较少，利于储藏，同时营养成分流失较少。但撒盐不均匀容易导致食品内部盐分分布不均匀、味咸、色泽差，而且由于卤水不能将食品完全浸没，使得食品暴露在空气中的部分容易引起油烧现象，蔬菜则会出现发酵等劣变。

（2）糖渍

糖渍是指用糖溶液对食品进行处理的方法。高浓度的糖液使水分活度大大降低，可被微生物利用的水分大为减少；此外，由于氧在糖液中的溶解度降低，也使微生物的活动受阻。1%～10%的糖溶液一般不会对微生物的生长起抑制作用，50%的糖溶液可阻止大多数酵母菌的生长，65%的糖溶液可抑制细菌，而80%的糖浓度才可抑制真菌的生长。

糖渍的方法有两种，一种是像腌菜一样，将糖和原料交叉层层叠放，有利于加工原料的保存；另一种是将原料浸在配好的糖液里进行糖渍。

6. 烟熏保藏

烟熏保藏是指利用木屑等各种材料焖烧时所产生的烟气来熏制食品，以延缓食品腐败变质的方法。这种方法仅适用于鱼、肉等从口味上不宜用糖保藏的食品，并常与腌渍相结合使用。烟熏不仅能提高食品防腐能力，而且还能赋予食品独特的香味，长期食用后，人们逐渐会养成食用烟熏制品的嗜好。我国四川、湖南等地加工的腊肉，浙江生产的竹叶熏腿、金华火腿，上海名产熏鱼等都是著名的烟熏食品。

烟熏的方法有冷熏法、热熏法和液熏法。

（1）冷熏法

烟熏时食品周围熏烟及空气混合的温度不超过22 ℃的烟熏过程称为冷熏法。冷熏需要的时间较长，一般为4～7天。冷熏食品含盐量较高，烟熏成分聚积量大，可保藏较长时间。

（2）热熏法

烟熏时食品周围熏烟及空气混合的温度超过 22 ℃的烟熏过程称为热熏法。热熏的温度一般控制在 120～140 ℃，时间一般为 2 h 左右。热熏食品因为温度过高而出现表层蛋白质迅速凝固，食品表面快速形成干膜，抑制了食品内部的水分进一步向外渗透，食品含水量高，可达 50%～60%，而食品中的脂肪因受热易熔化，不利于储藏，热熏一般需 4～5 天。热熏食品的味道和色泽优于冷熏食品。

（3）液熏法

液熏法又称无烟熏法，它是利用液态烟熏剂浸泡食品或喷涂食品表面以代替传统的烟熏方式。液态烟熏剂一般是由硬木屑热解形成的木醋液或用其他方法制成与烟气成分相同的无毒液体。因液熏剂不含固相成分及其所吸附的烃类，故致癌危险性较低；但液熏食品的风味、色泽和保藏性不及普通烟熏食品。

由于烟熏过程中产生的烟气中，含有强致癌物质 3，4- 苯并芘，容易污染烟熏食品。因此，应尽量少吃烟熏食品。

7. 发酵保藏

发酵是指微生物在其生命活动中，一边利用基质中的营养，一边向基质中产生其代谢产物。在食品加工中，发酵的主要作用是通过微生物的活动提供花色品种繁多的食品，以满足人们的口感和营养需求。与此同时，许多微生物的最终代谢产物如有机酸、酒精等还能阻止腐败菌的生长，抑制混杂在食品中的一般病原菌的生长（如肉毒梭菌在 pH 4.5 以下难以生长和产毒，因而发酵产酸形成的食品中无肉毒杆菌生长），提高了食品的耐贮性，所以发酵过程也起到防腐保藏的作用。

8. 化学保藏

化学保藏是在食品生产和贮运过程中使用化学添加剂，来提高食品的耐藏性，尽可能保持食品原有品质的措施。

食品保藏中，凡能抑制微生物生命活动，并能起到延缓食品腐败变质的化学制品或生物代谢制品，都称为化学防腐剂。传统的腌渍保藏，实际上也是化学保藏的一部分。防腐剂中有许多化学制品对人无害或危害性较低，如盐、糖、有机酸、酒精等，这些物质在食品生产与保藏中经常被使用。生活实践表明，食品的变质腐败不一定只和微生物有关，氧化作用也能引起食品变质。因此，抗氧化剂也属于化学保藏的范畴。

食品化学保藏的优点是加入食品防腐剂就可以延长保藏期，与其他方法相比，具有简便经济的特点。但是化学保藏只能实现暂时性的保藏，并且不能延缓食品品质的劣变。此外，防腐剂的使用应是有限量的，任意使用防腐剂极易造成危害。因此，化学防腐不能取代传统的保藏方法，只能作为辅助性保藏方法。

二、食品保鲜技术

食品在物理、化学和有害微生物等因素的作用下，可失去原有的色、香、味、形而腐烂变质。随着人们生活水平的提高，人们对食品新鲜度的要求越来越高，因此，在食品生产和加工中，保鲜技术越来越受到重视。

1. 化学保鲜技术

化学保鲜就是利用抑菌或抗氧化的化学药剂来抑制微生物的生长或防止氧化反应的技术。食品化学保鲜剂种类繁多，按其保鲜机理不同，将其分为防腐剂和抗氧化剂。

（1）食品防腐剂

食品防腐剂是指能防止由微生物所引起的食品腐败变质，延长食品保质期的食品添加剂。作为食品防腐剂，必须符合食品卫生标准；防腐效果好，在低浓度时仍有抑菌作用；性质稳定，不与其他食品成分发生不良化学反应；本身无刺激性和异味；使用方便，价格合理。

食品防腐剂的抑菌原理主要是通过改变微生物的生长环境，控制微生物的生理活动，使微生物不进入急剧增殖的对数期，而停止在缓慢增殖的迟滞期，即所谓的"静菌作用"。

常用的食品防腐剂有苯甲酸及其盐类、山梨酸及其盐类、丙酸及其盐类，它们只能在其转变成相应的酸后，才能起抗菌作用，因此主要在酸性条件下才有效，称为酸型防腐剂，是目前食品中最常用的防腐剂。

（2）食品抗氧化剂

食品抗氧化剂是指能防止或延缓食品氧化，提高食品的稳定性和延长储存期的食品添加剂。

食品抗氧化剂的种类繁多，抗氧化的作用机制也不尽相同。但它们的抗氧化作用多是以其还原性为理论依据的。例如，有的抗氧化剂作为给氢体或电子供体，阻断食品自动氧化的连锁反应；有的抗氧化剂则是通过抑制氧化酶而防止食品氧化变质。

食品抗氧化剂的种类主要有如下几种。

1）脂溶性抗氧化剂。脂溶性抗氧化剂易溶于油脂，主要用于防止食品油脂的氧化酸败及油烧现象。常用的种类有丁基茴香醚、二丁基羟基甲苯、没食子酸丙酯及生育酚混合浓缩物等。

2）水溶性抗氧化剂。水溶性抗氧化剂主要用于防止食品氧化变色，常用的种类有抗坏血酸类及茶多酚类抗氧化剂。维生素 C 作为食品抗氧化剂，主要用于鱼肉制品、冷冻食品等。茶多酚是从茶叶中提取的抗氧化物质，它的抗氧化能力比维生素 E、维生素 C、BHA 强几倍，对油脂和含油食品有良好的抗氧化作用，且还有抑菌、防止食品褪色、保护维生素等作用。

2. 涂膜保鲜技术

涂膜处理就是在果实表面涂上一层高分子的液态膜，干燥后成为一层很均匀的膜。涂膜处理可以隔离果实与空气进行气体交换，从而抑制了果实的呼吸作用，减少营养物质的消耗，改善了果实的硬度和新鲜饱满程度，并减少病原菌的侵染而造成的腐烂。

涂膜方法主要包括浸染法、喷涂法和刷涂法三种。浸染法最简单，即将涂料配成适当浓度的溶液，将果实浸入，蘸上一层薄薄的涂料，取出晾干即可。喷涂法是将果实洗净干燥后，喷上一层很薄的涂料。刷涂法则是用刷子蘸上涂料，涂到果实表面的方法。

常用的果蔬涂膜保鲜剂主要有如下三种。

（1）果蜡

果蜡是最早使用的果蔬保鲜剂，是一种含蜡的水溶性乳液，喷涂在果实的表面干燥后，在果皮表面固化形成薄膜。果蜡能抑制果实的新陈代谢过程，减少表面水分蒸发，推迟生理衰老。经过打蜡的水果，色泽鲜艳，外表光洁美观，且保鲜效果良好。

（2）可食用膜

可食用膜是采用天然高分子材料，经过一定的处理后在果皮表面形成的一层透明光洁的膜。可食用膜具有较好的选择透气性、阻水性，与果蜡相比，具有无色、无味、无毒的优点。甲壳素膜是一种可食用膜，目前已作为保鲜用膜在草莓、西红柿、香蕉保鲜等方面得以应用。

（3）纤维素膜

改性纤维素有良好的成膜性能，但对于气体的渗透阻隔性不佳。在当前研究中，通常要加入脂肪酸、甘油、蛋白质以改善其性能。

三、食品干燥技术

食品工业的很多原料均含有大量水分，为使食品具有良好的保藏性和节约运输费用，要求水分含量尽可能降低。所以从物料中除去水分是食品加工过程中经常进行的过程，称为干燥或去湿。采用的技术有普通干燥、冷冻干燥和喷雾干燥。

1. 普通干燥

当湿物料受热进行干燥时，开始时水分均匀分布于物料中，然后随着物料表面水分的汽化，逐渐形成从物料内部到表面的湿度梯度。物料内部的水分就以此湿度梯度作为推动力，逐渐向表面转移。同时，热空气将热量传递到物料表面，使物料内外存在温度梯度，这一温度梯度也可使物料内部的水分发生传递，称为湿热导，方向是从高温处向低温处进行。

干燥可分为常压干燥和真空干燥。常压干燥主要采用热空气或烟道气体作为干燥介质，它具有干燥时带走汽化水分的载体作用。真空干燥是借真空泵将汽化的水蒸气抽走。

根据物料加热的方式不同，又分为对流干燥（热风干燥）、辐射干燥及接触干燥（传导式）。

（1）对流干燥

对流干燥是直接以高温的空气为热源，借对流方式将热量传递给物料，热空气既是载热体又是载湿体。一般热风干燥多在常压下进行。

（2）辐射干燥

辐射干燥是食品工业上的一种重要的干燥方法，即利用红外线、远红外线、微波等能源，将热量传递给物料的干燥方法。辐射干燥可在常压或真空下进行。

（3）接触干燥

接触干燥是间接靠间壁的导热将热量传递给与壁面接触的物料。热源可以是水蒸气、热空气或热水等。接触干燥可在常压下进行也可在真空下进行。

2. 冷冻干燥

冷冻干燥是将物料预冷至 $-40 \sim -30$ ℃，使物料中的大部分液态水变为固态冰，然后提供低温热源，在真空状态下，使冰直接升华为水蒸气而使物料脱水的过程。

冷冻干燥包括冻结物品和升华分离结晶体。在真空条件下，通过升华作用，把物料中冻结的水分不重新融化而从物料中分离除去。

冷冻干燥的方法和过程如下。

（1）物料中水分的预冻结

食品的冻结主要是水溶液的冻结。当食品内部溶质浓度低于低共熔浓度时，冷冻的结果是冰晶的析出，随后溶液的浓度越来越高，理论上达到低共熔浓度为止；若溶质浓度高于低共熔浓度时，冷却结果表现为溶质不断析出，余下的溶液浓度越来越低，理论上也达到低共熔浓度为止。

（2）冻结物料进行升华干燥

冻结物料的升华干燥是在真空干燥箱内进行的。在升华过程中，物料中冻结水分汽化需要吸收热量，因此，需要给物料加热，以提高冷冻干燥速率。但所提供的热量应保证冻结物料的温度接近而又低于物料的共熔点，以便使物料中冰晶既不溶解又能以最高速率进行升华。在升华过程中，温度几乎不变，干燥速率保持恒定。

（3）物料加热升温

当冻结水分全部蒸发后，开始蒸发剩余没有冻结的水分，此时干燥速率下降，加热速度可加快，以使水分不断排除掉。在此阶段物料温度会升高，但一般不超过 40 ℃。

3. 喷雾干燥

喷雾干燥是以单一工序将溶液、乳浊液、悬浮液或糊状物料加工成粉状、颗粒状干制品的一种干燥方法。它通过雾化器的作用，将液体喷洒成极细的雾状液滴，并依靠干燥介质（热空气、烟道气或惰性气体）与雾滴的均匀混合，进行能量交换，使水分（或溶剂）汽化的过程。

我国常用的雾化形式有三种：气流喷嘴式雾化、压力式喷嘴雾化、旋转式雾化。

（1）气流喷嘴式雾化

气流喷嘴式雾化是利用高速气流对液膜的摩擦分裂作用把液体雾化。即将压缩空气（或水蒸气）高速从喷嘴中喷出，因食品料液流出速度并不大，所以气流与液流之间就存在相当大的相对速度，由此所产生的摩擦使料液被拉成很细的长丝。这些丝状体在较细处很快断裂，分散成雾滴。

（2）压力式喷嘴雾化

利用压力泵将食品料液从喷嘴孔内高压喷出，经过高压泵加压后的料液，以一定的速度沿切线方向进入喷嘴的旋转室，或者通过具有旋槽的喷嘴心进入喷嘴的旋转室，在料液物理性质的影响以及介质的摩擦作用下，液膜伸长变薄并撕裂成细丝，最后细丝断裂为小雾滴。

（3）旋转式雾化

食品料液在高速旋转的盘或轮产生的离心力作用下，被拉成薄膜，从盘或轮边缘甩出；同时受到周围空气的摩擦以及本身的表面张力的作用，形成雾滴，达到干燥目的。

四、食品浓缩技术

为了满足生产、保存和运输的需要，从液态食品中除去部分溶剂使食品浓度增加的技术称为食品浓缩技术。按照原理的不同可分为蒸发浓缩和冷冻浓缩两种技术。

1. 蒸发浓缩

蒸发是利用溶质和溶剂之间挥发性的差异，当溶液中溶质的挥发性较小，而溶剂具有较明显的挥发性时，采用加热的方法使溶剂汽化，从而使溶液浓缩。

料液的性质对蒸发有很大影响，特别是食品多属生物系统的物料，比一般化工处理遇到的物料更为复杂多变。食品物料的蒸发浓缩具有如下几方面特点。

（1）热敏性

食品的蒸发要严格考虑加热温度和加热时间。"低温短时"主要是尽可能保证食品品质，而"高温短时"则主要为了提高生产效率。

（2）结垢性

蛋白质、糖和果胶等受热过度会产生变性、焦化和结块等现象。因为传热面附近的物料温度最高，所以较容易发生结垢。结垢形成后，将严重影响传热速率，甚至产生安全性问题。解决结垢问题的积极措施是提高液速，经验证明，提高液速可显著减轻污垢的形成。另外，可采用电磁防垢、化学防垢等方法，对不可避免的结垢问题，必须有定期的严格清理措施。

（3）黏稠性

许多食品因含有丰富的蛋白质、糖分、果胶等成分，其黏稠性较高，蒸发过程中，溶液的黏稠性随浓度而增加，流动性下降，严重妨碍了加热面的热传导。因此，对于黏性制品的蒸发一般采用由外力强制的循环或搅拌措施。

（4）泡沫性

含蛋白质较多的食品物料有较大的表面张力，蒸发沸腾时泡沫较多，且较稳定，容易使料液随蒸汽进入冷凝器，造成料液流失。泡沫形成与界面张力有关。界面张力发生在蒸汽、过热液体和悬浮固体之间，固体在形成泡沫时起核心作用。一般可使用表面活性剂以控制泡沫的形成，也可用各种机械装置消除泡沫。

（5）腐蚀性

一些酸性食品如蔬菜汁、果汁，在蒸发浓缩时容易发生蒸发器的腐蚀。对于食品，即使是轻度的腐蚀所引起的污染也往往使产品不合格。因此，用于酸性食品的蒸发器需要选用耐腐蚀且导热性好的材料，在结构设计上采用方便更换的型式。如枸橼酸液的浓缩可采用不透性石墨加热管或耐酸搪瓷夹层蒸发器等。

（6）易挥发成分

不少液体食品含有芳香成分和风味成分，其挥发性比水大。料液蒸发时，这些成分将随同蒸汽一起逸出，影响浓缩制品的质量。低温浓缩虽然可减少香味成分的损失，但更完善的方法是采取回收措施，回收后再掺入制品中。

2. 冷冻浓缩

冷冻浓缩是利用冰与水溶液之间固液相平衡原理的一种浓缩方法，即将溶液的部分溶剂以冰的形式析出，并将其从液相中分离出去从而使料液浓缩。采用冷冻浓缩方法对溶液的浓度有一定的要求。当溶液中溶质浓度超过低共熔点浓度时，冷冻的结果表现为溶质转化成晶体析出，即结晶。这样不仅不会提高溶液中溶质的浓度，反而会降低溶质的浓度。而当溶液中溶质浓度低于低共熔点时，其冷却结果则表现为溶剂（水分）成晶体（冰晶）析出。随着溶剂成晶体析出的同时，余下溶液中的溶质浓度也就提高了，此即冷冻浓缩的基本原理。由此可见，冷冻浓缩的操作包括两个步骤，首先是部分水分从水溶液中结晶析出，而后将冰晶与浓缩液分离。结晶和分离两步操作可在同一设备中或在不同设备中进行。

五、食品的微波加工

近年来，微波作为一种节能技术，广泛应用于对食品进行加热、脱水干燥、烘烤、杀菌及酶的失活等方面。

1. 食品微波加热技术

（1）微波加热的原理

当将食品放在电磁场中时，其中带电荷的小分子就有呈方向性排列的趋势，当电场方向变化时就会引起水分子的转动。当频率足够高时，水分子发生高速运动、往复振动、彼此间频繁碰撞、摩擦，一方面使微波能转变为热能，以热的形

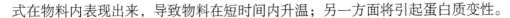

式在物料内表现出来，导致物料在短时间内升温；另一方面将引起蛋白质变性。

（2）微波加热的特点

微波加热技术克服了常规加热先加热环境介质，再传导至物料的缺点，既不需要传热介质，也不利用对流，食品与微波相互作用而瞬时穿透式加热，称为内部加热法。微波加热具有如下几个特点。

1）加热速度快。微波加热不需要热传导，微波可以穿透食品物料内部，加热速度快，时间短，仅需传统加热方法的 1/100～1/10 的时间。

2）低温灭菌，保持营养。微波加热是通过热效应与非热效应（生物效应）共同作用灭菌，因而与常规加热灭菌比较，具有低温、短时灭菌的特点，不仅安全可靠，且能保持食品营养成分不被破坏或流失，有利于保持产品的原有品质，营养素及色、香、味损失较少，并有利于保持维生素 C、氨基酸。

3）加热均匀性好。由于微波加热是内部加热，因此无论食品物料的形状如何，都能均匀渗透微波产生热量，具有自动平衡的性能，可避免外焦内生、外干内湿现象。

4）加热易于瞬时控制。微波加热可以立即发热和升温，易于控制，热惯性小，易于自动化控制。

5）节能高效。微波加热时，一般将被加热物体放在金属制造的加热室内，加热室对微波来说是个封闭的空腔，微波不能外泄；外部散热损失少，因此加热效率高。

2. 食品的微波干燥技术

（1）微波干燥特点和机理

微波干燥方法可分为常压微波干燥、微波真空干燥和微波冷冻干燥。微波干燥的特点主要有如下几点。

1）由内向外干燥。微波干燥过程中首先在物料内层形成干燥层，然后由里层向外扩展，这主要是因为微波能透入物料内部被吸收，其微波能量瞬时转为热能，使物料整体升温。此时，里层水蒸气压力骤升，驱动水蒸气向物料表层排出。随着干燥过程的进行，其外层的传热系数不仅没有下降，反而有所提高。因此在微波干燥过程中，水分由内层向外层的迁移速度很快，即干燥速度比一般的干燥速度快很多。

2）脱水后期干燥。在低含水量（小于5%）的物料干燥过程中，微波干燥较常规干燥方法效率高。微波干燥尤其适用于一般干燥脱水的后期干燥处理。

（2）微波真空干燥技术及应用

微波真空干燥技术是以微波加热为加热方式的真空干燥。对于一些热敏性材料，宜在低温下干燥，采用微波真空干燥不仅可以降低干燥温度，而且还可大大缩短干燥时间，有利于产品质量的进一步提高。微波真空干燥技术除了用于浓缩果汁以外，还可以对蔬菜、水果进行低温干燥，较好地保持了蔬菜水果的色泽、风味和维生素成分。

3. 微波处理对食品营养成分的影响

（1）对食品中蛋白质的影响

微波处理对牛奶中蛋白质含量的影响并不大，对酱油中氨基酸也无破坏分解作用，而且适当的微波处理还能提高大豆蛋白的营养价值。

（2）对食品中脂肪的影响

适当的微波处理不会破坏脂肪酸的营养价值。但处理时间太长或强度太高，则可能引起游离脂肪酸的过氧化反应。微波加热可显著降低大豆脂肪氧化酶的活性，因此，提取大豆油时，在碾磨之前先用微波进行预处理，将有助于防止大豆中富含的不饱和脂肪酸被脂肪氧化酶所氧化，最终提高大豆油的营养价值。

（3）微波处理对食品中碳水化合物的影响

食品中的碳水化合物在微波环境中会发生一系列反应，如美拉德反应、糖的焦化等。微波处理的甘薯中乙醇溶性的碳水化合物总含量、还原糖类及糊精含量均比对流炉处理的甘薯少，而淀粉含量则恰好相反。

（4）微波处理对食品中维生素的影响

由于微波加热的时间短而效率高，十分有利于最大限度地保存食品中的维生素。

微波烹调蔬菜的维生素 C 保存率远高于煤气加热烹调的蔬菜。微波烹调的加热时间短而热效率高，因而对热敏性维生素 C 的破坏相应较小。维生素 B_1 和维生素 B_6 同属 B 族维生素中的热敏性维生素，在传统的食品加工过程中很容易遭到破坏。利用微波烘烤制品中，维生素 B_1 和维生素 B_6 能很好地保存。适宜的微波加工能保留大豆种子中 90% 的维生素 E，明显优于传统加工方法。随着微波加热时间的延长，植物油中维生素 E 的含量下降，其下降幅度随脂肪酸的种类不同而不同。微波过度加热可使油发生水解作用，使游离脂肪酸含量增大，容易发生过氧化反应，生成自由基，引起维生素 E 降解，从而导致维生素 E 的损耗量增加。游离脂肪酸越多，碳链越短，不饱和程度越高，则植物油中维生素 E 的损耗量越大。

六、食品的膨化技术

膨化食品是近年发展起来的一种新型食品。它以谷物、豆类、薯类、蔬菜等为原料，经膨化技术加工，制造出品种繁多，酥脆香美的食品。膨化技术虽属于物理加工技术，但其不仅可以改变原料的外形、状态，而且能改变原料中的分子结构和性质，并可形成某些新的物质。

1. 特点

（1）膨化食品的营养成分损失少，并有利于消化吸收

由于挤压膨化过程是一个高温短时的加工过程，原料受热时间短，食品中的营养成分受破坏程度小；挤压膨化过程使淀粉、蛋白质、脂肪等大分子物质的分子结构均不同程度发生降解。膨化操作引起的糊化后的淀粉长时间放置不会发生老化现象（即回生）。食物中的蛋白质经过短时间的挤压膨化，蛋白质彻底变性，形成多孔结构，使酶的作用位点增多，从而提高蛋白质的消化率和利用率。

（2）食用品质改善而易于储存

采用膨化技术可使原本粗硬的组织结构变得松软，在膨化过程中产生的美拉德反应又增加了食品的色、香、味，因此膨化技术有利于粗粮细作，改善食用品质，使食品具有体轻、松脆、香味浓郁的独特风味。另外，膨化食品经高温高压处理，既可以杀灭微生物，又能钝化酶的活性，同时膨化后的食品水分含量降低到 10% 以下，在很大程度上限制了微生物的生长繁殖，有利于提高食品的储存稳定性。

（3）工艺简单而成本低

采用挤压膨化技术加工食品时，由于在挤压加工过程中同时完成混合、破碎、杀菌、压缩成型、脱水等工序，使生产工序显著缩短，制造成本降低，同时可节省能耗 20% 以上。

2. 膨化技术对物料中营养素的作用

挤压食品中的主要成分是淀粉，原料中淀粉含量的高低以及淀粉在挤压过程中的变化，与产品的质量有十分密切的关系。淀粉在挤压过程中很快糊化，淀粉糊化后，吸水性增大，易受酶的作用，进入人体后易消化，产品质地柔软。挤压可使食品原料中的可溶性膳食纤维含量提高，这主要是由于高温、高压、高剪切的作用使纤维分子间化学键裂解，导致分子的极性发生变化所致。在高温、高压、高剪切力的作用下，原有的蛋白质结构发生变化。当物料被挤压经过模具时，绝

大多数蛋白质分子沿物料流动方向成为线性结构,并产生分子间重排,富含蛋白质的各种植物原料经挤压膨化后转变成"纤维状"食品。脂肪在食品的挤压生产过程中是一种敏感物料,在高温、高压和高剪切条件下,甘油三酯会部分水解,产生甘油单酯和游离脂肪酸,这两种产物与直链淀粉会形成络合物,影响挤压过程中的膨化。挤压膨化加工条件不同,对食品维生素的破坏作用也不同。温度升高、水分含量降低及螺杆速度加快都会导致维生素含量降低。谷物是 B 族维生素的主要来源,挤压过程容易导致维生素 B_1、维生素 B_6、维生素 B_{12} 及维生素 C 的破坏。但是,挤压是一个高温短时过程,物料在挤压腔内与氧接触较少,因此,维生素的损失相对较少。

七、食品的生物加工技术

一般认为,食品的生物技术包括发酵工程、酶工程、细胞工程及基因工程四个部分。细胞工程及基因工程是建立在细胞生物学和分子生物学基础上的加工技术,本书只介绍食品生物加工中常用的发酵工程和酶工程。

1. 食品发酵工程

发酵工程是采用现代发酵设备,利用微生物的生长和代谢活动,经优选的细胞或经现代技术改造的菌种进行放大培养和控制性发酵,获得工业化生产预定的食品或食品的功能成分。

微生物发酵技术在食品工业中的应用包括:生产微生物酶,培养微生物菌体,获取微生物体内或体外的各种有用酶类物质;生产微生物代谢产品;生产微生物转化产品,利用微生物酶的作用来改变农产品、畜产及水产品的色、香、味等;生产微生物菌体,培养细菌、酵母菌和真菌,然后从培养物中分离出菌体,用作粮食、饲料或其他再加工制品。

(1)食用醋的发酵生产

酿造醋是用粮食等淀粉为原料,经醋酸杆菌有氧发酵而产生的。其主要成分除醋酸(3%～5%)外,还含有各种氨基酸、有机酸、糖类、维生素等营养成分及风味成分,具有独特的色、香、味。它不仅是调味佳品,长期食用对身体健康也十分有益。醋酸杆菌在进行发酵时,发酵液必须保持 30 ℃左右的温度,发酵原液的酸碱度应偏于酸性,通常采用通气培养。

(2)发酵乳制品

发酵乳制品是指良好的原料乳,经过杀菌作用接种特定的微生物进行发酵作用，产生具有特殊风味的食品。它们通常具有良好的风味、较高的营养价值，还具有一定的保健作用。

发酵乳制品主要包括酸奶和奶酪两大类，生产菌种主要是乳酸菌。发酵乳制品的健康价值主要有增加奶的可消化性和营养价值，减少乳糖含量，增加钙、铁的吸收，控制肠道微生物菌群的生长。

2. 食品的酶处理技术

酶工程是利用酶的催化作用进行物质转化的技术，是指通过人工操作获得人们所需要的酶，并在生物反应器中，利用酶的催化作用，将相应的原料转化为有用物质的技术。

（1）酶在淀粉类食品生产中的应用

酶在淀粉类食品生产中的应用范围很广，主要用于糊精、环状糊精、饴糖、麦芽糖、葡萄糖、果糖等的生产及啤酒、白酒、黄酒、酒精、谷氨酸等发酵原料的处理等。

1）葡萄糖的生产。现在国内外葡萄糖的生产绝大多数是采用淀粉酶水解的方法。酶法生产葡萄糖是以淀粉为原料，先经 α- 淀粉酶液化成糊精，再利用糖化酶糖化生成葡萄糖。

酶法水解生产葡萄糖的优点主要有糖化率高，酶法较酸法生产的葡萄糖获得率提高约 10%；糖化液纯度高，酸法生产会形成不需要的副产品，如 5- 羟甲基糖醛和脱水葡萄糖等化合物；设备不要求耐酸、耐压，对材质的要求低，加工简单。

2）果葡糖浆的生产。果葡糖浆也称高果糖浆或异构糖浆，是以酶法糖化淀粉所得的糖化液经葡萄糖异构酶的异构作用，将其中一部分葡萄糖异构成果糖，形成以葡萄糖和果糖为主要成分的一种混合糖浆。

果葡糖浆无色、无嗅，常温下流动性好，使用方便，在饮料生产和食品加工中可以部分甚至全部取代蔗糖，且较其他糖类更具有醇厚的风味。

（2）酶在乳品工业中的应用

1）凝乳酶生产干酪。干酪又称奶酪，是乳中的酪蛋白凝固而成的一种营养价值高、容易消化吸收的食品，其主要成分是蛋白质和乳脂，还含有少量的无机盐及丰富的维生素。

干酪可以由乳酸菌发酵的方法，也可由凝乳蛋白酶的方法进行生产。用凝乳蛋白酶生产干酪时，首先在乳中加入凝乳酶和乳杆菌培养物，其中凝乳酶使牛奶中的酪蛋白凝聚，形成凝乳，与乳清分开；然后再以凝乳为原料，根据不同加工工艺，经微生物发酵，包括乳酸菌对乳糖的分解，蛋白酶对蛋白质的分解，成为游离氨基酸及其他风味物质，形成不同类型的干酪。

2）低乳糖奶。奶中含有的乳糖只有被乳糖酶水解后才能被吸收。通常人体小肠中存在有乳糖酶，但其含量随种族、年龄和生活习惯的不同而有差别，某些婴幼儿由于遗传的原因，缺乏乳糖酶，不能消化奶中的乳糖，致使饮奶后出现腹胀、腹泻等症状。因此，这些婴幼儿及其他一些体内乳糖酶活性低的人，必须饮用低乳糖奶。

低乳糖奶可以由乳糖分离法，也可由乳糖酶分解法进行生产。酶法的生产原理是加进乳糖酶，使奶中的乳糖水解成为易消化吸收的葡萄糖和半乳糖，从而制成低乳糖奶。

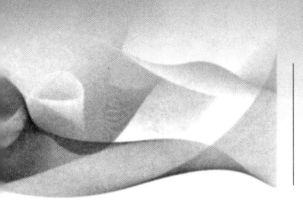

职业模块 5
膳食营养指导

培训课程 **①**

膳食营养管理概论

膳食营养指导和管理是公共营养师的基本职责之一。通过对居民的膳食指导和对集体供餐单位的膳食管理，帮助居民改善饮食结构，养成良好的饮食习惯，从而达到合理营养、促进健康、预防疾病的目的。其工作内容包括正确地选择食物，合理地计划膳食，评价膳食的营养价值和提出改进膳食质量的措施等。

一、膳食营养指导和管理的作用

1."平衡膳食"理念和技能培养

"平衡膳食，合理营养，促进健康"是《中国居民膳食指南》的核心思想。膳食营养指导和管理的重要手段就是宣传《中国居民膳食指南》，向消费者灌输"平衡膳食"的理念，使他们了解和应用这一科学理念，获取合理营养，促进身体健康。在对集体供餐单位的膳食营养管理工作中，不仅要用"平衡膳食"的原则来指导工作，同时要向管理者、服务人员和进餐人员宣传这一理念，使其成为人们自觉实践的准则。

2. 帮助养成良好的饮食习惯

人们选择食物有一定的生物学规律。大多数人都会根据口味爱好选择更多的动物性食物、多油脂和多糖的食物。所以，良好的饮食习惯不是自然形成的，需要有科学知识的指导，经过很长时间的实践才能形成。良好的饮食习惯一旦养成就会成为生活的组成部分，伴随人的一生，不仅是自身受益，还会惠及家人以及后代，意义重大。膳食营养指导和管理工作的一项重要作用就是要帮助居民养成良好的饮食习惯。特别是在幼儿园和中小学里，这种作用的意义十分深远。

3. 降低患相关疾病的风险

平衡膳食、合理营养既可以预防营养缺乏病，又可以降低一些慢性病的风险。

针对不同人群的问题或特点进行适当的膳食营养指导和管理，能够有效地改善个体或群体的营养状况，减少患相关疾病的危险，有助于某些营养缺乏病或慢性病患者的康复。

二、膳食营养管理的主要内容

1. 食物选择

要安排饮食首先是选择食物。食物种类繁多，不同的食物具有不同的口味和营养特点，所以选择食物时要包含中国居民平衡膳食宝塔所列举的五大类食物，以便制作出营养全面而又美味可口的膳食。另外，食物在生产、加工、运输和储存的过程中会发生许多变化，包括食物的污染、变质和营养素的损失等，所以要尽可能选择新鲜、优质的食物。

2. 计划膳食

计划膳食是为个人或团体设计一个食谱，使其能够满足居民的营养需要，同时要能被进餐者愉快地接受。因此，编制食谱要尽量采用多种多样的食物，尽量采用当地生产和供应的食物；同时还要考虑到进餐者的社会经济状况、宗教信仰及饮食文化传统等因素。

3. 膳食评价

用适宜的方法收集消费者的膳食资料，与中国居民平衡膳食宝塔建议的各类食物摄入量进行比较，发现其膳食结构的主要偏差。再进一步，可以计算出平均每人每日各类营养素的摄入量，根据进餐者的生理特征和身体活动水平选择适宜的膳食营养素参考摄入量指标，比较二者的差异，发现摄入不足或摄入过多的营养素。这种评价的结果既可作为膳食改善的基础，又可以作为计划膳食的依据。

4. 膳食改善

膳食改善的目的是要纠正当前膳食中存在的缺点，使其更加均衡合理，能够提供充足的而又不过多的能量和各种营养素，以满足就餐人员的营养需要。简单的方法就是以中国居民平衡膳食宝塔为标准，发现摄入不足和过多的食物种类并进行相应的调整。比较准确的方法是计算出进餐者平均每人每日各类营养素的摄入量，并与相应的膳食营养素参考摄入量指标比较，发现摄入不足或摄入过多的营养素，采取适当干预措施加以改善。

培训课程 ② 膳食营养素参考摄入量
的应用

膳食营养素参考摄入量（DRIs）的应用包括评价膳食和计划膳食两个方面。在评价膳食工作中，用它作为一个尺度，来衡量人们实际摄入的营养素量是否适宜；在计划膳食工作中，用它作为营养状况适宜的目标，建议如何合理地摄取食物来达到这个目标。

一、应用 DRIs 评价个体摄入量

膳食评价是营养状况评价的重要组成部分。为了获得可靠的结果，需要准确地收集膳食摄入资料，正确选择评价参考值，并且合理地解释所得的结果。评价一个人营养状况的理想方法是把膳食评价结果和体格测量、生化检验及临床观察资料结合起来进行分析。

1. 用平均需要量（EAR）评价个体摄入量

由于在一般的调查中只能收集一个人有限几天的膳食资料，所以实际上只能评估在一段时间内观察到的摄入量是高于还是低于相应人群的平均需要量。当观测到的摄入量低于 EAR 时可以认为必须提高，因为摄入不足的概率高达 50%；通过很多天的观测，摄入量达到或超过 RNI 时，或虽为少数几天的观测但结果远高于 RNI 时可以认为摄入量是充足的。摄入量在 EAR 和 RNI 之间时就难以确定摄入量是否适宜，为了安全起见，还是应当进行改善。

2. 用可耐受最高摄入量（UL）评价个体摄入量

用 UL 衡量个体摄入量是将观测到的摄入量和 UL 进行比较，推断该个体的日常摄入量是否过高。营养素的摄入量计算应包括膳食摄入、食品营养强化剂和膳食补充剂摄入的总和。如果日常摄入量超过了 UL 就有可能对某些个体造成危害。有些营养素过量摄入的后果比较严重，有的后果甚至是不可逆的。所以摄入量一

旦超过了 UL 一定要认真对待。

　　总体来说，在任何情况下一个人的真正营养素需要量和日常摄入量只能是一个估算结果，因此对个体膳食适宜性评价结果都是不够精确的，应当结合该个体其他方面的资料谨慎地对结果进行解释。

二、应用 DRIs 评价群体摄入量

　　人群中个体对某营养素的摄入量和需要量都彼此不相同。如果知道人群中所有个体的日常营养素摄入量和需要量，就可以直接算出摄入量低于其需要量的人数百分数，确定有多少个体摄入不足。但实际上不可能获得此种资料，只能用适当的方法来估测人群摄入不足的概率。

1. 用 EAR 评价群体营养素摄入量

　　EAR 切点法是评价群体营养素摄入量的简单而实用的方法。使用这种方法的条件是：营养素的摄入量和需要量之间没有相关；群体需要量的分布可以认为呈正态分布；摄入量的变异要大于需要量的变异。根据现有的知识，可以假定凡已制定了 EAR 和 RNI 的营养素都符合上述条件，都可以用本法进行评价。

　　EAR 切点法不要求计算每一摄入水平的摄入不足危险度，只需简单地计数在观测人群中有多少个体的日常摄入量低于 EAR。这些个体在人群中的比例就等于该人群摄入不足个体的比例。

2. 用适宜摄入量（AI）评估群体摄入量

　　当人群的平均摄入量或中位摄入量等于或大于该人群的营养素适宜摄入量时，可以认为人群中发生摄入不足的概率很低。当平均摄入量或中位摄入量在 AI 以下时，则不能判断群体摄入不足的程度。

3. 用 UL 评估群体摄入量

　　根据日常摄入量的分布来确定摄入量过高的风险。把 UL 作为安全摄入量的切点来使用。人群中日常摄入量超过 UL 的这一部分人可能面临健康风险。

4. 不宜用平均摄入量来评估人群摄入水平

　　平均摄入量或中位摄入量一般不能用于评估人群摄入量是否适宜。过去经常把平均摄入量和 RDA 比较，特别是当平均摄入量等于或大于 RDA 时就得出"本人群的膳食营养素摄入量达到了推荐的标准，因而是适宜的"结论。这种用法是不正确的，因为摄入不足的概率决定于日常摄入量的分布形态和变异程度，而不决定于平均摄入量。

5. 不宜用 RNI 来评估人群摄入不足的比例

根据定义，RNI 是能满足人群中 97%~98% 的个体需要的摄入水平（假定人群的需要量呈正态分布）。如果用 RNI 作为切点，把摄入量低于 RNI 的个体判断为摄入不足，结果必然严重地高估了摄入不足的比例。

6. 不宜用食物频数问卷资料评价人群摄入量

评估人群的膳食营养素摄入必须有人群日常摄入量的分布资料，因而需要每一个体的定量的膳食资料。食物频数问卷是一种半定量的调查方法，不能提供此种资料，不宜用于评价人群摄入量是否适宜。

7. 在实际评价中要特别注意能量与蛋白质及其他营养素不同

能量摄入量与能量需要量（EER）存在相关性，需要量较高的个体摄入量也较高，如采用切点法计算，摄入不足的人数会出现高估。因此，切点法和概率法均不适合用来评价能量不足的概率，要评价能量摄入是否充足，可采用按身高和体重、体质指数或其他人体测量学指标。

三、用膳食营养素参考摄入量为个体计划膳食

为个体计划膳食的目的是使个体的营养素摄入量接近其推荐摄入量或者是适宜摄入量，包括设定适宜的营养素摄入目标和制订膳食计划两个步骤。

1. 设定营养素摄入目标

设定适宜的营养素摄入目标要考虑到已经建立了 DRIs 的所有营养素。应当使各种营养素的摄入量都在安全摄入范围之内，即都能达到各自的 RNI 或 AI，而又不超过它们的 UL。能量的 RNI 等于它的 EAR，所以在计划膳食中能量摄入量时，应当用平均能量需要量（EER）作为唯一参考值。而且要随时监测体重，根据体重的情况适时地调整能量目标，以保持适宜体重。同时要考虑膳食的构成，使能量的来源分布合理。

2. 制订膳食计划

将营养素摄入目标转化为相应的膳食计划时，常用的方法是将以食物为基础的膳食指南作为依据，根据个体需要量的特殊性再进行适当的调整。在欧美发达国家，食物的营养成分标注比较规范，膳食计划者常利用食物标签来计划膳食。食物标签上的资料可用来估算宏量营养素的情况，但一般不能很好地反映微量营养素含量及与当前推荐摄入量的符合程度。多数情况下，个体进行膳食计划需要依靠详细的食物营养成分资料，如食物成分表。

四、用膳食营养素参考摄入量为群体计划膳食

为群体计划膳食的目的是确定一种日常摄入量的分布，在这种分布状态下摄入不足或摄入过量的概率都很低。计划群体膳食需要分步骤进行，即确定营养目标，计划怎样达到这些目标及评估这些目标是否都达到了。为人群计划膳食的方法要根据人群的特点来决定，主要看该人群是一个均匀的群体（如年龄、性别、劳动状况等比较一致），还是由若干营养素需要量不同的亚人群组成的不均匀的群体。

1. 为均匀性群体计划膳食

为一个均匀性群体计划膳食，主要步骤包括：确定计划目标，即对每一种营养素确定一个摄入不足和摄入过量风险的概率；计算每一种营养素的"靶日常营养素摄入量分布"（target usual nutrient intake distribution）；设计食谱使它能够达到"靶日常营养素摄入量分布"；评估计划的结果。

2. 为不均匀的群体计划膳食

如果群体当中对营养素和能量需要不是一致的，可以用不同的方法进行计划。可以把最脆弱的亚人群，即营养素的需要量相对他们的能量需要最高的亚人群作为目标制订计划。在不可能把最脆弱人群作为目标的情况下可以用"营养素密度法"进行计划。

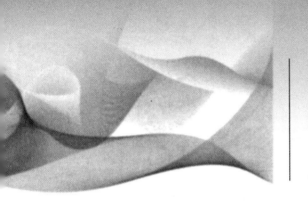

职业模块 **6**

人群营养

人的一生按照年龄可分为以下几个阶段。

婴儿期：出生 1 ~ 12 个月，包括新生儿期（断脐至生后 28 天）。

幼儿期：1 ~ 3 岁儿童。

学龄前期：4 ~ 6 岁儿童。

学龄期：7 ~ 12 岁儿童。

少年期：13 ~ 17 岁，或称青春期。

成年期：18 ~ 60 岁。

老年期：60 岁以上。

人体的生理状况随着性别的差异和年龄的变化而有所不同，因此对膳食中营养素的需求也不尽一致。在营养学基础部分主要介绍成年期的营养需要，本模块内容则以孕妇、乳母、婴儿、幼儿、学龄前儿童、学龄儿童以及老年人等不同人群的生理特点为依据，分别介绍这些人群的营养需要和膳食供应知识。

培训课程 ① 孕妇营养

孕妇是指处于妊娠特定生理状态下的人群，孕期妇女通过胎盘转运供给胎儿生长发育所需营养，经过 280 天，将一个肉眼看不见的受精卵孕育成体重约 3.2 kg 的新生儿。与非孕同龄妇女相比，孕妇本身身体以及胎儿的生长和发育，都需要更多的营养。孕期营养指导是公共营养工作的一项重要内容。

孕期合理营养是胎儿正常生长发育的保证，营养不良对妊娠结局和母体健康都可产生不利影响。对胎儿的影响主要包括胎儿在母体内生长停滞，宫内发育迟缓，其结局包括：早产及新生儿低出生体重发生率增加，胎儿先天性畸形发生率增加，围生期婴儿死亡率增高，影响胎、婴儿的体格和智力发育。

近年来，新生儿低出生体重特别受到关注，研究证实低出生体重新生儿与成年后高血压、糖耐量异常发生率有关，是除吸烟、饮酒和其他危险因素外的独立危险因素。

（1）低出生体重儿成年后易发生糖耐量减低、高胰岛素血症和胰岛素抵抗。

（2）血压与出生体重负相关出现在儿童期、青年期以及成年期的各阶段。

（3）出生体重小于 2 500 g 者可导致成年冠心病发病率增高，而出生体重正常者，则冠心病发病率较低。

调查还显示，新生儿低出生体重的相关因素与母体营养状况有关，包括孕前母体体重和身高不够、母体孕期蛋白质 – 能量营养不良、孕期增重不够、孕期血浆总蛋白和白蛋白水平低下、孕期贫血、孕妇吸烟或酗酒等。

一、孕期营养需要与营养素参考摄入量

1. 能量

合理摄取能量是成功妊娠的基础。与非孕相比，孕期的能量消耗还包括母体生殖器官及胎儿的生长发育，以及母体用于产后泌乳的脂肪储备。《中国居民膳食营养素参考摄入量（2013 版）》推荐孕早期能量需要量维持孕前水平，孕中期在非孕基础上增加 300 kcal/d，孕晚期增加 450 kcal/d。

由于孕期对营养素需要的增加大于对能量需要的增加，通过增加食物摄入量以增加营养素摄入，极易引起体重的过多增长。而保证适宜能量摄入的最佳途径是尽量选择摄入营养素密度高的食物，尽量控制单纯能量密度高的食物，最为简单的方法是密切监测和控制孕期每周体重的增长。

2. 蛋白质

妊娠期间，胎儿、胎盘、羊水、血容量增加及母体子宫、乳房等组织的生长发育约需 925 g 蛋白质，其中胎儿体内约 440 g，胎盘 100 g，羊水 3 g，子宫 166 g，乳腺 81 g，血液 135 g。分布在孕早、中、晚期的日增加量分别为 1 g、4 g、6 g。由于胎儿早期肝脏尚未发育成熟而缺乏合成氨基酸的酶，所有氨基酸均是胎儿的必需氨基酸，都需要母体提供。

孕妇蛋白质的补充量应包括两部分，一部分是根据体重增加计算得到的蛋白质维持量，另一部分是蛋白质的储存量。我国尚缺乏孕妇孕期体重增长的数据，根据 WHO/FAO/UNU 孕期中、晚期每天蛋白质的储存量数据除以利用率（47%）得到调整后的蛋白质储存量。结合蛋白质维持量和蛋白质的储存量得到应增加的平均需要量，最终得到应增加的蛋白质推荐摄入量，早、中、晚期每日分别增加

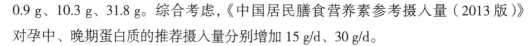

0.9 g、10.3 g、31.8 g。综合考虑，《中国居民膳食营养素参考摄入量（2013版）》对孕中、晚期蛋白质的推荐摄入量分别增加 15 g/d、30 g/d。

3. 脂类

孕期需 3 ~ 4 kg 的脂肪积累以备产后泌乳，此外膳食脂肪中的磷脂及其中的长链多不饱和脂肪酸，对人类生命早期脑 – 神经系统和视网膜等的发育有重要的作用，孕期对脂肪以及多种脂肪酸有特殊的需要。

孕 20 周开始，胎儿脑细胞分裂加速，作为脑细胞结构和功能成分的磷脂增加是脑细胞分裂加速的前提，而长链多不饱和脂肪酸如花生四烯酸（ARA，$C_{20:4}$，n–6）、二十二碳六烯酸（DHA，$C_{22:6}$，n–3）为脑磷脂合成所必需。相当数量的 ARA 和 DHA 是在胎儿期和出生后数月迅速积累在胎儿和婴儿脑及其他组织中的。显然，胎儿生长发育所需的 DHA 必须由母体提供。

《中国居民膳食营养素参考摄入量（2013版）》建议，孕妇膳食脂肪应占总能量的 20% ~ 30%，其中饱和脂肪酸、n–6 和 n–3 多不饱和脂肪酸供能比分别为 <10%、2.5% ~ 9% 和 0.5% ~ 2%。n–3 系多不饱和脂肪酸 DHA 的母体是 α– 亚麻酸，n–6 系多不饱和脂肪酸 ARA 的母体是亚油酸，二者均不能在人体内合成，必须从食物中摄取。α– 亚麻酸的适宜摄入量为 0.6%E，亚油酸的适宜摄入量为 4%E。EPA+DHA 的适宜摄入量为 250 mg/d，其中 DHA 为 200 mg/d。亚油酸几乎存在于所有植物油中，而 α– 亚麻酸仅存于大豆油、亚麻籽油、低芥酸菜籽油等少数油种。DHA 和 EPA 也可来源于鱼、鱼油及鸡蛋黄中。

4. 矿物质

（1）钙

妊娠期妇女与非孕时相比，钙的吸收率增加。胎盘对钙的转运是主动的逆浓度差进行，以保证胎儿对钙的需要，但需维生素 D 及其依赖的钙结合蛋白的作用。

1）孕期钙营养状况。营养调查显示，我国孕期妇女膳食钙的实际摄入量为 500 ~ 800 mg/d。研究显示，孕期钙的补充可降低母体高血压、妊娠高血压综合征和先兆子痫的危险。孕期钙供给不足，还可影响母体的骨密度。

2）钙的参考摄入量及食物来源。《中国居民膳食营养素参考摄入量（2013版）》建议孕中期、孕晚期钙的推荐摄入量（RNI）为 1 000 mg/d，可耐受最高摄入量（UL）为 2 000 mg/d。牛乳及其制品是膳食钙的最好来源，其次是大豆及其制品、深绿色叶菜和菜花等。芝麻和小虾皮等虽然含钙量较高，但是日常摄入量有限，对膳食钙的贡献较小。

（2）铁

孕妇是贫血最主要的易感人群之一，而且妊娠期贫血将会增加合并其他疾病和升高死亡率的风险。2012 年我国孕妇贫血患病率为 17.2%，《国民营养计划（2017—2030 年）》计划到 2030 年，孕妇贫血率控制在 10% 以下。

1）孕期铁的需要。怀孕期间的铁需要除了基本的铁损失外，还包括随胎儿的成长增加的铁储量、胎盘和脐带中的铁储备量以及随循环血量及红细胞量的增加血红蛋白中蓄积的铁量。另外，在孕中期和孕晚期，铁的吸收率会从孕早期的 10% 提高至 25%。

2）孕期铁的参考摄入量及食物来源。《中国居民膳食营养素参考摄入量（2013 版）》建议孕妇孕中期铁 RNI 为 24 mg/d，孕晚期为 29 mg/d，UL 值为 42 mg/d。动物肝脏、动物血、瘦肉等铁含量丰富且吸收率较高，是铁的良好来源。此外，豆类和某些蔬菜，如油菜、芥菜、雪里蕻、菠菜、莴笋叶等含铁量也相对较多。

（3）碘

碘对孕妇和胎儿也极为重要，缺乏可使孕妇甲状腺素合成减少，导致甲状腺功能减退，降低母体的新陈代谢，并因此减少对胎儿营养素的提供。孕妇碘缺乏还可致胎儿甲状腺功能低下，从而引起以生长发育迟缓、认知能力降低为标志的克汀病。孕早期碘缺乏引起的甲状腺功能低下导致的神经损害更为严重。估计世界上有 8 亿人面临碘缺乏所造成的危害，其中我国约为 4 亿人。世界卫生组织估计，全世界有两千万人因孕期母亲患碘缺乏而大脑损害。

《中国居民膳食营养素参考摄入量（2013 版）》建议孕期妇女碘 RNI 为 230 μg/d，UL 值为 600 μg/d。我国目前采用食盐碘强化预防高危人群的碘缺乏，已取得明显成效。此外，在孕期也可每周进食一次富碘的海产品。

（4）锌

母体摄入充足的锌可促进胎儿的生长发育和预防先天性畸形。据估计妊娠期间储留在母体和胎儿组织中的总锌量为 100 mg，其中约 53 mg 储存在胎儿体中。孕妇血浆锌通常在孕早期开始持续下降，至产前达低点，约下降 35%。胎儿与母体血浆锌的比值约为 1.5，母体和胎儿之间锌的转运是逆浓度差的主动运载，在孕末期母体经胎盘转运至胎儿的锌为 0.6 ~ 0.8 mg/d。食物锌的吸收率约 20%。

《中国居民膳食营养素参考摄入量（2013 版）》建议锌 RNI：非孕妇女为 7.5 mg/d，孕期为 9.5 mg/d，孕期 UL 值为 40 mg/d。

5. 脂溶性维生素

（1）维生素 A

孕妇维生素 A 营养状况低下与贫困人群中的早产、胎儿宫内发育迟缓及婴儿低出生体重有关。受孕前每周补充维生素 A 可降低孕妇死亡率。但孕早期过量摄入用于治疗严重囊性痤疮的异维甲酸，可导致自发性流产和新生儿先天性缺陷，包括中枢神经系统畸形，颅面部和心血管畸形。20 000 ~ 50 000 IU 大剂量维生素 A 也导致类似的缺陷。相应剂量的类胡萝卜素则没有毒性。

《中国居民膳食营养素参考摄入量（2013 版）》建议孕中、晚期维生素 A 的 RNI 为 770 μgRAE/d，UL 值为 3 000 μgRAE/d。视黄醇来源于动物肝脏、牛奶、蛋黄；β– 胡萝卜素来源于深绿色、黄红色蔬菜和水果。营养素补充剂、维生素 A 强化食品的应用，应注意补充的总量，以防过量摄入。

（2）维生素 D

孕期维生素 D 缺乏可导致母体和出生的子女钙代谢紊乱，包括新生儿低钙血症、手足抽搐、婴儿牙釉质发育不良以及母体骨质软化症。维生素 D 主要来源于紫外光照下皮内的合成，在高纬度、缺乏日光的北方地区，尤其在冬季几乎不能合成维生素 D，导致母体和胎儿血中 25 羟基维生素 D_3（25-OH-D_3）浓度降低，由于含维生素 D 的食物有限，维生素 D 补充极为重要。

《中国居民膳食营养素参考摄入量（2013 版）》建议孕期维生素 D 的 RNI 为 10 μg/d，安全摄入的上限水平 UL 值为 50 μg/d。

（3）维生素 E

由于维生素 E 对细胞膜，尤其是对红细胞膜上长链多不饱和脂肪酸稳定性的保护作用，孕期维生素 E 的补充可能对预防新生儿溶血有益。

《中国居民膳食营养素参考摄入量（2013 版）》建议孕期维生素 E 的 AI 为 14 mg α–TE/d。维生素 E 广泛存在于各种食物，粮谷、豆类、果仁中含量丰富。

（4）维生素 K

维生素 K 是与凝血有关的维生素，凝血过程中至少有 4 种因子依赖维生素 K 在肝脏内合成，因此缺乏维生素 K 的动物凝血酶原下降，凝血过程受阻。维生素 K_1（叶绿醌），存在于绿叶蔬菜中。维生素 K_2 称为甲基萘醌，多由细菌合成。

维生素 K 缺乏性出血症常见于：

1）孕期服用维生素 K 抑制药者，如阿司匹林、抗癫痫药。

2）早产儿，由于维生素 K 不易通过胎盘，胎儿肝内储存量少，早产儿体内更少。

3）新生儿，初乳中维生素 K 的含量低，加上初生婴儿开奶迟，肠道细菌少不能有效合成维生素 K 等。

《中国居民膳食营养素参考摄入量（2013 版）》建议孕期维生素 K 的 AI 值为 80 μg/d。

6. 水溶性维生素

（1）维生素 B_1

孕期缺乏或亚临床缺乏维生素 B_1 可致新生儿维生素 B_1 缺乏症，尤其在以米食为主的长江中下游地区农村。维生素 B_1 缺乏也影响胃肠道功能，这在孕早期特别重要，因为早孕反应使食物摄入减少，极易引起维生素 B_1 缺乏，并因此导致胃肠道功能下降，进一步加重早孕反应，引起营养不良。

《中国居民膳食营养素参考摄入量（2013 版）》建议孕中期维生素 B_1 的 RNI 为 1.4 mg/d，孕晚期维生素 B_1 的 RNI 为 1.5 mg/d。动物内脏如肝、心、肾，瘦肉，粗加工的粮谷类、豆类等是维生素 B_1 的良好来源。

（2）维生素 B_2

孕期维生素 B_2 缺乏可使胎儿生长发育迟缓。缺铁性贫血也与维生素 B_2 有关。

《中国居民膳食营养素参考摄入量（2013 版）》建议孕中、晚期维生素 B_2 的 RNI 分别为 1.4 mg/d 和 1.5 mg/d。肝脏、蛋黄、肉类、奶类是维生素 B_2 的主要来源，谷类、蔬菜水果也含有少量的维生素 B_2。

（3）维生素 B_6

在临床上，可使用维生素 B_6 辅助治疗早孕反应，也可使用维生素 B_6、叶酸和维生素 B_{12} 预防妊娠高血压综合征。

《中国居民膳食营养素参考摄入量（2013 版）》建议孕期维生素 B_6 的 RNI 为 2.2 mg/d。食物来源主要是动物肝脏、肉类、豆类以及坚果（瓜子、核桃）等。

（4）叶酸

叶酸摄入不足对妊娠结局的影响包括低出生体重、胎盘早剥和胎儿神经管畸形，在发展中国家还有常见的孕妇巨细胞性贫血。此外，血清、红细胞叶酸水平降低也和血浆总同型半胱氨酸浓度升高及妊娠并发症有关。孕期由于血容量增加致血浆稀释以及尿中叶酸排出量增加，孕妇血浆及红细胞中叶酸水平通常下降。胎盘富含与叶酸结合的蛋白质，可逆浓度梯度主动将母体的叶酸转运至胎儿体内。

孕期叶酸缺乏所致畸形在我国也有发生，据调查每年有 8 万~10 万神经管畸形儿出生，其中北方高于南方，农村高于城市，夏秋季高于冬春季。

神经管形成开始于胚胎发育的早期（受精卵植入子宫的第 16 天），因此叶酸的补充需从计划怀孕或可能怀孕前开始。2009 年，我国已启动增补叶酸预防神经管缺陷项目，目前为农村待孕妇女免费提供叶酸增补剂。

《中国居民膳食营养素参考摄入量（2013 版）》建议围孕期妇女应多摄入富含叶酸的食物，围孕期叶酸的 RNI 为 600 μgDFE/d。叶酸可来源于肝脏、豆类和深绿色叶菜。由于食物叶酸的生物利用率仅为补充剂的 50%，因此补充 400 μg/d 叶酸或食用叶酸强化食物更为有效。

二、孕妇膳食指导

2016 年，中国营养学会发布的《中国居民膳食指南（2016）》中提出，备孕期和孕期妇女的膳食指南在一般人群膳食指南的基础上增加关键推荐。

1. 备孕妇女膳食指南

备孕是指育龄妇女有计划地怀孕并对优孕进行必要的前期准备，是优孕与优生优育的重要前提。健康的身体状况、合理膳食、均衡营养是孕育新生命必需的物质基础。准备怀孕的妇女应接受健康体检及膳食和生活方式指导，使健康与营养状况尽可能达到最佳后再怀孕。备孕妇女膳食指南在一般人群膳食指南基础上特别推荐以下 3 条。

（1）调整孕前体重至适宜水平

孕前体重与新生儿出生体重、婴儿死亡率以及孕期并发症等不良妊娠结局有密切关系。肥胖或低体重的育龄妇女是发生不良妊娠的高危人群，备孕妇女宜通过平衡膳食和适量运动来调整体重，使体质指数（BMI）达到 18.5 ~ 23.9 kg/m²。

（2）常吃含铁丰富的食物，选用碘盐，孕前 3 个月开始补充叶酸

育龄妇女是铁缺乏和缺铁性贫血患病率较高的人群，怀孕前如果缺铁，可导致早产、胎儿生长受限、新生儿低出生体重，以及更易发生妊娠期缺铁性贫血。因此，备孕妇女应经常摄入含铁丰富、利用率高的动物性食物，铁缺乏或缺铁性贫血者应纠正贫血后再怀孕。

碘是合成甲状腺激素不可缺少的微量元素，为避免孕期碘缺乏对胎儿智力和体格发育产生的不良影响，备孕妇女除选用碘盐外，还应每周摄入 1 次富含碘的海产品。

叶酸缺乏可影响胚胎细胞增殖、分化，增加神经管畸形及流产的风险，备孕

妇女应从准备怀孕前 3 个月开始每天补充 400 μg 叶酸，并持续整个孕期。

（3）禁烟酒，保持健康生活方式

良好的身体状况和营养是成功孕育新生命最重要的条件，而良好的身体状况和营养要通过健康生活方式来维持。均衡的营养、有规律的运动和锻炼、充足的睡眠、愉悦的心情等，均有利于健康的孕育。计划怀孕的妇女如果有健康和营养问题，应积极治疗相关疾病（如牙周病），纠正可能存在的营养缺乏，保持良好的卫生习惯。此外，吸烟、饮酒会影响精子和卵子质量及受精卵着床与胚胎发育，在准备怀孕前 6 个月，夫妻双方均应停止吸烟、饮酒，并远离吸烟环境。

2. 孕期妇女膳食指南

妊娠期是生命早期 1 000 天机遇窗口的起始阶段，营养作为最重要的环境因素，对母子双方的近期和远期健康都将产生至关重要的影响。孕期胎儿的生长发育、母体乳腺和子宫等生殖器官的发育，以及为分娩后乳汁分泌进行必要的营养储备，都需要额外的营养。因此，妊娠各期妇女膳食应在非孕妇女的基础上，根据胎儿生长速率及母体生理和代谢的变化进行适当的调整。孕早期胎儿生长发育速度相对缓慢，所需营养与孕前无太大差别。孕中期开始，胎儿生长发育逐渐加速，母体生殖器官的发育也相应加快，对营养的需要增大，应合理增加食物的摄入量。孕期妇女的膳食指南应在一般人群膳食指南的基础上补充 5 条关键推荐。

（1）补充叶酸，常吃含铁丰富的食物，选用碘盐

叶酸对预防神经管畸形和高同型半胱氨酸血症、促进红细胞成熟和血红蛋白合成极为重要。孕期叶酸的推荐摄入量比非孕时增加了 200 μgDFE/d，达到 600 μgDFE/d，除常吃含叶酸丰富的食物外，还应补充叶酸 400 μgDFE/d。

为预防早产、流产，满足孕期血红蛋白合成增加和胎儿铁储备的需要，孕期应常吃含铁丰富的食物，铁缺乏严重者可在医师指导下适量补铁。

碘是合成甲状腺素的原料，是调节新陈代谢和促进蛋白质合成的必需微量元素，孕期碘的推荐摄入量比非孕时增加了 110 μg/d，除选用碘盐外，每周还应摄入 1~2 次含碘丰富的海产品。

（2）孕吐严重者，可少量多餐，保证摄入含必要量碳水化合物的食物

孕早期胎儿生长相对缓慢，孕妇体重变化不大，可维持孕前平衡膳食。如果早孕反应严重，可少食多餐，选择清淡或适口的膳食，保证摄入含必要量碳水化合物的食物，以预防酮血症对胎儿神经系统的损害。

（3）孕中晚期适量增加奶、鱼、禽、蛋、瘦肉的摄入

自孕中期开始，胎儿生长速率加快，应在孕前膳食的基础上，增加奶类摄入量 200 g/d，动物性食物（鱼、禽、蛋、瘦肉）孕中期增加摄入量 50 g/d、孕晚期增加摄入量 125 g/d，以满足对优质蛋白质、维生素 A、钙、铁等营养素和能量增加的需要。建议每周食用 2～3 次鱼类，以提供对胎儿脑发育有重要作用的 n-3 长链多不饱和脂肪酸。

（4）适量身体活动，维持孕期适宜增重

体重增长是反映孕妇营养状况的最实用的直观指标，与胎儿出生体重、妊娠并发症等妊娠结局密切相关。为保证胎儿正常生长发育、避免不良妊娠结局，应使孕期体重增长保持在适宜的范围。平衡膳食和适度的身体活动是维持孕期体重适宜增长的基础，身体活动还有利于愉悦心情和自然分娩。健康的孕妇每天应进行不少于 30 分钟的中等强度身体活动。

（5）禁烟酒，愉快孕育新生命，积极准备母乳喂养

烟草、酒精对胚胎发育的各个阶段都有明显的毒性作用，容易引起流产、早产和胎儿畸形。有吸烟饮酒习惯的妇女必须戒烟禁酒，远离吸烟环境，避免二手烟。

孕育生命是一个奇妙的历程，要以积极的心态去适应孕期变化，愉快享受这一过程。母乳喂养对孩子和母亲都是最好的选择，孕期应了解相关的知识，为产后尽早开奶和成功母乳喂养做好各项准备。

培训课程 ② 乳母营养

因分泌乳汁及哺育婴儿的需要，乳母需要的能量及各种营养素多于一般妇女，甚至孕妇。当乳母的各种营养素摄入量不足，体内的分解代谢将增加，以尽量维持泌乳量，初时泌乳量下降可能不明显，但已存在母体内营养的不平衡，最常见的是乳母的体重减轻，或可出现营养缺乏病的症状。孕前营养不良、孕期和哺乳期营养素摄入不足较为严重时，将影响乳汁的质量和数量。

一、乳母营养需要及膳食营养素参考摄入量

乳母的营养需要包括为泌乳提供物质基础和正常泌乳的条件，以及恢复或维持母体健康的需要两方面。

1. 能量

由于乳母的基础代谢、身体活动水平与怀孕前差别不大，因此乳母额外的能量需要量主要由分泌母乳的能量及体重的变化决定。一般而言，产后前 6 个月母乳的平均分泌量为 780 g/d，乳汁的能量密度为 2.8 kJ/g，转化效率为 80%，因此，前 6 个月母乳分泌所需的能量约为 2.73 MJ/d（650 kcal/d）；产后前 6 个月乳母平均每月体重下降 0.8 kg，每千克体重的能量转换系数为 27 MJ（6 500 kcal），体重减少提供的能量为 720 kJ/d（170 kcal）。

《中国居民膳食营养素参考摄入量（2013 版）》建议乳母能量 EER 是在非孕育龄妇女的基础上增加 500 kcal/d。

2. 蛋白质

乳母蛋白质的增加实际上是满足每日泌乳的需要。在前 6 个月纯母乳喂养阶段，乳母平均每日分泌 780 g 母乳，母乳中平均蛋白质浓度为 1.16 g/100 g（以成熟乳计算）。根据 1985 年 FAO/WHO/UNU 报告，膳食蛋白质转化为母乳蛋白质的

效率为 70%，则哺乳期妇女蛋白质的平均需要量每日增加 15 g，推荐摄入量每日增加 20 g。考虑到我国膳食蛋白质质量，尤其是农村膳食蛋白质质量较低，因此《中国居民膳食营养素参考摄入量（2013 版）》中建议乳母蛋白质的平均需要量在非孕女性平均需要量基础上增加 20 g/d，推荐摄入量增加 25 g/d。

3. 脂类

与普通成年女性比较，哺乳期妇女膳食脂肪摄入量因能量摄入的增加而相应增加，但脂肪供能比不会因此改变。《中国居民膳食营养素参考摄入量（2013 版）》推荐哺乳期妇女膳食脂肪 AMDR 为 20%E ~ 30%E。

乳汁中脂肪酸与膳食脂肪酸摄入关系密切。乳母 n–6 多不饱和脂肪酸的 AI 和 AMDR 分别为 4.0%E 和 2.5%E ~ 9%E，n–3 多不饱和脂肪酸的 AI 和 AMDR 分别为 0.6%E 和 0.5%E ~ 2%E。DHA 对婴儿视功能和脑发育具有关键作用。0 ~ 6 月龄婴儿，由于合成有限，DHA 成为条件必需。因 6 月龄内婴儿全母乳喂养，乳汁中适宜的 DHA 含量对婴儿尤为重要。乳母 EPA+DHA 的 AI 为 250 mg/d，其中 200 mg 为 DHA。

4. 碳水化合物

《中国居民膳食营养素参考摄入量（2013 版）》建议乳母碳水化合物的平均需要量为 160 g/d，AMDR 为 50%E ~ 65%E。

5. 矿物质

（1）钙

为了维持乳汁中钙含量的稳定及母体钙平衡，应保证乳母钙的摄入量。《中国居民膳食营养素参考摄入量（2013 版）》建议乳母膳食钙 RNI 为 1 000 mg/d，可耐受的最高摄入量为 2 000 mg/d。

（2）铁

尽管铁不能通过乳腺进入乳汁（母乳中铁含量仅为 0.05 mg/100 mL），一般情况下，乳母也没有月经失铁，但哺乳期仍需摄入充足的膳食铁，目的是恢复孕期铁丢失（胎儿铁储备和产时出血）。《中国居民膳食营养素参考摄入量（2013 版）》建议乳母膳食铁 RNI 为 24 mg/d，可耐受的最高摄入量为 42 mg/d。由于食物中铁的利用率低，除注意用富铁食物补充铁外，可考虑补充小剂量的铁以纠正和预防缺铁性贫血。

6. 维生素

（1）维生素 A

由于维生素 A 可以通过乳腺进入乳汁，乳母膳食维生素 A 的摄入量可以影响乳汁中维生素 A 的含量，而乳汁中维生素 A 的水平直接影响到婴儿的生长发育和健康状况。《中国居民膳食营养素参考摄入量（2013 版）》建议乳母维生素 A 的 RNI 为 1 300 μgRAE/d（4 333 IU/d）。通过多选用富含维生素 A 的食物可以满足需要。

（2）维生素 D

由于维生素 D 几乎不能通过乳腺，母乳中维生素 D 的含量很低。《中国居民膳食营养素参考摄入量（2013 版）》建议乳母膳食维生素 D 的 RNI 为 10 μg/d（400 IU/d）。由于膳食中富含维生素 D 的食物很少，建议乳母和婴儿多进行户外活动，必要时可补充维生素 D 制剂，以改善母子双方维生素 D 的营养状况和促进膳食钙的吸收。

（3）B 族维生素

母乳中维生素 B_1 含量平均为 0.02 mg/100 mL。已证明维生素 B_1 能够改善乳母的食欲和促进乳汁分泌，预防婴儿维生素 B_1 缺乏病。膳食中维生素 B_1 被转运到乳汁的效率仅为 50%，《中国居民膳食营养素参考摄入量（2013 版）》建议维生素 B_1 的 RNI 为 1.5 mg/d，应增加富含维生素 B_1 食物，如瘦猪肉、粗粮和豆类等。母乳中维生素 B_2 的含量平均为 0.05 mg/100 mL。乳母膳食维生素 B_2 的 RNI 为 1.5 mg/d，多吃肝、奶、蛋以及蘑菇、紫菜等食物可改善维生素 B_2 的营养状况。

（4）维生素 C

母乳中维生素 C 含量差别较大，我国调查结果及《中国食物成分表》中母乳中维生素 C 含量为 5 mg/100 g。乳母额外需要的维生素 C 需要考虑泌乳量的变化和维生素 C 的小肠吸收率。《中国居民膳食营养素参考摄入量（2013 版）》建议维生素 C 的 RNI 为 150 mg/d，只要经常吃新鲜蔬菜与水果，特别是鲜枣与柑橘类，容易满足需要。维生素 C 的 UL 为 2 000 mg/d。

二、哺乳期妇女膳食指南

哺乳期是母体用乳汁哺育新生子代使其获得最佳生长发育并奠定一生健康基础的特殊生理阶段。哺乳期妇女（乳母）既要分泌乳汁、哺育婴儿，还需要逐步补偿妊娠、分娩时的营养素损耗并促进各器官、系统功能的恢复，因此比非哺乳妇女需要更多的营养。

基于母乳喂养对母亲和子代诸多的益处，世界卫生组织建议婴儿 6 个月内应纯母乳喂养，并在添加辅食的基础上持续母乳喂养到 2 岁甚至更长时间。乳母的营养状况是泌乳的基础，如果哺乳期营养不足，将会减少乳汁分泌量，降低乳汁质量，并影响母体健康。此外，产后情绪、心理、睡眠等也会影响乳汁分泌。有鉴于此，哺乳期妇女膳食指南在一般人群膳食指南基础上增加以下五条关键推荐。

1. 增加富含优质蛋白质及维生素A的动物性食物和海产品，选用碘盐

乳母的营养是泌乳的基础，尤其蛋白质营养状况对泌乳有明显影响。动物性食物如鱼、禽、蛋、瘦肉等可提供丰富的优质蛋白质和一些重要的矿物质和维生素，乳母每天应比孕前增加约80 g的鱼、禽、蛋、瘦肉。如条件限制，可用富含优质蛋白质的大豆及其制品替代。为保证乳汁中碘、n-3长链多不饱和脂肪酸（DHA）和维生素A的含量，乳母应选用碘盐烹调食物，适当摄入海带、紫菜、鱼、贝类等富含碘或DHA的海产品，适量增加富含维生素A的动物性食物，如动物肝脏、蛋黄等的摄入。奶类是钙的最好食物来源，乳母每日应增饮200 mL的牛奶，使总奶量达到400~500 mL，以满足其对钙的需要。

2. 产褥期食物多样不过量，重视整个哺乳期营养

坐月子是中国的传统习俗，其间饮食常被过分地重视，往往过量摄入动物性食物，致能量和宏量营养素摄入过剩；或习惯诸多的忌口，不吃或少吃蔬菜和水果，致微量营养素摄入不足或缺乏。"满月"之后则即刻恢复一般饮食，从而影响到母乳喂养的持续。应纠正这种饮食误区，做到产褥期食物摄入多样、不过量，重视整个哺乳阶段的营养，以保证乳汁的质与量以持续地进行母乳喂养。

3. 愉悦心情，充足睡眠，促进乳汁分泌

乳母的心理及精神状态也可影响乳汁分泌，应关注产妇心理变化，及时消除不良情绪，帮助乳母树立信心，保持愉悦心情，以确保母乳喂养的成功。

4. 坚持哺乳，适度运动，逐步恢复适宜体重

孕期体重过度增加及产后体重滞留，是女性肥胖发生的重要原因之一。坚持哺乳、科学活动和锻炼，有利于机体复原和体重恢复。

5. 忌烟酒，避免浓茶和咖啡

乳母吸烟、饮酒会影响乳汁分泌，烟草中的尼古丁和酒精也可通过乳汁进入婴儿体内，影响婴儿睡眠及精神运动发育。此外，茶和咖啡中的咖啡因有可能造成婴儿兴奋，乳母应避免饮用浓茶和大量咖啡。

培训课程 3

婴儿营养

婴儿期良好的营养，是一生体格和智力发育的基础，也是预防成年慢性疾病如动脉粥样硬化、冠心病等的保证。由于婴儿期的生长极为迅速，对营养素的需要很高，因此，如何科学喂养，确保婴儿的生长发育就显得极为重要。

一、营养需要及膳食营养素参考摄入量

1. 能量

婴儿的能量需要包括基础代谢、体力活动、食物特殊动力作用、能量储存及排泄耗能、生长发育的需要，其总能量的需要主要依据年龄、体重及发育速度予以估计。《中国居民膳食营养素参考摄入量（2013 版）》建议 0~6 月龄婴儿能量 EER 为 0.38 MJ（90 kcal）/（kg·d），7~12 月龄为 0.33 MJ（80 kcal）/（kg·d）。

2. 蛋白质

婴儿生长迅速，不仅蛋白质的量按每单位体重计大于成人，而且需要更多优质蛋白质。婴儿所需必需氨基酸按单位体重计算较成人多。除成人的八种必需氨基酸外，婴儿早期肝脏功能还不成熟，还需要由食物提供组氨酸、半胱氨酸、酪氨酸以及牛磺酸。人乳中必需氨基酸的比例最适合婴儿生长的需要。《中国居民膳食营养素参考摄入量（2013 版）》建议 0~6 月龄全母乳喂养婴儿蛋白质的 AI 为 9 g/d。对于非母乳喂养的婴儿，考虑到配方奶蛋白质的质量低于母乳，因此非母乳喂养婴儿蛋白质的 AI 应适当增加。7~12 月龄婴儿蛋白质的 AI 为 20 g/d。

3. 脂类

婴儿对总脂肪的需要高于成人，特别是 6 月龄以内。《中国居民膳食营养素参考摄入量（2013 版）》建议 0~6 月龄婴儿脂肪的 AI 为 48%E，7~12 月龄婴儿脂肪的 AI 为 40%E。

亚油酸及其代谢产物 γ– 亚麻酸和花生四烯酸（ARA）是 n–6 多不饱和脂肪酸，α– 亚麻酸及其代谢产物二十碳五烯酸（EPA）和二十二碳六烯酸（DHA）是 n–3 多不饱和脂肪酸，这些脂肪酸对于婴儿神经、智力及认知功能发育具有促进作用。6 月龄内婴儿亚油酸的 AI 为 7.3%E，其中 ARA 的 AI 为 150 mg/d；α– 亚麻酸的 AI 为 0.87%E，其中 DHA 的 AI 为 100 mg/d。7 ~ 12 月龄婴儿亚油酸的 AI 为 6.0%E；α– 亚麻酸的 AI 为 0.66%E，其中 DHA 的 AI 为 100 mg/d。

4. 碳水化合物

母乳是 0 ~ 6 月龄婴儿营养的来源。母乳中的碳水化合物主要是乳糖。根据我国母乳中的碳水化合物含量以及泌乳量，《中国居民膳食营养素参考摄入量（2013版）》建议 0 ~ 6 月龄婴儿碳水化合物的 AI 为 60 g/d。7 ~ 12 月龄婴儿碳水化合物摄入量包括母乳来源以及辅食来源，目前尚缺乏我国婴儿辅食中碳水化合物摄入量的数据，参考其他国家的数据，推荐该月龄婴儿碳水化合物的 AI 为 85 g/d。

5. 矿物质

婴儿必需的而又容易缺乏的矿物质主要有钙、铁、锌。此外，内陆地区甚至部分沿海地区碘缺乏病也较为常见。

（1）钙

0 ~ 6 月龄婴儿母乳摄入量平均为 750 mL/d，按乳汁含钙 242 mg/L 计算，则钙摄入量为 182 mg/d。由于母乳中钙吸收率高，未发现全母乳喂养婴儿存在钙缺乏。《中国居民膳食营养素参考摄入量（2013 版）》建议 0 ~ 6 月龄婴儿钙的 AI 为 200 mg/d。7 ~ 12 月龄婴儿需根据母乳摄入量和辅食摄入量计算钙适宜摄入量，但目前我国尚缺乏相关数据，因此，《中国居民膳食营养素参考摄入量（2013 版）》以 6 月龄内婴儿 AI 为基础，采用代谢体重比进行推算，建议该月龄婴儿钙的 AI 为 250 mg/d。

（2）铁

足月新生儿体内储备有 300 mg 左右的铁，通常可防止出生后 4 ~ 6 个月内的铁缺乏。早产儿及低出生体重儿的铁储备相对不足，在婴儿期容易出现铁缺乏。母乳 1 ~ 3 个月时的铁含量为 0.6 ~ 0.8 mg/L，4 ~ 6 个月时为 0.5 ~ 0.7 mg/L。由于母乳中铁含量不高，婴儿的铁储备可能在生后 4 ~ 6 月龄耗尽，所以全母乳喂养婴儿所添加的第一个辅食应该是铁强化食物，如强化铁的配方奶、米粉、肝泥等。《中国居民膳食营养素参考摄入量（2013 版）》建议婴儿铁 AI：0 ~ 6 月龄为 0.3 mg/d，7 ~ 12 月龄为 10 mg/d。

（3）锌

足月新生儿体内也储备有足量的锌。母乳喂养的婴儿在前几个月内因可以利用体内储存的锌而不易缺乏，但在 4～6 个月后也需要从膳食中补充。肝泥、蛋黄、婴儿配方食品是较好的锌的来源。《中国居民膳食营养素参考摄入量（2013版）》建议：0～6 月龄为 2.0 mg/d（AI），7～12 月龄为 3.5 mg/d（RNI）。

（4）碘

婴儿期碘缺乏可引起以智力低下、体格发育迟缓为主要特征的不可逆性智力损害。我国大部分地区天然食品及水中含碘较低，如孕妇和乳母不使用碘强化食品，则新生儿及婴儿较容易出现碘缺乏病。《中国居民膳食营养素参考摄入量（2013 版）》建议 0～6 月龄婴儿碘的 AI 为 85 μg/d，7～12 月龄为 115 μg/d。

其他矿物质，如钾、钠、镁、铜、氯、硫及其他微量元素也为机体生长发育所必需，但健康婴儿均不易缺乏。

6. 维生素

母乳中的维生素尤其是水溶性维生素含量受乳母的膳食和营养状态的影响。膳食均衡的乳母，其乳汁中的维生素一般能满足婴儿的需要。

（1）维生素 A

维生素 A 不易通过胎盘，在新生儿肝内储存量较低，出生后所需维生素 A 均需从食物中摄取。《中国居民膳食营养素参考摄入量（2013 版）》建议，0～6 月龄婴儿维生素 A 的适宜摄入量以母乳中含量计算获得，以视黄醇活性当量计为 300 μgRAE/d。全母乳喂养的婴儿不需额外补充。7～12 月龄婴儿除母乳外，还添加辅食，其维生素 A 的适宜摄入量为 350 μgRAE/d。

（2）维生素 D

母乳中的维生素 D 含量较低，从出生 2 周到 1 岁半之内都应额外补充维生素 D。《中国居民膳食营养素参考摄入量（2013 版）》建议 0～12 月龄婴儿维生素 D 的 AI 为 10 μg（400 IU）/d。富含维生素 D 的食物较少，给婴儿适量补充富含维生素 D 的鱼肝油或维生素 D 制剂及适当户外活动（晒太阳），可以预防维生素 D 缺乏所致的佝偻病。

（3）维生素 E

早产儿和低出生体重儿容易发生维生素 E 缺乏，引起溶血性贫血、血小板增加及硬肿症。《中国居民膳食营养素参考摄入量（2013 版）》建议 0～6 月龄婴儿维生素 E 的 AI 为 3 mg α-TE/d，7～12 月龄为 4 mg α-TE/d。据文献报道，人初乳维生素 E 含量为 14.8 mg/L，过渡乳和成熟乳的含量分别为 8.9 mg/L 和 2.6 mg/L。牛乳中维生素 E 含量远低于人乳，相差约 0.6 mg/L。

（4）维生素 K

新生儿肠道内正常菌群尚未建立，肠道细菌合成维生素 K 较少，容易发生维生素 K 缺乏症（出血）。母乳约含维生素 K 15 μg/L，母乳喂养的新生儿在出生头几天摄入奶量少，较易出现维生素 K 缺乏性出血。因此，对新生儿尤其是早产儿出生初期要补充维生素 K。出生 1 个月以后，一般不容易出现维生素 K 缺乏。但长期使用抗生素时，则应注意补充维生素 K。《中国居民膳食营养素参考摄入量（2013版）》建议 0~6 月龄婴儿维生素 K 的 AI 为 2 μg/d，7~12 月龄婴儿为 10 μg/d。

（5）维生素 C

母乳喂养的婴儿可从乳汁获得足量的维生素 C。《中国居民膳食营养素参考摄入量（2013 版）》建议 0~12 月龄婴儿维生素 C 的 AI 为 40 mg/d。

二、婴幼儿喂养指南

2016 年，中国营养学会发布《6 月龄内婴儿母乳喂养指南》，本指南适用于出生至 180 天内的婴儿。6 月龄内婴儿处于 1 000 日机遇窗口期的第二个阶段，营养作为最主要的环境因素对其生长发育和后续健康持续产生至关重要的影响。母乳中适宜数量的营养既能提供婴儿充足而适量的能量，又能避免过度喂养，使婴儿获得最佳的、健康的生长速率，为一生的健康奠定基础。因此，对 6 月龄内的婴儿应给予纯母乳喂养。

1. 产后尽早开奶，坚持新生儿第一口食物是母乳

初乳富含营养和免疫活性物质，有助于肠道功能发展，并提供免疫保护。母亲分娩后，应尽早开奶，让婴儿开始吸吮乳头，获得初乳并进一步刺激泌乳、增加乳汁分泌。婴儿出生后第一口食物应是母乳，有利于预防婴儿过敏，并减轻新生儿黄疸、体重下降和低血糖的发生。此外，让婴儿尽早反复吸吮乳头，是确保成功纯母乳喂养的关键。婴儿出生时，体内具有一定的能量储备，可满足至少 3 天的代谢需求；开奶过程中不用担心新生儿饥饿，可密切关注婴儿体重，体重下降只要不超过出生体重的 7% 就应坚持纯母乳喂养。环境温馨、心情愉悦、精神鼓励、乳腺按摩等辅助因素，有助于顺利成功开奶。准备母乳喂养应从孕期开始。

2. 坚持 6 月龄内纯母乳喂养

母乳是婴儿最理想的食物，纯母乳喂养能满足婴儿 6 月龄以内所需要的全部

液体、能量和营养素。此外，母乳有利于肠道健康微生态环境建立和肠道功能成熟，降低感染性疾病和过敏发生的风险。母乳喂养营造母子情感交流的环境，给婴儿最大的安全感，有利于婴儿心理行为和情感发展；母乳是最佳的营养支持。母乳喂养经济、安全又方便，同时有利于避免母体产后体重滞留，并降低母体乳腺癌、卵巢癌和 2 型糖尿病的风险。应坚持纯母乳喂养 6 个月。母乳喂养需要全社会的努力，专业人员的技术指导，家庭、社区和工作单位应积极支持，应充分利用政策和法律保护母乳喂养。

3. 顺应喂养，建立良好的生活规律

母乳喂养应顺应婴儿胃肠道成熟和生长发育过程，从按需喂养模式向规律喂养模式递进。婴儿饥饿是按需喂养的基础，饥饿引起哭闹时应及时喂哺，不要强求喂奶次数和时间，特别是 3 月龄以前的婴儿。婴儿生后 2～4 周就基本建立了自己的进食规律，家长应明确感知其进食规律的时间信息。随着月龄增加，婴儿胃容量逐渐增加，单次摄乳量也随之增加，哺喂间隔则会相应延长，喂奶次数减少，逐渐形成规律哺喂的良好饮食习惯。如果婴儿哭闹明显，与平日进食规律不符，则应该首先排除非饥饿原因，如胃肠不适等。非饥饿原因哭闹时，增加哺喂次数只能缓解婴儿的焦躁心理，并不能解决根本问题，应及时就医。

4. 生后数日开始补充维生素 D，不需补钙

人乳中维生素 D 含量低，母乳喂养婴儿不能通过母乳获得足量的维生素 D。适宜的阳光照射会促进皮肤中维生素 D 的合成，但鉴于养育方式的限制，阳光照射可能不是 6 月龄内婴儿获得维生素 D 的最方便途径。婴儿出生后数日就应开始每日补充维生素 D 10 μg（400 IU）。纯母乳喂养能满足婴儿骨骼生长对钙的需求，不需额外补钙。推荐新生儿出生后补充维生素 K，特别是剖宫产的新生儿。

5. 婴儿配方奶是不能纯母乳喂养时的无奈选择

由于婴儿患有某些代谢性疾病、乳母患有某些传染性或精神性疾病，乳汁分泌不足或无乳汁分泌等原因，不能用纯母乳喂养婴儿时，建议首选适合 6 月龄内婴儿的配方奶喂养，不宜直接用普通液态奶、成人奶粉、蛋白粉、豆奶粉等喂养婴儿。任何婴儿配方奶都不能与母乳相媲美，只能作为纯母乳喂养失败后无奈的选择，或者 6 月龄后对母乳的补充。6 月龄前放弃母乳喂养而选择婴儿配方奶，对婴儿的健康是不利的。

6. 监测体格指标，保持健康生长

身长和体重是反映婴儿喂养和营养状况的直观指标。疾病或喂养不当、营养

不足会使婴儿生长缓慢或停滞。6月龄前婴儿应每半月测一次身长和体重，病后恢复期可增加测量次数，并选用世界卫生组织编制的《儿童生长曲线》判断婴儿是否得到正确、合理喂养。婴儿生长有自身规律，过快、过慢生长都不利于儿童远期健康。婴儿生长存在个体差异，也有阶段性波动，不必相互攀比生长指标。母乳喂养儿体重增长可能低于配方奶喂养儿，只要处于正常的生长曲线轨迹，即是健康的生长状态。

三、婴儿喂养方式

1. 母乳喂养

6月龄内完全以母乳满足婴儿的全部液体、能量和营养素需要的喂养方式称为纯母乳喂养。人乳是婴儿的最佳食物，母乳喂养是最理想的喂养方式。2013年我国6个月内婴儿的纯母乳喂养率为20.8%。母乳喂养需要全社会的努力，专业人员的技术指导，家庭、社区和工作单位应积极支持。充分利用政策和法律促进母乳喂养。

（1）母乳的营养特点

人乳随泌乳期的不同，可分为初乳、过渡乳、成熟乳。分娩后7天内的乳汁呈淡黄色，质地黏稠，称之为初乳。初乳量较少，含脂肪少、蛋白质多，尤其是分泌型免疫球蛋白和乳铁蛋白等，应尽量给新生儿喂哺初乳。产后7~15天为过渡乳，随后进入成熟乳。乳汁产量渐增，脂肪含量上升而蛋白质含量下降。

1）蛋白质及氨基酸。尽管人乳所含蛋白质比牛奶少，约1.1 g/100 mL，但人乳中蛋白质以易于消化吸收的乳清蛋白为主。乳清蛋白与酪蛋白之比为70：30，而牛乳为18：82。在乳清蛋白中，人乳以α-乳清蛋白为主。乳清蛋白易于消化吸收，而α-乳清蛋白又可促进乳糖的合成。与牛乳不同，人乳在婴儿的胃中被胃酸作用后，能形成柔软絮状的凝块，以充分为胃酸及肠道蛋白酶所分解。

人乳中胱氨酸含量为240 mg/L，高于牛乳130 mg/L。因新生儿及早产儿肝及脑组织中胱氨酸酶较低甚至无，不能利用其他含硫氨基酸合成胱氨酸，故有人认为胱氨酸是新生儿及早产儿的必需氨基酸。此外，人乳中的牛磺酸（氨基乙磺酸）的含量也较多（425 mg/L），为成人血清的10倍。由于婴儿的肝脏尚未成熟，半胱氨酸脱羧酶的活性低，不能将半胱氨酸合成牛磺酸，必须由食物提供，而牛磺酸为婴儿大脑及视网膜发育所必需。

2）脂类。人乳的脂肪数量和种类都比牛乳多，在能量上也高于牛乳，这适应了婴儿对能量的特别需要。人乳脂肪酸构成包括短链、中链及长链脂肪酸，尤其是必需脂肪酸亚油酸和 α- 亚麻酸及其衍生物二十二碳六烯酸（DHA）等。这是因为婴儿从亚麻酸合成二十二碳六烯酸的能力有限，必须由母乳提供。

人乳含有丰富的脂酶，它能在 4 ℃或更低的温度下将甘油三酯分解为游离的脂肪酸，使人乳中的脂肪比牛乳脂肪更易于消化与吸收。人乳甘油三酯的第二位上含有更多比例的棕榈酸，它在肠道中作为 2- 甘油单酯而被吸收，相反，脂酶从牛乳脂肪分解游离出 1 及 3 位的棕榈酸，这种游离的脂肪酸在肠腔可被钙沉淀，形成钙 - 棕榈酸皂，导致脂肪及钙的吸收不良以及便秘。

3）碳水化合物。人乳中的乳糖含量约 7%，高于牛乳，且以 β- 乳糖为主。乳糖不仅提供婴儿相当一部分的能量，而且它在肠道中被乳酸菌利用后产生乳酸。乳酸在肠道内可抑制大肠杆菌的生长，同时也可促进钙的吸收。

4）矿物质。由于婴儿肾脏的排泄和浓缩能力较弱，食物中的矿物质过多或过少都不适于婴儿的肾脏及肠道对渗透压的耐受能力，会导致腹泻或对肾的过高负荷。人乳中矿物质含量相对稳定（如钙、磷、镁、铁、铜、锌等），还含有部分与乳母膳食营养素摄入密切相关的营养素，如碘、硒等。人乳中钙、磷比例适宜（2∶1），利于钙的吸收。母乳中铁含量极少，仅为 0.05 mg/100 mL。初乳含锌高，对生长发育极为有利。

5）维生素。人乳中维生素的含量易受乳母的营养状态的影响，尤以水溶性维生素和脂溶性的维生素 A 影响最大。营养良好乳母的乳汁中维生素能满足 6 月龄内婴儿的需要，而不需要额外补充维生素。但维生素 D 例外，尤其日照较少的地区。

（2）母乳中的免疫活性物质

1）白细胞和淋巴细胞。人乳中的白细胞主要是嗜中性粒细胞和巨噬细胞，存在于前 3～4 个月的母乳中。

2）抗体。母乳中的抗体主要存在于初乳中，以分泌型免疫球蛋白 SIgA 为主，占初乳中免疫球蛋白的 90% 左右。产后 1～2 天的初乳也含有较高水平 IgM，其含量达到甚至超过正常人血清水平，但持续时间较短，至产后 7 天下降至微量。母乳中也含有少量的 IgG，其浓度不到血液浓度的 1%，但持续时间较长，能维持到产后 6 个月。

3）乳铁蛋白。人乳中的初乳含乳铁蛋白丰富，可达 5～6 mg/mL，4 周后下降至 2 mg/mL，以后一直维持在 1 mg/mL。

4）溶菌酶。在喂哺第 1 个月时约含 20 μg/mL。第 6 个月为 250 μg/mL，人乳中的含量约为牛乳制品中含量的 8 倍。

5）补体。初乳中含有较高含量的补体 C_3 和 C_4，但随后迅速下降。补体不能直接杀灭细菌，但能辅助 SIgA 和溶菌酶降解细菌。

6）低聚糖和糖复合物。低聚糖和糖复合物是母乳中一类能抵抗细菌的碳水化合物，其中，低聚半乳糖和单唾液酸神经苷脂研究较多。

7）其他抗感染物质。初乳中含量较高的纤维结合素能促进吞噬细胞的吞噬作用；双歧因子可助乳酸杆菌在肠道中生长并产生乙酸和乳酸，降低肠道 pH 值；维生素 B_{12} 和叶酸结合蛋白能抑制细菌利用这些维生素；蛋白酶抑制剂能抑制母乳中生物活性蛋白被消化；抗炎因子如前列腺素 E 和 F、$α_1$- 抗胰蛋白酶，抗氧化物质如 β- 胡萝卜素、α- 生育酚、过氧化物酶等具有抗炎症反应和抗氧化作用。此外，母乳中干扰素具有抗病毒等作用。

（3）母乳中的激素和生长因子

母乳含有表皮生长因子（EGF）、神经生长因子（NGF）、胰岛素样生长因子 I 和 II，转化生长因子（TGF）等。这些生长因子可以调节婴儿的生长发育，参与中枢神经系统及其他组织的生长分化。母乳中还含有甲状腺素 T_3 和 T_4、前列腺素、促甲状腺素释放激素（TRH）、皮质激素和促肾上腺皮质激素（ACTH）、胰岛素、生长激素抑制素、垂体激素、泌乳刺激素、催乳素、胃抑素、胃肠调肽、胃泌素、促红细胞生成素、降血钙素等。这些激素对于维持、调节和促进婴儿的各器官的生长、发育与成熟有重要作用。

（4）母乳喂养的优越性

每个母亲都有能力用母乳喂养她的孩子，母乳喂养是人类最原始的喂养方法，也是最科学、最有效的喂养方法。世界卫生组织和儿童基金会提出，鼓励、支持、保护、帮助母乳喂养，母乳喂养不仅仅是母子之间的相互行为，而且是整个社会的行为，母乳喂养需要全社会的支持。我国为了推动和普及母乳喂养，大力推广爱婴医院和母婴同室。

1）母乳中营养成分能满足生后 6 个月内婴儿的营养需要。母乳是婴儿最佳的天然食物和饮料，母乳含有 6 个月内的婴儿所需的全部营养素。母乳中所含有的各种营养成分最适宜婴儿的消化与吸收。尽管从 6 个月起，就要给婴儿及时合理地添加辅助食物，但是到孩子出生后的第 2 年，母乳仍是多种营养物质的重要来源，并且能帮助孩子抵抗疾病；婴儿吸吮母乳还有助于其颌骨和牙齿的发育。因此，母乳喂养应持续到 2 周岁。

2）母乳喂养降低发病率和死亡率

①感染性疾病。母乳喂养可减少或消除婴儿暴露于污染的食物及容器的机会。其次是母乳中含有分泌型抗体及其他具有抗微生物、促进免疫系统成熟及保护新生儿消化系统的活性因子，从而抵抗感染性疾病，特别是呼吸道及消化道的感染。研究证实，在婴儿出生后的前 6 个月，给予全母乳喂养可明显降低婴儿感染性疾病的发病率及死亡率。

②成年慢性病。母乳喂养有利于预防成年慢性病，有研究报道婴儿期母乳喂养持续时间较长者 2 型糖尿病发病的危险相对较低。小于 4 月龄给婴儿喂牛奶似乎是较早发生 2 型糖尿病的触发因素。也有研究表明，母乳喂养对克罗恩病（Crohn disease）、溃疡性结肠炎、儿童的肿瘤及儿童期肥胖、婴儿猝死综合征等疾病具有一定预防作用。

③母乳喂养增进母子感情，有助于婴儿的智力发育。母亲在哺乳过程中，通过每日对婴儿皮肤的接触、爱抚、目光交流、微笑和语言，可增进母婴的感情交流，有助于乳母和婴儿的情绪安定，有益于婴儿的智力发育。

④母乳喂养经济方便又不易引起过敏。母乳喂养婴儿经济方便、任何时间母亲都能提供温度适宜的乳汁给婴儿。母乳喂养的婴儿极少发生过敏，也不存在过度喂养的问题。从远期效应来说母乳喂养的儿童很少发生肥胖，糖尿病的发生率也比较低。

2. 人工喂养

因各种原因不能用母乳喂养婴儿时，而采用牛乳、羊乳等动物乳或其他代乳品喂养婴儿，这种非母乳喂养婴儿的方法即为人工喂养。由于不同种动物的乳，严格来讲，只适合相应种类动物的幼子，并不适宜其他种类幼子的生长发育，同时也不适宜直接喂养婴儿。因此，特别是对 0～6 个月的婴儿，只有在实在无法用母乳喂养时才采用人工喂养。

随着经济发展和社会进步，配方奶喂养逐步取代了用牛乳、羊乳等直接喂养婴儿的方法，成为人工喂养的最佳选择。配方奶应按照说明进行冲调，不宜冲调过浓，因为过浓的奶中含有较多的矿物质（尤其是钠），婴儿喝后因口渴而哭闹，导致喂养人产生婴儿饥饿的错觉，而过度喂养。开始每天分 6～8 次喂养，较大婴儿可逐渐减少喂养次数。母亲或看护人应观察和了解婴儿的食量，不能机械强行规定婴儿奶粉的摄入量。由于配方奶营养丰富，容易滋生细菌，故开封后应盖好，并注意低温冷藏。喂养前将乳液温度调至接近体温，并排除乳嘴里的空气，以免烫伤和吸入空气。婴儿配方奶配好后应立即喂养，如配好后在 30 ℃以上室温放置超过 2 h 以上应废弃。奶瓶、奶头及其他调配食具每次使用后应彻底洗净消毒。

3. 混合喂养

因各种原因母乳不足或不能按时喂养，在坚持用母乳喂养的同时，用婴儿代乳品以补充母乳的不足，称为混合喂养。对于 6 个月以下，特别是 0～4 个月的婴儿，这比完全不吃母乳的人工喂养要好。母乳不足，也仍应坚持按时给婴儿喂奶，让婴儿吸空乳汁，这样有利于刺激乳汁的分泌。如母亲因故不能按时喂奶时，可用代乳品或收集的母乳代替喂养一次。乳母应将多余的乳汁及时挤出或吸空，一方面可以维持乳汁的分泌，另外也可用清洁的奶瓶收集，低温储存，温水浴加热后可以用来在不能按时喂奶时喂给婴儿。混合喂养时代乳品补充用量应以婴儿吃饱为止，具体用量应根据婴儿体重、母乳缺少的程度而定。

四、常见婴儿配方食品和辅助食品

1. 婴儿配方食品

参照国际婴儿配方食品标准并结合我国国情，我国于 1989 年制定了婴幼儿食品的国家标准，并于 1997 年、1999 年和 2010 年进行了修订，2021 年又进行了修订。现行有效婴儿食品标准包括《食品安全国家标准　婴儿配方食品》（GB 10765—2010）、《食品安全国家标准　较大婴儿和幼儿配方食品》（GB 10767—2010）、《食品安全国家标准　特殊医学用途婴儿配方食品通则》（GB 25596—2010）。

（1）普通婴儿配方食品

普通婴儿配方食品是适于正常婴儿食用的配方食品，其能量和营养成分能满足 0～12 月龄婴儿正常营养需要，包括乳基婴儿配方食品和豆基婴儿配方食品两大类型。乳基婴儿配方食品是指以乳类及乳蛋白制品为主要蛋白来源，加入适量的维生素、矿物质和（或）其他原料，仅用物理方法生产加工制成的产品。豆基婴儿配方食品是指以大豆及大豆蛋白制品为主要蛋白来源，加入适量的维生素、矿物质和（或）其他原料，仅用物理方法生产加工制成的产品。

婴儿食用的配方食品中所有的营养成分对婴儿的生长和发育都是必需的。在即食状态下每 100 mL 所含的能量应为 250 kJ（60 kcal）～295 kJ（70 kcal）（0～6 月龄婴儿）或 250 kJ（60 kcal）～314 kJ（75 kcal）（7～12 月龄较大婴儿）。对于乳基婴儿配方食品，碳水化合物的来源应首选乳糖（乳糖占碳水化合物总量应≥90%），可适当添加葡萄糖聚合物（其中淀粉经预糊化后才可加入），不应使用果糖和蔗糖。所使用的原料和食品添加剂不应含有谷蛋白，不应使用氢化油脂，不应使用经辐照处理过的原料。

（2）特殊医学用途婴儿配方食品

我国每年新出生婴儿约 1 500 万，其中部分婴儿由于各种疾病影响，不能喂养母乳或普通婴儿配方食品。特殊医学用途婴儿配方食品是这些婴儿生命早期或相当长时间内赖以生存的主要食物来源。

特殊医学用途婴儿配方食品是指针对患有特殊紊乱、疾病或处于某种医疗状况等婴儿的营养需求而设计制成的粉状或液态配方食品。在医生或临床营养师的指导下，单独食用或与其他食物配合食用时，其能量和营养成分能够满足 0～6 月龄特殊医学状况婴儿的生长发育需求。

特殊医学用途婴儿配方食品的能量、营养成分及含量可以根据患有特殊紊乱、疾病或处于某种医疗状况婴儿的特殊营养需求，按照表 6-1 列出的产品类别进行适当调整，以满足上述特殊医学状况婴儿的营养需求。产品在即食状态下每100 mL 所含有的能量应在 250 kJ（60 kcal）～295 kJ（70 kcal），但针对某些婴儿的特殊医学状况和营养需求，其能量可进行相应调整。对于特殊医学用途婴儿配方食品，除特殊需求（如乳糖不耐受）外，首选碳水化合物应为乳糖和（或）葡萄糖聚合物。只有经过预糊化后的淀粉才可以加入特殊医学用途婴儿配方食品中。不得使用果糖。特殊医学用途婴儿配方食品中所使用的原料应符合相应的食品安全国家标准和（或）相关规定，禁止使用危害婴儿营养与健康的物质。所使用的原料和食品添加剂不应含有谷蛋白。不应使用氢化油脂。不应使用经辐照处理过的原料。

表 6-1　常见特殊医学用途婴儿配方食品

产品类别	适用的特殊医学状况
无乳糖配方或低乳糖配方	乳糖不耐受婴儿
乳蛋白部分水解配方	乳蛋白过敏高风险婴儿
乳蛋白深度水解配方或氨基酸配方	食物蛋白过敏婴儿
早产/低出生体重婴儿配方	早产/低出生体重儿
母乳营养补充剂	早产/低出生体重儿
氨基酸代谢障碍配方	氨基酸代谢障碍婴儿

2. 婴儿辅助食品

（1）添加辅助食品的科学依据

1）满足婴儿的营养需求。随着婴儿逐渐长大，其所需的能量和营养素也必然随其生长发育的速度有所增加，但是母乳的分泌量以及某些营养素成分可能不满足其需要。此外，孕期为婴儿储备的铁，6月龄时已用尽，需从辅食中获得铁。由于生长越快，血容量扩张也越快，对铁的需要量也越高。据估算，7～12月龄婴儿铁的需要量高达7～10 mg/d，极易因铁摄入不足而造成缺铁和缺铁性贫血。

2）学习吃食物，为断奶做准备。断乳是一个很长的过程，是一个继续保持母乳喂养过程，也称为断奶过渡期。使婴儿逐步地认识并适应母乳以外的食物，进行咀嚼和吞咽的训练等，时间可延长到孩子1岁甚至以上。

3）适应婴儿消化系统以及心理发育的需要。6个月以后的婴儿消化系统逐步成熟，对食物的质和量也有新的要求。如随着齿龈黏膜的坚硬及以后乳牙的萌出，喂养婴儿以软的半固体食物，有利于乳牙的萌出和训练婴儿的咀嚼功能。在喂养工具上，从用奶瓶逐步改变为用小茶匙、小杯、小碗，以利于婴儿的心理成熟。婴儿食品需要从0～6个月食用母乳或代乳品逐渐过渡到2～3岁时接近成人食品，婴儿从全流质能逐步适应半流质和过渡到幼儿时的流质、半流质和固体都有的混合饮食。过早添加淀粉类高碳水化合物的食物，容易使婴儿肥胖，而辅助食品添加太迟，会影响婴儿咀嚼和吞咽功能及乳牙的萌出。

4）培养良好的饮食习惯。在断奶过渡期正确添加辅食，对于培养儿童正确饮食行为是极其必要的，也可减少儿童期和成年后挑食、偏食的不良习惯。

（2）添加辅助食品的时间与原则

1）适宜时间。在通常情况下，6个月后应逐步添加辅助食品，但因婴儿个体差异，开始添加辅食并无严格程序。一般有下列情形时可以开始添加辅食：婴儿体重增长已达到出生时的2倍，婴儿在吃完约250 mL奶后不到4 h又饿了，婴儿可以坐起来了，婴儿在24 h内能吃完1 000 mL或以上的奶，婴儿月龄达6个月。

2）添加辅助食品的原则

①每次只引入一种新食物，逐步适应，达到食物多样化。1种辅食应经过5～7天的适应期，再添加另一种食物，然后逐步扩大添加的辅食的品种。从一种富铁泥糊状食物开始，如强化铁的米粉、肉泥等，逐渐增加食物种类。

②由稀到稠。如刚开始添加米粉时可冲调稀一些，使之更容易吞咽。当婴儿习惯后就可以逐步变稠。

③量由少到多，质地由细到粗。开始的食物量可能仅1勺，逐渐增多。食物的质地开始要制成泥或汁，以利于吞咽。当乳牙萌出后可以适当粗一些和硬一点，以训练婴儿的咀嚼功能。辅食质地由液体到半固体再到固体。

④坚持多次尝试。在添加新食物时常会被婴儿用舌头推出，甚至出现恶心，这是婴儿的自我保护意识，也可能是婴儿还不能有效地吞咽半固体食物，不要因此误以为是婴儿不愿接受或不喜欢而停止喂食，需要坚持，一般经过10~15次后，新食物就会被婴儿接受。

⑤因人而异。婴儿的生长发育有较大的个体差异，这也决定了婴儿对食物摄入量的差异。

（3）添加辅助食品的种类和顺序（见表6-2）

表6-2　婴儿辅助食品添加种类和顺序

月龄	食物性状	种类	餐次		进食技能
			主餐	副餐	
4~6月	泥糊状	强化铁的米粉、蔬菜泥、水果泥	5~6次奶（断夜间奶）	逐渐加至1次	用勺喂
7~9月	碎末状	稠粥、烂面、馒头片、鱼泥、肉末、蛋黄、肝泥、水果	4~5次奶	1~2次饭菜	学用杯、训练咀嚼
10~12月	小碎块	软饭、挂面、碎肉、碎菜、蛋、鱼肉、豆制品、油、水果	2~3次饭菜	2~3次奶	抓食、断奶瓶、自用勺、训练咀嚼

引自：苏宜香主编《儿童营养及相关疾病》。

培训课程 **4**

幼儿营养

幼儿期是由婴儿食品逐步过渡到摄取普通食物的时期，这一时期各器官系统发育尚不完全，对食物的消化、吸收能力有限，而同时又是饮食习惯形成的重要时期，所以需要对他们的食物营养给予特别照顾。

一、幼儿营养需要及推荐参考摄入量

由于幼儿仍处于生长发育的旺盛时期，对蛋白质、脂肪、碳水化合物及其他各营养素的需要量相对高于成人。

1. 能量

幼儿对能量的需要通常包括基础代谢、生长发育、体力活动以及食物特殊动力作用的需要。由于幼儿的体表面积相对较大，所示基础代谢率高于成年人，幼儿时期基础代谢的能量需要占总能量需要量的50%~60%，男女孩之间的差别不大。生长发育所需能量为幼儿所特有，每增加1 g的体内新组织，需要4.4~5.7 kcal的能量。好动多哭的幼儿需要的能量比安静幼儿更多。《中国居民膳食营养素参考摄入量（2013版）》建议幼儿1岁、2岁和3岁能量EER：男孩分别为900 kcal/d、1 100 kcal/d和1 250 kcal/d；女孩分别为800 kcal/d、1 000 kcal/d和1 200 kcal/d。

2. 蛋白质

幼儿对蛋白质的需要不仅量相对比成人多，而且质量要求也比成人高。《中国居民膳食营养素参考摄入量（2013版）》建议1岁、2岁和3岁幼儿蛋白质RNI为25 g/d、25 g/d和30 g/d，其中有一半应为优质蛋白质。

3. 脂肪

《中国居民膳食营养素参考摄入量（2013版）》建议1~3岁幼儿脂肪提供的

能量的 AI 为 35%E，膳食脂肪中必需脂肪酸亚油酸（AI）为 4.0%E，α- 亚麻酸为 0.6%E，DHA 为 100 mg/d，才能保证正常生长。必需脂肪酸中，亚油酸富含于所有植物油中，较少出现缺乏，而含 α- 亚麻酸的油仅限于大豆油、低芥酸菜籽油等少数油，应注意补充。

4. 碳水化合物

活动量大的幼儿，因身体消耗的能量多，对碳水化合物的需要量也多。尽管幼儿已能产生消化各种碳水化合物的消化酶，但对于 2 岁以下的幼儿，过多的能量来自淀粉和糖是不合适的，因为富含碳水化合物的食物占体积较大，可能不适当地降低了食物的营养密度及总能量的摄入。2 岁以后，可逐渐增加来自淀粉类食物的能量，同时相应地减少来自脂肪的能量。1 ~ 3 岁幼儿碳水化合物的平均需要量为 120 g/d，AMDR 为 20%E ~ 30%E。碳水化合物以谷薯类为主，不宜过于粗糙，也就是膳食纤维摄入不宜过多，以免增加幼儿胃肠道负担，及影响到其他营养素的吸收。

5. 矿物质

（1）钙

幼儿骨骼中的钙每 1 ~ 2 年更新 1 次，加上生长发育对钙沉积的需要，幼儿缺钙危害较大。奶及其制品是膳食钙的最好来源。1 ~ 3 岁幼儿的钙 RNI 为 600 mg/d。

（2）铁

幼儿期每天从各种途径损失的铁不超过 1 mg，加上生长需要，每天平均需要 6 mg 的铁。因我国儿童（尤其是农村）膳食铁主要以植物性铁为主，吸收率低，幼儿期缺铁性贫血成为常见和多发病。1 ~ 3 岁幼儿铁的 RNI 为 9 mg/d。膳食中铁的良好食物来源是动物的肝脏和血，其中禽类的肝脏和血中的铁含量达 40 mg/100 g 以上，牛奶含铁很少。蛋黄中虽含铁较高，但因含有干扰因素，吸收率仅有 3%。

（3）锌

婴幼儿缺锌时会出现生长发育缓慢、味觉减退、食欲不振、贫血、创伤愈合不良、免疫功能低下等表现。1 ~ 3 岁幼儿锌的 RNI 为 4.0 mg/d。锌的最好食物来源是贝类，如牡蛎、扇贝等，每 100 g 可达 10 mg 以上的锌；其次是动物的内脏（尤其是肝）、蘑菇、坚果类（如花生、核桃、松子等）和豆类，肉类和蛋也含有一定量的锌，其他食物含锌量低。

（4）碘

碘对婴幼儿的生长发育影响很大，幼儿期缺碘会影响生长发育，1 ~ 3 岁幼儿碘的 RNI 为 90 μg/d。

6. 维生素

（1）维生素 A

维生素 A 与机体的生长、骨骼发育、生殖、视觉及抗感染有关。1~3 岁幼儿每日维生素 A 的 RNI 为 310 μgRAE/d。由于维生素 A 可在肝内蓄积，过量时可出现中毒，不可盲目给小儿服用。

（2）维生素 D

幼儿也是特别容易发生维生素 D 缺乏的易感人群，维生素 D 缺乏可引起佝偻病。维生素 D 的膳食来源较少，主要来源是户外活动时由紫外线照射皮肤，使 7-脱氢胆固醇转变成维生素 D。我国的 RNI 为 10 μg/d，幼儿也可适量补充含维生素 D 的鱼肝油。

（3）其他维生素

维生素 B_1 为水溶性维生素，在体内储存极少，需每日从膳食中补充。幼儿维生素 B_1 的 RNI 为 0.6 mg/d。幼儿维生素 B_2 的 RNI 为 0.6 mg/d。幼儿维生素 C 的 RNI 为 40 mg/d。

二、7~24 月龄婴幼儿膳食特点及要求

2016 年，中国营养学会发布《7~24 月龄婴幼儿喂养指南》，该指南适合满 6 月龄（出生 180 天后）至 2 周岁（24 月龄）的婴幼儿。2~3 岁婴幼儿的膳食更趋于成人化，可参考同期发布的《2~5 岁学龄前儿童膳食指南》。

7~24 月龄婴幼儿处于 1 000 日机遇窗口期的第三阶段，适宜的营养和喂养不仅关系到近期的生长发育，也关系到长期的健康。

7~24 月龄婴幼儿喂养指南包括如下内容。

1. 继续母乳喂养，满 6 月龄起添加辅食

母乳仍然可以为满 6 月龄（出生 180 天）的婴幼儿提供部分能量，优质蛋白质、钙等重要营养素，以及各种免疫保护因子等。继续母乳喂养也仍然有助于促进母子间的亲密连接，促进婴幼儿发育。因此，7~24 月龄婴幼儿应继续母乳喂养。不能母乳喂养或母乳不足时，需要以配方奶作为母乳的补充。

婴儿满 6 月龄时，胃肠道等消化器官已相对发育完善，可消化母乳以外的多样化食物。同时，婴儿的口腔运动功能，味觉、嗅觉、触觉等感知觉，以及心理、认知和行为能力也已准备好接受新的食物。此时开始添加辅食，不仅能满足婴儿

的营养需求，也能满足其心理需求，并促进其感知觉、心理及认知和行为能力的发展。

2. 从富含铁的泥糊状食物开始，逐步添加达到食物多样

7～12 月龄婴儿所需能量约 1/3～1/2 来自辅食，13～24 月龄幼儿约 1/2～2/3 的能量来自辅食，而婴幼儿所需的铁更高达 99% 来自辅食。因而，婴儿最先添加的辅食应该是富铁的高能量食物，如强化铁的婴儿米粉、肉泥等。在此基础上逐渐引入其他不同种类的食物以提供不同的营养素。

辅食添加的原则：每次只添加一种新食物，由少到多、由稀到稠、由细到粗，循序渐进。从一种富铁泥糊状食物开始，如强化铁的婴儿米粉、肉泥等，逐渐增加食物种类，逐渐过渡到半固体或固体食物，如烂面、肉末、碎菜、水果粒等。每引入一种新的食物应适应 2～3 天，密切观察是否出现呕吐、腹泻、皮疹等不良反应，适应一种食物后再添加其他新的食物。

3. 提倡顺应喂养，鼓励但不强迫进食

随着婴幼儿生长发育，父母及喂养者应根据其营养需求的变化、感知觉，以及认知、行为和运动能力的发展，顺应婴幼儿的需要进行喂养，帮助婴幼儿逐步达到与家人一致的规律进餐模式，并学会自主进食，遵守必要的进餐礼仪。

父母及喂养者有责任为婴幼儿提供多样化，且与其发育水平相适应的食物，在喂养过程中应及时感知婴幼儿所发出的饥饿或饱足的信号，并作出恰当的回应。尊重婴幼儿对食物的选择，耐心鼓励和协助婴幼儿进食，但决不强迫进食。

父母及喂养者还有责任为婴幼儿营造良好的进餐环境，保持进餐环境安静、愉悦，避免电视、玩具等对婴幼儿注意力的干扰。控制每餐时间不超过 20 min。父母及喂养者也应该是婴幼儿进食的好榜样。

4. 辅食不加调味品，尽量减少糖和盐的摄入

辅食应保持原味，不加盐、糖以及刺激性调味品，保持淡口味。淡口味食物有利于提高婴幼儿对不同天然食物口味的接受度，减少偏食挑食的风险。淡口味食物也可减少婴幼儿盐和糖的摄入量，降低儿童期及成人期肥胖、糖尿病、高血压、心血管疾病的风险。

强调婴幼儿辅食不额外添加盐、糖及刺激性调味品，也是为了提醒父母在准备家庭食物时也应保持淡口味，既为适应婴幼儿的需要，也为保护全家人的健康。

5. 注重饮食卫生和进食安全

选择新鲜、优质、无污染的食物和清洁水制作辅食。制作辅食前须先洗手。

制作辅食的餐具、场所应保持清洁。辅食应煮熟、煮透。制作的辅食应及时食用或妥善保存。进餐前洗手，保持餐具和进餐环境清洁、安全。

婴幼儿进食时一定要有成人看护，以防进食意外。整粒花生、坚果、果冻等食物不适合婴幼儿食用。

6. 定期监测体格指标，追求健康生长

适度、平稳生长是最佳的生长模式。每3个月一次定期监测并评估7～24月龄婴幼儿的体格生长指标有助于判断其营养状况，并可根据体格生长指标的变化，及时调整营养和喂养。对于生长不良、超重肥胖，以及处于急慢性疾病期间的婴幼儿应增加监测次数。

培训课程 5

学龄前儿童营养

一、营养需要及膳食营养素参考摄入量

1. 能量

学龄前儿童需要摄入充足的能量以满足基础代谢、身体活动、食物热效应及生长发育的需要。《中国居民膳食营养素参考摄入量（2013版）》推荐 4～6 岁学龄前儿童能量需要量范围是 1 250～1 800 kcal/d，其中男孩稍高于女孩，详见表 6-3。

表 6-3　4～6 岁儿童能量、蛋白质及脂肪的膳食营养素参考摄入量

年龄（岁）	能量（kcal/d）		蛋白质（g/d）		碳水化合物		脂类			
	男 EER	女 EER	男 RNI	女 RNI	EAR（g/d）	AMDR（%E）	总脂肪 AMDR（%E）	饱和脂肪酸 U-AMDR（%E）	亚油酸 AI（%E）	α-亚麻酸 AI（%E）
4～	1 300	1 250	30	30	120	50～65	20～30	<8	4.0	0.60
5～	1 400	1 300	30	30						
6～	1 400～1 800	1 250～1 650	35	35						

学龄前儿童能量的营养素来源与 3 岁以内稍有不同，即脂肪提供的能量相对减少，由 1～3 岁时占总能量的 35% 逐渐减少，4～6 岁时接近成人推荐值，占总能量的 20%～30%，碳水化合物提供的能量占总能量的 50%～65%。

2. 蛋白质

（1）蛋白质和氨基酸需要量

学龄前儿童每增加 1 kg 体重约需 160 g 蛋白质积累。学龄前儿童摄入蛋白质

的主要目的是满足细胞、组织的生长，因此对蛋白质的质量，尤其是必需脂肪酸的种类和数量有一定的要求。2007年，联合国粮农组织、世界卫生组织提出每日每千克体重必需氨基酸的平均需要量，对3～10岁儿童，组氨酸12 mg，异亮氨酸23 mg、亮氨酸44 mg、赖氨酸35 mg、蛋氨酸与半胱氨酸18 mg、苯丙氨酸与酪氨酸30 mg、苏氨酸18 mg、色氨酸4.8 mg、缬氨酸29 mg。

（2）参考摄入量及食物来源

中国营养学会建议学龄前儿童蛋白质参考推荐摄入量为30～35 g/d（见表6-3）。其中来源于动物性食物的蛋白质应占50%，包括1个鸡蛋，约提供6.5 g蛋白质，300 mL牛奶约9 g蛋白质，100 g鱼或鸡或瘦肉可提供约17 g蛋白质。其余蛋白质可由植物性食物谷类、豆类等提供。在农村应充分利用大豆所含的优质蛋白质来预防儿童蛋白质营养不良引起的低体重和生长发育迟缓。

3. 脂肪

儿童生长发育所需的能量、免疫功能的维持、脑的发育和神经髓鞘的形成都需要脂肪，尤其是必需脂肪酸。《中国居民膳食营养素参考摄入量（2013版）》推荐：4～6岁儿童膳食脂肪的AMDR为20%E～30%E（见表6-3），亚油酸的AI为4%E，α-亚麻酸AI为0.60%E。建议使用含有α-亚麻酸的大豆油、低芥酸菜籽油或脂肪酸比例适宜的调和油为烹调油，在对动物性食品选择时，也可多选用鱼类等富含n-3系长链多不饱和脂肪酸的水产品。

4. 碳水化合物

经幼儿期的逐渐适应，学龄前儿童基本完成了饮食从以奶和奶制品为主到以谷类为主的过渡。谷类所含有的丰富碳水化合物是其能量的主要来源，碳水化合物应占总能量的50%～65%，但不宜食用过多的糖和甜食，而应以含有复杂碳水化合物的谷类为主，如大米，面粉，红豆、绿豆等各种豆类。

适量的膳食纤维是学龄前儿童肠道健康所必需的。粗麦面包、麦片粥、蔬菜、水果是膳食纤维的主要来源。但过量的膳食纤维在肠道易膨胀，引起胃肠胀气、不适或腹泻，影响食欲和营养素的吸收。

5. 矿物质

（1）钙

为满足学龄前儿童骨骼生长，每日平均骨骼钙储留量为100～150 mg。《中国居民膳食营养素参考摄入量（2013版）》中学龄前儿童钙的RNI为800 mg/d（见表6-4），UL为2 000 mg/d。奶及奶制品含钙量高，吸收率高，是儿童最理想的钙来源。豆类及其制品尤其是大豆、黑豆含钙也较丰富。此外，芝麻、小虾皮、海带等也含有一定的钙。要保证学龄前儿童钙的适宜摄入水平，每日奶的摄入量应为 300 ~ 600 mL。

（2）碘

世界卫生组织估计，世界有 8 亿人口缺碘，孕妇、儿童是对缺碘敏感的人群。为减少因碘缺乏导致的儿童生长发育障碍，《中国居民膳食营养素参考摄入量（2013 版）》提出学龄前儿童碘的 RNI 为 90 μg/d（见表 6-4），UL 为 200 μg/d。含碘较高的食物主要是海产品，如海带、紫菜、海鱼、虾、贝类。为保证这一摄入水平，除必须使用碘强化食盐烹调食物外，还建议每周膳食至少安排 1 次海产食品。

（3）铁

铁缺乏引起缺铁性贫血是儿童期最常见的疾病。学龄前儿童铁缺乏的原因：一是儿童生长发育快，需要的铁较多；二是儿童内源性可利用的铁较少，其需要的铁较成人更依赖食物铁的补充；学龄前儿童的膳食中奶类食物仍占较大的比重，其他富铁食物较少，也是铁缺乏的原因。

铁缺乏儿童常有行为异常，如对外界反应差、易怒、不安、注意力不集中以及学习能力差。铁缺乏时可致脑内多巴胺 D_2 受体下降，并进而引起单胺氧化酶抑制剂和色氨酸、多巴胺、5- 羟色胺等水平下降，行为上表现为学习能力下降和睡眠时间延长。临床上表现为听力减弱、视力减弱，学习成绩不佳。铁缺乏还对儿童免疫力、行为和智力发育产生不可逆性影响。

《中国居民膳食营养素参考摄入量（2013 版）》建议学龄前儿童铁的 RNI 为 10 mg/d（见表 6-4），UL 为 30 mg/d。动物性食品中的血红素铁吸收率一般在 10% 或以上。动物肝脏、动物血、瘦肉是铁的良好来源。膳食中丰富的维生素 C 可促进铁的吸收。

（4）锌

锌缺乏儿童常出现味觉下降、厌食甚至异食癖，嗜睡、面色苍白，抵抗力差而易患各种感染性疾病等，严重者生长迟缓。《中国居民膳食营养素参考摄入量（2013 版）》提出学龄前儿童锌的 RNI 为 5.5 mg/d（见表 6-4）。除牡蛎、扇贝外，鱼、禽、蛋、肉等蛋白质食物锌含量丰富，利用率也较高。

表6-4　4~6岁儿童矿物质的膳食营养素参考摄入量

营养素	EAR	RNI	PI	UL
钙（mg/d）	650	800	—	2 000
磷（mg/d）	290	350	—	—
钾（mg/d）	—	1 200（AI）	2 100	—
钠（mg/d）	—	900（AI）	1 200	—
镁（mg/d）	130	160	—	—
氯（mg/d）	—	1 400（AI）	—	—
铁（mg/d）	7	10	—	30
碘（µg/d）	65	90	—	200
锌（mg/d）	4.6	5.5	—	12
硒（µg/d）	25	30	—	150
铜（mg/d）	0.3	0.4	—	3
氟（mg/d）	—	0.7（AI）	—	1.1
铬（µg/d）	—	20（AI）	—	—
锰（mg/d）	—	2.0（AI）	—	3.5
钼（µg/d）	40	50	—	300

6. 维生素

（1）维生素 A

维生素 A 对学龄前儿童生长，尤其是对骨骼生长有重要的作用。维生素 A 缺乏是发展中国家普遍存在的营养问题，严重威胁着儿童的生存。在我国，仍有相当比例学龄前儿童维生素 A 亚临床缺乏或水平低于正常值，尤其是农村和边远地区。

《中国居民膳食营养素参考摄入量（2013 版）》建议学龄前儿童维生素 A 的 RNI 为 360 µgRAE/d（见表 6-5）。可考虑每周摄入 1 次含维生素 A 丰富的动物肝脏，每天摄入一定量的蛋黄、牛奶，或在医生指导下补充鱼肝油，获得可直接利用的视黄醇，也可每日摄入一定量的深绿色或黄红色蔬菜补充维生素 A 原（β- 胡萝卜素）。由于学龄前儿童的咀嚼能力有限，叶菜应切碎，煮软，这种烹调方法，对维生素 C 的破坏较大，但 β- 胡萝卜素的损失相对较低。维生素 A 的 UL 值为 900 µgRAE/d。

（2）B 族维生素

维生素 B_1、维生素 B_2 和烟酸在保证儿童体内的能量代谢以促进其生长发育方面有重要的作用。这三种 B 族维生素常协同发挥作用，缺乏症可能混合出现。亚临床维生素 B_1 缺乏影响儿童的食欲、消化功能。《中国居民膳食营养素参考摄入量（2013 版）》建议学龄前儿童维生素 B_1 的 RNI 为 0.8 mg/d（见表 6-5）。膳食中维生素 B_1 主要来源于非精制的粮谷类、坚果、鲜豆、瘦肉和动物内脏，发酵生产的酵母制品也含有丰富的维生素 B_1。

维生素 B_2 缺乏可引起口角炎、舌炎、唇炎以及湿疹。缺铁性贫血的儿童常伴有维生素 B_2 缺乏。维生素 B_2 主要来源于各种瘦肉、蛋类、奶类，蔬菜水果也含少量。《中国居民膳食营养素参考摄入量（2013 版）》建议学龄前儿童维生素 B_2 的 RNI 为 0.7 mg/d（见表 6-5）。

（3）维生素 C

典型的维生素 C 缺乏症在临床上已不常见，但亚临床缺乏对健康的潜在影响受到特别关注，如免疫能力降低以及慢性病的危险增加等。维生素 C 主要来源于新鲜蔬菜和水果，尤其是鲜枣类、柑橘类水果和有色蔬菜，如柿子椒、油菜、韭菜、白菜、菜花等。鉴于维生素 C 对免疫功能以及慢性病的预防作用，《中国居民膳食营养素参考摄入量（2013 版）》建议学龄前儿童维生素 C 的 RNI 为 50 mg/d（见表 6-5）。

表 6-5　4~6 岁儿童维生素的膳食营养素参考摄入量

营养素	EAR	RNI	UL
维生素 A（μgRAE/d）	260	360	900
维生素 D（μg/d）	8	10	30
维生素 E（mg α-TE/d）	—	7（AI）	200
维生素 K（μg/d）	—	40（AI）	
维生素 B_1（mg/d）	0.6	0.8	
维生素 B_2（mg/d）	0.6	0.7	
维生素 B_6（mg/d）	0.6	0.7	25
维生素 B_{12}（μg/d）	1.0	1.2	
泛酸（mg/d）	—	2.5（AI）	
叶酸（μgDFE/d）	150	190	400
烟酸（mg NE/d）	7（男）/6（女）	8	15
胆碱（mg/d）	—	250（AI）	1 000
生物素（μg/d）	—	20（AI）	
维生素 C（mg/d）	40	50	600

二、学龄前儿童膳食指南

本指南适用于满 2 周岁后至满 6 周岁前的儿童（也称为学龄前儿童）。学龄前儿童生长发育速率与婴幼儿相比略有下降，但仍处于较高水平，这个阶段的生长发育状况也直接关系到青少年和成人期发生肥胖的风险。经过 7～24 月龄期间膳食模式的过渡和转变，学龄前儿童摄入的食物种类和膳食结构已开始接近成人，形成的良好饮食习惯仍需要巩固与逐步完善。与成人相比，学龄前儿童对各种营养素需要量较高，消化系统尚未完全成熟，咀嚼能力仍较差，因此其食物的加工烹调应与成人有一定的差异。与此同时，学龄前儿童生活自理能力有所提高，自主性、好奇心、学习能力和模仿能力增强，但注意力易分散，进食不专注，该时期也是避免出现不良生活方式的重要阶段。学龄前儿童膳食指南应在一般人群膳食指南基础上增加以下 5 条关键推荐。

1. 规律就餐，自主进食不挑食，培养良好饮食习惯

学龄前儿童的合理营养应由多种食物构成的平衡膳食来提供，规律就餐是其获得全面、足量的食物摄入和良好消化吸收的保障。此时期儿童神经心理发育迅速，自我意识和模仿力、好奇心增强，易出现进食不专注的现象，因此要注意引导儿童自主、有规律地进餐，保证每日不少于三次正餐和两次加餐，不随意改变进餐时间、环境和进食量，培养儿童摄入多样化食物的良好饮食习惯，纠正挑食、偏食等不良饮食行为。

2. 每天饮奶，足量饮水，正确选择零食

儿童摄入充足的钙对增加骨量积累，促进骨骼生长发育，预防成年后骨质疏松有重要意义。目前，我国儿童钙摄入量普遍偏低，对处于快速生长发育期的儿童，应鼓励多饮奶，建议每日饮奶 300～400 mL 或相当量的奶制品。儿童新陈代谢旺盛，活动量大，水分需要量相对较多，建议学龄前儿童每日饮水 1 000～1 500 mL，以白开水为主，少量多次饮用。零食对学龄前儿童是必要的，对补充所需营养有帮助。零食应尽可能与加餐相结合，以不影响正餐为前提，多选用营养密度高的食物，如乳制品、水果、蛋类及坚果类等，不宜选用能量密度高的食品，如油炸食品、膨化食品。

3. 食物应合理烹调，易于消化，少调料少油炸

鼓励儿童体验和认识各种食物的天然味道和质地，了解食物特性，增进对食物的喜爱。为保护儿童柔弱的消化系统，建议多采用蒸、煮、炖、煨等方式烹制

儿童膳食，并注意少放调料、少用油炸，尽可能保持食物的原汁原味，从小培养儿童清淡口味。

4. 参与食物选择与制作，增进对食物的认知与喜爱

学龄前儿童生活能力逐渐提高，对食物选择有一定的自主性，开始表现出对食物的喜好。同时应鼓励儿童参与家庭食物选择和制作过程，以吸引儿童对各种食物的兴趣，享受烹饪食物过程中的乐趣和成就。

5. 经常户外活动，保障健康生长

鼓励儿童经常参加户外游戏与活动，实现对其体能、智能的锻炼培养，维持能量平衡，促进皮肤中维生素 D 的合成和钙的吸收利用。学龄前儿童生长发育速度较快，身高、体重可反映儿童膳食营养摄入状况，家长可通过定期监测儿童的身高、体重，及时调整其膳食和身体活动，以保证正常的生长发育，避免消瘦和肥胖。

培训课程 **6**

学龄儿童与青少年营养

一、营养需要及膳食营养素参考摄入量

儿童少年生长发育较快，体内合成代谢旺盛，所需的能量和各种营养素的量相对比成人高，尤其是能量、蛋白质、脂类、钙、锌和铁等营养素。同年龄男生和女生在儿童时期对营养素需要的差别很小，从青春期开始，男生和女生的营养需要出现较大的差异。

1. 能量

少年儿童的能量处于正平衡状态。各年龄组能量需要量见表6-6。能量的来源分别为：碳水化合物约占50%~65%，脂肪约占20%~30%。

表6-6 我国儿童少年膳食能量需要量

| 人群（岁） | 能量（MJ/d） | | | | | | 能量（kcal/d） | | | | | |
| | 男 | | | 女 | | | 男 | | | 女 | | |
	轻	中	重	轻	中	重	轻	中	重	轻	中	重
7~	6.28	7.11	7.95	5.65	6.49	7.32	1 500	1 700	1 900	1 350	1 550	1 750
8~	6.90	7.74	8.79	6.07	7.11	7.95	1 650	1 850	2 100	1 450	1 700	1 900
9~	7.32	8.37	9.41	6.49	7.53	8.37	1 750	2 000	2 250	1 550	1 800	2 000
10~	7.53	8.58	9.62	6.90	7.95	9.00	1 800	2 050	2 300	1 650	1 900	2 150
11~	8.58	9.83	10.88	7.53	8.58	9.62	2 050	2 350	2 600	1 800	2 050	2 300
14~17	10.46	11.92	13.39	8.37	9.62	10.67	2 500	2 850	3 200	2 000	2 300	2 550

注：轻、中、重，指身体活动水平。

2. 蛋白质

少年儿童膳食蛋白质推荐摄入量见表 6-7。动物性食物蛋白质含量较高且氨基酸构成好，如肉类为 17% ~ 20%，蛋类为 13% ~ 15%，奶类约为 3%。植物性食物中大豆是优质蛋白质的来源，含量高达 35% ~ 40%。谷类含量约为 5% ~ 10%，利用率较低。

表 6-7　我国儿童少年膳食蛋白质推荐摄入量

人群（岁）	EAR（g/d）		RNI（g/d）	
	男	女	男	女
7 ~	30	30	40	40
8 ~	30	30	40	40
9 ~	40	40	45	45
10 ~	40	40	50	50
11 ~	50	45	60	55
14 ~ 17	60	50	75	60

3. 脂类

少年时期是生长发育的高峰期，能量的需要也达到了高峰，因此一般不过度限制儿童少年膳食脂肪摄入。但脂肪摄入量过多将增加肥胖及成年后心血管疾病、高血压和某些癌症发生的危险性，脂肪适宜摄入量为总能量需要的 20% ~ 30%。推荐学龄儿童与青少年饱和脂肪酸的 U-AMDR 为小于供能比的 8%，亚油酸和 α-亚麻酸的 AI 分别为供能比的 4.5% 和 0.6%。在脂肪种类的选择上要注意选择含必需脂肪酸的植物油。

4. 碳水化合物

长期以来，碳水化合物是人类膳食中提供能量的主要来源，与蛋白质和脂肪相比，碳水化合物是更容易被利用的能量来源。

学龄前儿童与青少年膳食中碳水化合物适宜摄入量占总能量需要的 50% ~ 65% 为宜。目前我国居民膳食中碳水化合物的主要来源是谷类和薯类，水果蔬菜也有一定量的碳水化合物。因此，保证适量碳水化合物摄入，不仅可以避免脂肪的过度摄入，同时谷类和薯类以及水果蔬菜摄入会增强膳食纤维及具有健康效用的低聚糖摄入，对预防肥胖及心血管疾病都有重要意义。但应注意避免摄入过多的糖，特别是含糖饮料。

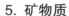

公共营养师（基础知识）

5. 矿物质

（1）钙

青春前期及青春期正值生长突增高峰期，为了满足突增高峰的需要，7~10岁儿童钙的推荐摄入量为 1 000 mg/d，11~13 岁为 1 200 mg/d，14~17 岁为 1 000 mg/d。钙的可耐受摄入量为 2 000 mg/d。奶和奶制品是钙的最好食物来源，其含钙量高，并且吸收率也高。发酵的酸奶更有利于钙的吸收。可以连骨或壳吃的小鱼小虾、一些硬果类，含钙量也较高。绿色蔬菜、豆类也是钙的主要食物来源。

（2）铁

铁缺乏除引起贫血外，也可能降低学习能力、免疫和抗感染能力。青春期贫血是女童常见的疾病，值得特别关注。儿童少年各年龄的铁推荐摄入量见表6-8。动物血、肝脏及红肉是铁的良好来源，含铁高，吸收好。豆类、黑木耳、芝麻酱中含铁也较丰富。

表6-8　我国儿童少年膳食铁推荐摄入量

人群（岁）	铁（mg/d）				
	EAR		RNI		UL
	男	女	男	女	
7~	10		13		35
11~	11	14	15	18	40
14~17	12	14	16	18	40

（3）锌

儿童缺锌的临床表现是食欲差，味觉迟钝甚至丧失，严重时引起生长迟缓，性发育不良及免疫功能受损。贝壳类海产品、红肉、动物内脏等都是锌的好来源，干果类、谷类胚芽、麦麸、花生和花生酱也富含锌。儿童和青少年锌的推荐摄入量见表6-9。

（4）碘

碘缺乏在儿童期和青春期的主要表现为甲状腺肿，尤其是青春期甲状腺发病率较高，需特别注意预防。儿童少年膳食碘的RNI：7~10岁为 90 μg/d，11~13 岁为 110 μg/d，14~17 岁为 120 μg/d。含碘最高的食物是海产品，包括海带、紫菜、海鱼等。应坚持食用碘盐，并注意碘盐的保存和烹调方法。碘摄入过多会对身体有害，引起高碘性甲状腺肿，儿童少年每日摄入碘量如超过 500 μg，就有可能造成过量，对健康带来危害。

表 6-9　我国儿童少年膳食锌推荐摄入量

人群（岁）	锌（mg/d）				
	EAR		RNI		UL
	男	女	男	女	
7 ~	5.9		7.0		19
11 ~	8.2	7.6	10.0	9.0	28
14 ~ 17	9.7	6.9	11.5	8.5	35

6. 维生素

（1）维生素 A

儿童维生素 A 缺乏的发生率远高于成人。维生素 A 的 RNI：7 ~ 10 岁为 500 μgRAE/d；11 ~ 13 岁，男性为 670 μgRAE/d，女性为 630 μgRAE/d；14 ~ 17 岁，男性为 820 μgRAE/d，女性为 630 μgRAE/d。7 ~ 10 岁 UL 为 1 500 μgRAE/d，11 ~ 13 岁为 2 100 μgRAE/d，14 ~ 17 岁为 2 700 μgRAE/d。动物肝脏，如羊肝、鸡肝、猪肝含有丰富的维生素 A。胡萝卜素主要存在于深绿色或红黄色的蔬菜和水果中，如胡萝卜、青椒、芹菜、菠菜。与动物来源的维生素 A 比较，植物来源的胡萝卜素效价较低。

（2）维生素 B_1

精加工谷类的普及，使儿童维生素 B_1 的缺乏成为目前的营养问题。我国儿童少年膳食维生素 B_1 参考摄入量见表 6-10。维生素 B_1 广泛存在于天然食物中，动物内脏如肝、心、肾，肉类，豆类和没有加工的粮谷类。

（3）维生素 B_2

儿童少年学习生活较紧张，易发生维生素 B_2 缺乏症。我国儿童少年膳食维生素 B_2 参考摄入量见表 6-10。富含维生素 B_2 的食物主要是奶类、蛋类、肝脏和谷类，蔬菜水果中含量较少。

（4）维生素 C

我国儿童少年膳食维生素 C 参考摄入量见表 6-10。新鲜的蔬菜、水果是维生素 C 的食物来源，如 150 g 油菜（菜心）约可提供 100 mg 的维生素 C。

表6-10 我国儿童少年膳食维生素 B₁、维生素 B₂ 和维生素 C 参考摄入量

人群（岁）	维生素 B₁（mg/d）				维生素 B₂（mg/d）				维生素 C（mg/d）		
	EAR		RNI		EAR		RNI		EAR	RNI	UL
	男	女	男	女	男	女	男	女			
7～	0.8		1.0		0.8		1.0		55	65	1 000
11～	1.1	1.0	1.3	1.1	1.1	0.9	1.3	1.1	75	90	1 400
14～17	1.3	1.1	1.6	1.3	1.3	1.0	1.5	1.2	85	100	1 800

二、学龄儿童膳食指南

学龄儿童是指从 6 岁到不满 18 岁的未成年人。学龄儿童正处于在校学习阶段，生长发育迅速，对能量和营养素的需要量相对高于成年人。充足的营养是学龄儿童智力和体格正常发育，乃至一生健康的物质保障，因此，更需要强调合理膳食、均衡营养。

学龄儿童期是学习营养健康知识、养成健康生活方式、提高营养健康素养的关键时期。学龄儿童应积极学习营养健康知识，传承我国优秀饮食文化和礼仪，提高营养健康素养，认识食物，参与食物的选择和烹调，养成健康的饮食行为。家长应将营养健康知识融入学龄儿童日常生活，学校应开设符合学龄儿童特点的营养教育相关课程，营造校园营养环境。家庭、学校和社会需要共同努力，关注和开展学龄儿童的饮食教育，帮助他们从小养成健康的生活方式。

在一般人群膳食指南的基础上，推荐如下 5 条。

1. 认识食物，学习烹饪，提高营养科学素养

学龄儿童时期是学习营养健康知识、养成健康生活方式、提高营养健康素养的关键时期。了解和认识食物，学会选择食物、烹调和合理饮食的生活技能；传承我国优秀饮食文化和礼仪，对于儿童青少年自身健康和我国优良饮食文化传承具有重要意义。

2. 三餐合理，规律进餐，培养健康饮食行为

学龄儿童的消化系统结构和功能还处于发育阶段，一日三餐的合理和规律是培养健康饮食行为的基本。应清淡饮食，少在外就餐，少吃含能量、脂肪或含糖高的快餐。

3. 合理选择零食，足量饮水，不喝含糖饮料

足量饮水可以促进儿童健康成长，还能提高学习能力，而经常大量饮用含

糖饮料则会增加他们发生龋齿和超重肥胖的风险。要合理选择零食，每天饮水800～1 400 mL，首选白开水，不喝或少喝含糖饮料，禁止饮酒。

4. 不偏食节食，不暴饮暴食，保持适宜体重增长

学龄儿童的营养应均衡，以保持适宜的体重增长。偏食挑食和过度节食会影响儿童青少年健康，容易出现营养不良。暴饮暴食在短时间内摄入过多的食物，会加重消化系统的负担，增加发生超重肥胖的风险。超重肥胖不仅影响学龄儿童的健康，更容易延续到成年期，增加慢性病的危险。

5. 保证每天至少活动 60 分钟，增加户外活动时间

充足、规律和多样的身体活动可强健骨骼和肌肉、提高心肺功能、降低慢性病的发病风险。要尽可能减少久坐少动和视屏时间，开展多样化的身体活动，保证每天至少活动 60 分钟，其中每周至少 3 次高强度的身体活动、3 次抗阻力运动和骨质增强型运动；增加户外活动时间，有助于维生素 D 体内合成，还可有效减缓近视的发生和发展。

培训课程 **7**

老年人营养

一、营养需要及膳食营养素参考摄入量

合理营养是加强老年保健、延缓衰老进程、防治各种老年常见病，达到健康长寿和提高生命质量的必要条件。而营养不良或营养过剩、紊乱则有可能加速衰老。老年人的营养需要与青壮年有共同点，也有其特殊性。

1. 能量

中国营养学会按 50~64 岁、65~79 岁及 80 岁以上将老年群体细分为三种能量需要量。64 岁以下按身体活动水平，分成轻、中、重三类，65 岁以上由于在基础代谢方面下降，而体力活动也相对减少，只分成了轻、中两大类。老年人能量和蛋白质参考摄入量见表 6-11。

表 6-11 老年人膳食能量与蛋白质参考摄入量

人群（岁）	能量（kcal/d）EER						蛋白质（g/d）RNI	
	男			女			男	女
	身体活动水平（轻）	身体活动水平（中）	身体活动水平（重）	身体活动水平（轻）	身体活动水平（中）	身体活动水平（重）		
50~	2 100	2 450	2 800	1 750	2 050	2 350	65	55
65~	2 050	2 350	—	1 700	1 950	—	65	55
80~	1 900	2 200	—	1 500	1 750	—	65	55

60 岁以上的老年人，如果能够保持良好的心态，在医学认可的条件下进行适当的体力活动，或是能持之以恒地进行原已习惯的有氧运动，这将是非常有益的，可以说是"营"的一种。老年人如果终日不出门，或只是坐着看电视、看书或是

伏案工作，其膳食能量参考推荐值，就有可能高于实际需要。老年人的均衡营养与其生活模式也是分不开的，老年人参与本人喜爱的、习惯采用的，或是身体能接受的运动项目，对健康极为有利。

2. 蛋白质

由于体内细胞衰亡和体内各种代谢不可避免地丢失蛋白质，以及随机体老化，体内分解代谢的加强，氮的负平衡就难以避免，若再加上蛋白质摄入量不足，组织器官蛋白质合成代谢与更新就会受到更大的影响。老年人还可因种种原因，使摄入的蛋白质的质与量较难满足要求，更加重了组织器官的衰老。

《中国居民膳食营养素参考摄入量（2013 版）》建议蛋白质的 RNI 男性为 65 g/d，女性为 55 g/d。

对老年人摄入膳食蛋白质的质量应有更高的要求，建议优质蛋白质供应占总蛋白质摄入量的 50%。

3. 脂类

《中国居民膳食营养素参考摄入量（2013 版）》建议老人脂肪在全日总能量中的百分比宜设在 20% ~ 30%，n-6 多不饱和脂肪酸的 AMDR 为 2.5%E ~ 9.0%E，n-3 多不饱和脂肪酸的 AMDR 为 0.5%E ~ 2.0%E。亚油酸的 AI 为 4.0%E，α- 亚麻酸的 AI 为 0.6%E。我国居民习惯于使用植物油作为烹调油，必需脂肪酸是可以从这些油料中满足要求的，但需考虑脂肪酸类型与机体需要之间的均衡，至少脂类中含有饱和脂肪酸、单不饱和脂肪酸及多不饱和脂肪酸三大类。就不饱和脂肪酸来说，主要有 n-3 系、n-6 系及 n-9 系三个类型，各自都有其生理功能；而饱和脂肪酸却不宜多于总能量的 10%，这种脂肪酸在动植物油脂中都存在，在动物油脂中较多，而且动物脂肪同时也含有胆固醇。动物的瘦肉中也含有脂肪，如猪肉在非常瘦的状态下也有 5% 左右的动物脂肪，而这些脂肪是肉眼看不见的，故老年人食用畜肉宜有节制。植物油中，尤其是人们常用的菜籽油、玉米油、大豆油及花生油都含有多不饱和脂肪酸，也各有长处，混合食用会比单独食用一类好处大。鱼类，尤以海洋鱼类含有多种脂类，合理加工后，鱼类也适用于老年人的脂肪需要，同时也可以提供优质蛋白质。

4. 碳水化合物

碳水化合物是膳食能量的主要来源，老年人碳水化合物的 AMDR 为 50%E ~ 60%E，老年人的脂肪摄入量减少，相应地，碳水化合物的量应适当增多。应选择富含碳水化合物的淀粉类为主食，且适当选择全谷物和杂豆、薯类，不宜多食用

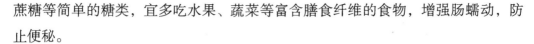

蔗糖等简单的糖类，宜多吃水果、蔬菜等富含膳食纤维的食物，增强肠蠕动，防止便秘。

5. 矿物质

（1）钙

由于胃肠功能降低，肝肾功能衰退导致老年人维生素 D 活化功能下降，加上户外活动减少和缺乏日照，使皮下 7- 脱氢胆固醇转变为维生素 D 的来源减少。老年人对钙的吸收利用能力下降，钙的吸收率一般在 20% 左右。钙摄入不足使老年人出现钙的负平衡，体力活动的减少又可增加骨钙的流失，以致骨质疏松症较常见，尤其是老年女性。《中国居民膳食营养素参考摄入量（2013 版）》建议老年人钙的 RNI 为 1 000 mg/d，应以食物钙为主，牛奶及奶制品是最好的来源，其次为大豆及豆制品、深绿色叶菜、海带、虾皮等。钙的补充不宜过多，每日摄入钙的总量不应超过 2 g。

（2）铁

老年人对铁的吸收利用能力下降，造血功能减退，血红蛋白含量减少，易出现缺铁性贫血，其原因除铁的摄入量不足，吸收利用差外，还可能与蛋白质合成减少，维生素 B_{12}、维生素 B_6 及叶酸缺乏有关，故铁的摄入量应充足，其 RNI 为 12 mg/d。应选择血红素铁含量高的食品（如动物肝脏、瘦肉、牛肉等），同时还应多食用富含维生素 C 的蔬菜、水果，以利于铁的吸收。

6. 维生素

由于老年人体内代谢和免疫功能降低，需要充足的各种维生素以促进代谢、延缓衰老及增强抵抗力。

（1）维生素 A

β- 胡萝卜素是我国居民维生素 A 的主要来源，应注意多食用黄绿色蔬菜、水果。但种种原因致使老年人蔬菜摄入量常较少，如牙齿不好，摄入蔬菜的数量有限，因而常易发生维生素 A 缺乏。我国老年人维生素 A 的 RNI 男性为 800 μgRAE/d，女性为 700 μgRAE/d。

（2）维生素 D

老年人户外活动减少，由皮肤形成的维生素 D 量降低，而且肝肾转化为维生素 D 的活性形式的能力下降，易出现维生素 D 缺乏而影响钙、磷吸收及骨骼矿化，出现骨质疏松症，故 65 岁以上老年人维生素 D 的 RNI 为 15 μg/d，高于中年人和青年人。

（3）维生素 E

老年人膳食维生素 E 的 AI 为 14 mg α–TE/d，当多不饱和脂肪酸摄入量增加时，应相应地增加维生素 E 的摄入量，一般每摄入 1 g 多不饱和脂肪酸应摄入 0.6 mg 的维生素 E。维生素 E 的摄入量不应超过 700 mg/d。

（4）维生素 B$_1$

老年人对维生素 B$_1$ 利用率降低，老年人维生素 B$_1$ 的 RNI，男性为 1.4 mg/d，女性为 1.2 mg/d。富含维生素 B$_1$ 的食物有肉类、豆类及各种粗粮。

（5）维生素 B$_2$

老年人维生素 B$_2$ 的 RNI，男性为 1.4 mg/d，女性为 1.2 mg/d。

（6）维生素 C

维生素 C 可促进胶原蛋白的合成，保持毛细血管的弹性，减少脆性，防止老年血管硬化，并可降低胆固醇、增强免疫力、抗氧化。因此老年人应摄入充足的维生素 C，其 RNI 为 100 mg/d。研究表明，维生素 C 具有预防慢性病的作用，老年人应增加维生素 C 的摄入量，其 PI 值为 200 mg/d。

此外，维生素 B$_{12}$、叶酸、维生素 B$_6$ 三种维生素对老年人也是非常重要的。同型半胱氨酸是蛋氨酸代谢的中间产物，维生素 B$_{12}$、叶酸、维生素 B$_6$ 的不足可引起高同型半胱氨酸血症，同型半胱氨酸血症也是动脉粥样硬化的危险因素。因此，这三种 B 族维生素的及时补充，将有助于降低动脉硬化的危险因素。

7. 水和液体

老年人对水分的要求不低于中青年，有时还比其他年龄组要求高，因为老人对失水与脱水的反应会迟钝于其他年龄组，而且水的代谢有助于其他物质代谢以及排泄代谢废物，老年人每日摄水量应达到 1 500～1 700 mL，首选温热的白开水。但在大量排汗、腹泻、发热等状态时还必须按情况增加。关键是老年人不应在感到口渴时才饮水，而应该节奏性地主动饮水，其中可包括不太浓的茶。

二、老年人膳食指南

随着年龄增加，与青年和中年时期相比，老年人身体机能出现不同程度的逐渐衰退，如咀嚼和消化能力下降、心肌收缩能力减弱、激素水平降低、视觉和听觉及味觉等感官反应迟缓、肌肉萎缩、瘦体组织量减少等。这些变化可明显影响老年人食物摄取、消化吸收的能力，导致容易出现营养不良、贫血、骨密度减低、口腔问题、体重减轻和肌肉功能衰退，这会使得老年人营养缺乏和慢性非传染性

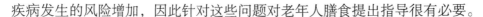

疾病发生的风险增加，因此针对这些问题对老年人膳食提出指导很有必要。

1. 少量多餐细软，合理补充营养

考虑到老年人牙齿缺损，消化液分泌和胃肠蠕动减弱，容易出现食欲下降和早饱现象，造成食物摄入量不足和营养缺乏，因此老年人膳食更应合理设计、精准营养。食物制作要细软，并做到少量多餐。对于有吞咽障碍的老年人，可选择软食，进食中要细嚼慢咽、预防呛咳和误吸；对于贫血、钙和维生素 D 缺乏、维生素 A 缺乏的老年人，建议在公共营养师和医生的指导下，选择适合自己的营养强化食品。

2. 主动足量饮水，积极户外活动

老年人身体对缺水的耐受性下降，饮水不足可对老年人的健康造成明显影响，因此要足量饮水。每天的饮水量达到 1 500 ~ 1 700 mL。应少量多次，主动饮水，首选温热的白开水。

3. 延缓肌肉衰减，维持适宜体重

骨骼肌是身体的重要组成部分，延缓肌肉衰减对维持老年人活动能力和健康状况极为重要。延缓肌肉衰减的方法是通过吃动结合，一方面要增加摄入富含优质蛋白质的瘦肉、海鱼、豆类等食物，另一方面要进行有氧运动和适当的抗阻运动。老年人体重应维持在正常稳定水平，不应过度苛求减重，体重过高或过低都会影响老年人的健康。从降低营养不良风险和死亡风险的角度考虑，老年人的 BMI 应不低于 20 kg/m^2 为好，鼓励通过公共营养师的个性化评价来改善老年人的饮食状况。

4. 摄入充足食物，鼓励陪伴进餐

户外活动能够更好地接受紫外光照射，有利于体内维生素 D 合成，延缓骨质疏松和肌肉衰减的发展。因此老年人应积极进行户外活动，积极主动参与家庭和社会活动，鼓励与家人一起进餐，主动参与烹饪；独居老年人可去集体用餐点或多与朋友一起用餐和活动，以便摄入更多丰富的食物和积极参加集体活动，增加接触社会的机会。

三、老年常见疾病的营养防治

1. 骨质疏松症

骨质疏松症是一种老年常见病，随着年龄增加，人体内单位体积骨组织的量低于正常，骨小梁间隙增大，骨基质减少、骨量降低和骨强度降低。该病女性多

于男性，常见于绝经后妇女和老年人。随着我国老年人口的增加，骨质疏松症发病率处于上升趋势，在中国乃至全球都是一个值得关注的健康问题。

腰背痛是老年骨质疏松症最常见的症状，占疼痛患者中的 70%～80%。一般骨量丢失 12% 以上时即可出现骨痛。患有老年骨质疏松症时，椎体骨小梁萎缩、数量减少，椎体压缩变形，脊柱前屈，腰背肌为了纠正脊柱前屈，加倍收缩，肌肉疲劳甚至产生疼痛。由于骨的脆性增加，因而骨折的危险性大为增加，即使是轻微的创伤或无外伤的情况下也容易发生骨折。由于骨折引起的疼痛、骨骼变形，严重者出现并发症，甚至死亡等问题，严重损害老年人的健康和生活质量。

（1）影响骨质疏松的因素

雌激素缺乏是绝经后骨质疏松的主要病因。妇女绝经后，体内雌激素水平下降，骨代谢发生明显变化，主要是骨吸收作用增强，虽然骨重建也增强，但骨吸收和骨破坏过程远远超过骨形成的过程，从而造成骨量的丢失，绝经后妇女发生骨质疏松症的比例显著高于男性。绝经后 10 年内骨丢失速度最快。

营养因素对骨质疏松症有一定的影响，维生素 D 和钙的低摄入会加速绝经后骨质的丢失，特别是骨峰值低；维生素 D 摄入不足可影响肠道钙的吸收和转运，而且长期维生素 D 缺乏可引起骨软化症，增加骨折的风险；营养不足或蛋白质摄入过多、高磷及高钠饮食、大量饮酒和咖啡等均为骨质疏松症的危险因素。

（2）骨质疏松症的营养防治

1）绝经后妇女钙的 RNI 为 1 000 mg/d，钙来源应以饮食为主，当从饮食中不易达到上述推荐量时，可选用钙强化食品和钙补充剂。

2）适度体力活动，负重运动有利于骨骼发育及骨量增加，同时户外活动接受日光照射可增加维生素 D 的合成。

3）适量食用大豆或大豆制品（豆浆），或补充大豆异黄酮（80 mg/d 或以上）有可能减少骨量的丢失。

4）补充维生素 D。注意每日有一定时间的户外活动，并适当补充维生素 D，尤其是缺乏户外活动的老人。

5）摒弃不良习惯，如吸烟、过量饮酒和咖啡都不利于提高骨峰值，在更年期更会增加骨钙的丢失。

6）治疗骨质疏松症的药物，有雌激素类、双磷酸盐类、活性维生素 D 类等可减低骨折的发生率，应在医生指导下使用。

2. 高血压

高血压是一种以动脉压升高为特征，可伴有心脏、血管、脑和肾脏等器官功能性或器质性改变的全身性疾病，它有原发性高血压和继发性高血压之分。高血压发病的原因很多，包括遗传因素和环境因素。

大约50%以上的高血压患者有家族史。肥胖者高血压发病率较体重正常者高。另外，高血压发病率有随着年龄增长而增高的趋势，40岁以上者发病率高。食盐摄入量多者，高血压发病率高。

妇女绝经后高血压病发生率高于男性。与高血压有关的营养因素有能量、饱和脂肪酸摄入过多，肥胖，维生素及膳食纤维摄入不足等。

高血压的营养防治措施包括：

（1）控制能量摄入，使体重尽量达到标准体重。

（2）每餐应包含较少的脂肪（供能比25%）和适量的碳水化合物（供能比为50%～65%）。建议烹调用油使用如橄榄油、花生油、茶油、玉米油等，胆固醇摄入量≤300 mg/d。

（3）高膳食纤维饮食。多食蔬菜、水果和薯类。

（4）低盐膳食。食盐摄入应控制在5 g/d以下。

（5）增加钾、钙、镁的摄入量。

（6）限制饮酒。

（7）克服不良饮食习惯。

3. 糖尿病

近几十年中，全球糖尿病患者的人数以惊人的速度迅速增长。2017年据国际糖尿病联盟报告，全球约4.25亿人患有糖尿病。我国居民糖尿病患病率从1980年的0.67%增加到2013年的10.4%。近几十年来，糖尿病在我国呈爆发式流行，我国成人糖尿病患病人数超过1.1亿，是全球糖尿病患病人数最多的国家。值得注意的是，随着我国社会经济的发展，糖尿病的发病正呈现年轻化的趋势。

与非糖尿病人相比，糖尿病患者缺血性心脏病的发生率高3倍，下肢坏疽高5倍，尿毒症高17倍，双目失明高25倍。在目前致盲和慢性肾功能衰竭的病因中，糖尿病的并发症均居首位。因此，在发达国家糖尿病已成为继心脏病和肿瘤之后第三种对人类健康危害最大的疾病。

（1）糖尿病的危险因素

1）肥胖。超过理想体重50%者比正常体重者糖尿病发病率高12倍。

2）缺乏体力活动。缺乏体力活动是 2 型糖尿病发生的另一重要危险因素。

3）生理、病理因素。糖尿病随年龄的增长发病率上升，发病年龄一般认为有两个高峰，其中之一是 50～70 岁，这是大多数糖尿病患者的发病年龄。

4）社会环境因素。生活节奏加快，竞争激烈，压力，应激增多等导致不良生活方式增加。

5）遗传因素。糖尿病具有家族遗传易感性。研究发现，糖尿病亲属的发病率比非糖尿病亲属高 17 倍，双亲均为糖尿病患者，所生子女约 5% 以上患糖尿病。目前多认为糖尿病遗传倾向由"多因子—多基因"决定。糖尿病遗传的不是它本身，而是它的易感性。2 型糖尿病的遗传倾向较 1 型糖尿病更为显著。

（2）糖尿病的营养防治

针对与糖尿病发病有关的营养因素，在日常膳食中应避免高碳水化合物、高脂等不平衡膳食，保证摄入足够的膳食纤维，在膳食营养素平衡的基础上控制能量的摄入，避免能量过剩造成的肥胖。养成科学合理的饮食习惯是预防糖尿病发生的重要方法。

糖尿病是一种病因尚不十分明确的慢性代谢性疾病，糖尿病的治疗应是综合治疗，主要包括健康教育、饮食治疗、药物治疗、运动疗法及自我监测等综合措施。其中医学营养治疗是所有类型糖尿病治疗的一项最重要的基础治疗，是糖尿病自然病程中任何阶段预防和控制所必不可少的措施。

1）能量。能量控制对于糖尿病乃至预防糖尿病相关风险均至关重要。总能量应根据患者的标准体重、生理条件、劳动强度、工作性质而定。

2）碳水化合物。以占总能量的 50%～60% 为宜。在合理控制总能量的基础上，适当提高碳水化合物摄入量，有助于提高胰岛素的敏感性，改善葡萄糖耐量。但碳水化合物过多会使血糖升高，增加胰腺负担。当碳水化合物摄入不足时，体内需分解脂肪和蛋白质供能，易引起酮症。碳水化合物的摄入量应根据病人个体差异、病情、血糖、糖化血红蛋白和用药情况进行计算并调整至适宜的量。

3）脂肪。有研究表明长期摄入高脂肪膳食可损害糖耐量，促进肥胖、高血脂和心血管病的发生。脂肪摄入量占总能量较合适的比例为 20%～25%，最高不应超过 30%。烹调用油及食品中所含的脂肪均应计算在内。

4）蛋白质。糖尿病患者糖异生作用增强，蛋白质消耗增加，易出现负氮平衡，因此应保证蛋白质的摄入量，占总能量的 12%～20%，其中至少 1/3 来自高生物价的蛋白质，如乳、蛋、瘦肉及大豆制品。成人可摄入 1.2～1.5 g/（kg·d），儿童、孕妇、乳母及营养不良者可达 1.5 ~ 2.0 g/（kg·d）。

5）膳食纤维。膳食纤维分为可溶性和不溶性两种。可溶性膳食纤维在水果、豆类、海带等食品中含量较多，能吸水膨胀，吸附并延缓碳水化合物在消化道的吸收，使餐后血糖和胰岛素水平降低，还有降低胆固醇的作用。不溶性膳食纤维存在于谷类和豆类的外皮及植物的茎叶部，能促进肠蠕动，加快食物通过肠道，减少吸收，具有间接缓解餐后血糖升高和减肥的作用。建议膳食纤维 25 g/d。

6）维生素和矿物质。调节维生素和矿物质的平衡，有利于糖尿病患者纠正代谢紊乱、防治并发症。

7）饮酒。对糖尿病患者来说，饮酒并不利于病情的控制，不鼓励饮酒。

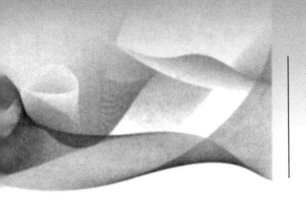

职业模块 ⑦
公共营养基础

在我国营养相关健康问题方面，既有与高能量、高糖、高脂等不良饮食习惯密切相关的肥胖、糖尿病、冠心病等慢性非传染性疾病，又存在与贫困、资源缺乏有关的营养缺乏、贫血等疾病。要科学地应对营养与健康问题，特别是应在改变不合理的膳食习惯，建立有益于健康的生活方式方面下功夫。营养教育和社区营养管理是面对广大居民，解决营养问题的重要手段。

培训课程 1

营养教育

营养教育（nutrition education）是以改善人民营养状况为目标，通过营养科学的信息交流，帮助个体和群体获得食物与营养知识、形成科学合理饮食习惯的教育活动和过程，是健康教育的重要组成部分。

一、营养教育概述

营养教育的目的在于提高各类人群对营养与健康的认识，消除或减少不利于健康的膳食因素，改善营养状况，预防营养性疾病的发生，提高人们的健康水平和生活质量。按照现代健康教育的观点，营养教育并非仅仅传播营养知识，还应为个体、群体和社会改变膳食行为提供必需的营养知识、操作和服务。

营养教育可通过有计划、有组织、有系统和有评价的干预活动，提供人们必需的营养科学知识和技能，普及营养与食品卫生知识，使其养成良好的膳食行为与生活方式，以便在面临营养与食品卫生方面的问题时，有能力做出有益于健康的选择。大量调查研究表明，营养教育具有途径多、成本低和覆盖面广等特点，对提高广大群众的营养知识水平、合理调整膳食结构以及预防营养相关疾病切实有效，这对于我国居民应对上述营养问题的双重挑战、提高国民健康素质、全面建设小康社会具有重要意义。

1. 营养教育对象和营养教育工作者

（1）营养教育的主要对象

1）个体。主要指公共营养和临床营养工作的对象。

2）群体。主要指各类组织机构，包括学校、部队或食品企业等。

3）社区。社区是指由一定数量成员，具有共同需求和利益，形成交往互动关系的地域性共同体，以居住或工作环境为主的各种社会联系。

4）其他。包括政府部门的有关领导和工作人员等。

（2）营养教育工作者需要具备的知识和能力

营养教育工作者为了能够胜任工作，需要具备下述的知识和技能：

1）掌握营养与食品卫生学、食品学、预防医学等方面的专业理论知识。

2）了解社会、经济、有关政策以及文化因素对膳食营养状况的影响。

3）具有社会心理学、认知、教育以及行为科学的基础。

4）具有传播营养知识的能力。

5）有一定现场组织协调和研究能力。

2. 营养教育的主要工作领域

（1）有计划地对餐饮业、农业、商业、轻工、医疗卫生、疾病控制、政府等部门的有关人员进行营养知识培训。

（2）将营养知识纳入中小学的教育内容，教学计划要安排一定课时的营养知识教育，使学生懂得平衡膳食的原则，从幼年开始培养良好的饮食习惯。

（3）将营养工作内容纳入初级卫生保健服务体系，提高初级卫生保健人员及其服务居民的营养知识水平，合理利用当地食物资源改善营养状况。

（4）利用各种宣传媒介，广泛开展群众性营养宣传活动，倡导合理的膳食模式和健康的生活方式，纠正不良饮食习惯等。

3. 营养教育的发展现状

发达国家的一些消费者协会、营养指导员和营养咨询师等经常通过电视、广播、出版物普及营养知识及健康信息，引导人们科学消费，揭穿虚假广告。例如：在日本的一些大学食堂宣传和实施三色食品的营养管理，指导学生每天掌握吃多少红的、绿的、黄的食品。当学生选好饭菜后会得到一张包含所点菜肴的价格与营养点数的饭菜账单，在日常生活中给学生提供很有意义的营养科学信息。

我国的营养教育在近十余年中得到了快速发展，特别是对幼儿园儿童和家长的教育方面取得了明显成效。通过营养教学活动，使儿童吃肥肉、睡前吃糖果、挑食和偏食、边吃边玩的人数显著减少；而早饭前和睡前刷牙、饮奶的人数不断增加。家长在选择食物时，注重食物营养和孩子营养需要的人数不断增加。一些营养专家开展多层面营养宣教，主要方式有讲课、咨询，发放、张贴营养宣传材料等。从 2015 年开始，中国营养学会发起的"全民营养周"通过多种形式开展营养教育，让营养与健康的理念进入千万家。

还有不少营养专业人员开展妇女产褥期饮食行为、营养知识水平调查，对社区肥胖成人进行膳食行为干预以及高血压营养教育，都取得良好效果，说明社区营养教育活动对改善居民不良膳食习惯，树立平衡膳食观念是行之有效的方法。

营养教育在今后的社会经济生活中将发挥重要的作用。大量研究资料证明，现代社会居民的大多数慢性疾病的发生和发展与其不良生活方式有关。无论作为独立的健康问题，还是作为其他健康问题的影响因素，营养都与个体和群体的行为生活方式有密切联系，运用健康教育与健康促进的理论和方法改变人们的膳食行为不仅是必要的，而且是可行和有效的。

二、营养教育的实施步骤

一个完善的营养教育项目应当包括下述六个方面的工作。

1. 了解教育对象

在营养教育之前，应充分认识教育对象特别需要的营养健康信息，为制订计划提供可靠依据。对待教育的目标人群进行简略的调查和评估，发现和分析其主要营养健康问题，及其对生活质量的影响；进一步从知识、态度、行为等方面分析问题的深层次原因；同时对营养有关的人力、财力、物力资源，以及政策和信息资源进行了解和分析；知道该人群在膳食营养方面哪些行为可以改变，哪些行为不能改变或很难改变。

2. 制订营养教育计划

为确保某项营养教育活动有依据、有针对性、有目标地进行，必须根据实际情况制订营养教育计划。

首先根据与知信行关系的密切程度、行为可改变性、外部条件、危害性以及受累人群数量，确定优先项目；在此基础上确定营养干预目标，包括总体目标与具体目标；接着制订传播、教育策略以及实施计划，包括确定与分析目标人群、实施机构和人员、教育内容以及活动日程等。

营养教育评价计划也应当预先制订，包括评价方法、评价指标、实施评价的机构和人员、实施评价的时间以及结果的使用等。

另外，经费预算也是制订营养教育计划不可忽略的重要内容之一。

3. 确定营养教育途径和资料

根据营养教育计划，在调查研究的基础上，明确教育目标和教育对象，选择适宜的交流途径和制作有效的教育材料。为此需要考虑以下几个方面：

（1）确认是否有现成的、可选用的营养教育材料

如果能收集到相关的营养宣传材料可直接选用；如果收集不到，可以自行设计制作，如小册子、挂图、传单等。

（2）确定对教育对象进行营养教育的最佳途径

宣传途径包括个体传播、面对面交流、讲课、大众传播等。

（3）确定营养教育最适合的宣传方式

宣传方式包括发放小册子、放映幻灯片或录像片、讲课等。

4. 营养教育前期准备

首先根据需求编写相关的营养教育材料，具体要求为：内容科学、通俗易懂、图文并茂。为了宣传材料内容准确、合适，还需要对准备好的宣传材料进行预试验，以便得到教育对象的反馈意见，进行修改完善。这时需要进行下列工作：

（1）了解教育对象对这些资料的反映，有什么意见和要求，对宣教内容、形式、评价等有何修改意见。

（2）了解教育对象能否接受这些信息，能否记住宣传的要点，是否认可这种宣传方式。一般可采用专题讨论或问卷调查等方式了解有关情况。

（3）根据教育对象的反映，对教育资料进行修改。

（4）综合分析，确定信息如何推广，材料如何分发，如何追踪执行。

5. 实施营养教育计划

实施营养教育计划，包括确定宣传材料和活动时间表，让每个工作者都明白自己的任务，并通过所确定的传播途径把计划中要宣传的营养内容传播给教育对象。在教育传播的过程中，要观察教育对象对宣传材料有何反映，他们愿意接受还是反对这些知识，如果反对，原因是什么。要按每一步骤查找原因，以便及时进行纠正。

6. 教育效果评价

通过近期、中期和远期的效果评价总结营养教育的效果。近期效果即目标人群的知识、态度、信息、服务的变化。中期效果主要指行为和相关危险因素的变

化。远期效果指人们营养健康状况和生活质量的变化。例如，反映营养健康状况的指标有身高、体重；影响生活质量的指标有劳动生产力、智力、寿命、精神面貌以及保健、医疗费用等。

根据上述几个方面内容，以目标人群营养知识、态度和行为的变化为重点，写出营养教育的评价报告。通过上述评价，将取得的经验总结归纳，以便进一步推广。

三、营养教育的相关理论

1. 健康传播理论

随着传播学在公共卫生与健康教育领域的引入，健康传播（health communication）于 20 世纪 70 年代中期诞生。进入 21 世纪，健康教育与健康促进已被确立为卫生事业发展的战略措施，在医疗预防保健中的作用日益加强。

传播是人类通过符号和媒介交流信息，以期发生相应变化的活动。其具有的特点是：社会性、普遍性、互动性、共享性、符号性和目的性。一个传播过程由传播者、受传者、信息、传播媒介和反馈五个要素构成。在健康教育中可以应用组织传播、大众传播等多种方式，但人们最常用的手段仍然是人际传播和群体传播。

健康传播是指以"人人健康"为出发点，运用各种传播媒介、渠道和方法，为维护和促进人类健康的目的而获取、制作、传递、交流、分享健康信息的过程。

国际上以信息传播为主要干预手段的健康教育及作为采用综合策略的健康促进项目的一个部分而开展的传播活动，被称为健康传播活动或项目。健康传播活动是应用传播策略来告知、影响、激励公众、社区、组织机构人士、专业人员及领导，促使相关个人及组织掌握知识与信息、转变态度、做出决定并采纳有利于健康的行为的活动。

营养信息传播是健康传播的一个组成部分，是通过各种渠道，运用各种传播媒介和方法，为维护、改善个人和群体的营养状况与促进健康而制作、传递、分散和分享营养信息的过程。营养信息传播理论对营养教育项目的执行和有效完成具有重要的指导作用，也是广泛开展营养与健康知识宣传教育的理论基础。

2. 行为改变理论

健康教育的目的是帮助人们形成有益于健康的行为和生活方式，进而预防疾病、增进健康、提高生活质量。为此，需要研究人们的行为生活方式形成、发展与改变的规律，发现影响健康相关行为的因素，为采取有针对性的健康教育干预措施提供科学依据。目前运用较多也比较成熟的行为理论包括知信行理论模式、健康信念模式与计划行为理论等。

（1）知信行理论模式（knowledge，attitude and practice）

将人们行为的改变分为获取知识、产生信念及形成行为 3 个连续过程。"知"是知识和学习，"信"是正确的信念和积极的态度，"行"是基于"知""信"而采取的行动。

该理论模式认为行为的改变有三个关键步骤：接受知识、确立信念和改变行为。这种理论模式直观明了，应用广泛。但在实践中，影响知识顺利转化到行为的因素很多，任何一个因素都有可能促进行为的顺利转化，也有可能导致行为形成、改变的失败。只有全面掌握知、信、行转变的复杂过程，才能及时、有效地消除或减弱不利影响，促进形成有利环境，进而达到改变行为的目的。

（2）健康信念模式（health believe mode）

健康信念模式是运用社会心理学方法解释健康相关行为的理论模式。在这种模式中，是否采纳有利于健康的行为与下列 5 个因素有关：感知疾病的威胁、感知健康行为的益处和障碍、自我效能（效能期待）、社会人口学因素和提示因素。这些因素均可作为预测健康行为发生与否的因素。健康信念模式已经得到大量试验结果的验证，对于解释和预测健康相关行为、帮助设计健康教育调查研究和问题分析、指导健康教育干预都有很高价值，但因涉及因素较多，模式的效度和可信度检验较困难。

（3）计划行为理论（theory of planned behavior）

计划行为理论是能够帮助理解人是如何改变自己的行为模式的理论。尽管该理论已经在健康领域得到大量应用，并证实了该理论在健康领域的适用性，但由于健康相关行为特点各异，所以该理论对不同健康相关行为的预测能力也不尽相同。另外，在运用计划行为理论时，还需要与行为本身的特点结合，从而彻底理解人们健康相关行为的发生与变化。

培训课程 **2**

社区营养管理

社区营养（community nutrition）指在社区内，运用营养科学理论、技术及社会性措施，研究和解决社区人群营养问题，包括食物生产和供给、膳食结构、饮食行为、社会经济、营养政策、营养教育及营养性疾病预防等方面的工作。社区营养的目的是通过开展营养调查、营养干预、营养监测、营养教育等社区营养工作，提高社区人群的营养知识水平，改善膳食结构，增进健康，进一步提高社区人群的生活质量。同时为国家或当地政府制定食物营养政策、经济政策及卫生保健政策提供科学依据。

一、社区营养管理概述

按照世界卫生组织的概念，社区是指一个有代表性的区域，人口数为 10 万 ~ 30 万，面积为 5 000 ~ 50 000 km^2。在我国，社区主要是指城市里的街道、居委会或农村的乡（镇）、村。社区一般具有共同的地理环境和文化，也有共同的利益、问题和需要。

社区营养管理工作的范围涉及面广，按地域可划分为城市区域和农村区域。城市区域按行政划分为市区的街道、居民委员会；按功能可划分为企业、事业单位、机关、学校、居民生活区等。农村区域按行政划分为县（市）的乡（镇）、村民委员会。由于经济发展不平衡，城市区域的主要营养问题，如膳食结构不合理，营养过剩导致的高血压、冠心病、糖尿病等慢性病的发病率一般高于农村；农村区域人口相对分散，在经济不发达地区，部分农民经济收入偏低，营养摄入不足导致的缺铁性贫血、维生素 A 缺乏、佝偻病等营养缺乏病发病率高于城市区域。社区营养管理几乎涉及所有人群，其中婴幼儿、学龄前儿童、青少年、孕妇、乳母、老年人等人群为主要工作对象。

开展社区营养管理工作的基本程序可分为 5 个步骤，即现状调查、确定项目目标、制订计划、执行计划、评价效果。社区营养管理的主要工作内容有以下三个方面。

1. 了解社区人群营养和健康状况及其影响因素

开展社区人群营养和健康调查是社区营养工作的重要内容，目的是为了全面了解被调查社区人群的食物消费水平、营养素的摄入量，评价膳食结构是否合理、营养是否平衡等；同时了解营养相关疾病，如缺铁性贫血、夜盲症、糖尿病、肥胖、肿瘤、骨质疏松等常见慢性疾病的发生情况；还要应用营养流行病学调查和统计学方法，了解影响社区人群营养状况以及疾病发生的各种因素，如年龄、职业、教育程度、食物生产、家庭收入、饮食行为、生活习惯、社会心理、生态环境等，为有针对性地采取防治对策提供科学依据。

2. 社区营养监测、干预和评价

通过对有关营养状况指标的定期监测、分析和评价，掌握人群营养状况的动态变化趋势，及时发现人群中存在的营养问题及其产生的原因，认识营养与疾病的联系，以便采取特定的营养干预措施改善营养及有关健康问题。

3. 社区营养改善

可以采取多种措施改善社区居民的营养与健康状况，如普及营养知识，改善卫生条件，推行食品强化和补充营养素防治营养缺乏病，推广家庭养殖业，调整膳食结构预防慢性疾病等。其中进行营养教育和咨询服务是一项主要而经常性的工作。通过此项活动，向社区群众宣传营养知识及国家的营养政策，使社区群众提高营养知识水平，做到科学饮食、合理营养、增进健康。

二、社区动员

社区动员（community mobilization）是将满足社区居民营养需要和增进健康的目标转化成为社区居民广泛参与的社会行动的过程。要完成改善社区居民营养健康状况的复杂任务，营养工作人员和社区居民（包括各层领导）在社区营养管理工作中需要相互理解、相互支持和相互配合。社区动员对实现这一互动过程将发挥关键性的作用。

社区动员的目的在于鼓励和动员社区居民、有关政府部门及社会团体积极参与社区营养工作，争取他们在人力、财力、物力（如社区卫生服务人员、经费、宣传材料、物品、知识技能等）方面的支持，采取行动以便解决社区的营养问题。

社区动员主要涉及以下 5 个方面的工作。

1. 社区卫生专业人员主动参与

基层社区卫生人员是社区营养工作的具体执行者，也是社区营养工作计划、实施和评价的技术力量，他们对保证社区营养工作的顺利开展发挥着关键作用。因此，社区卫生专业人员自觉参与社区营养工作具有十分重要的意义。社区卫生专业人员本身需进行多种形式和途径的培训，使他们不仅能够认识到社区营养工作的意义、职责和权利，而且能够不断提高社区营养工作的知识水平和实践技能。

2. 促使社区人群主动参与营养工作

要促使社区个人和家庭有意识地关注营养问题，主动参与项目，包括讨论计划、项目实施及评价等过程。社区是开展社区营养工作的基本场所，社区的基层组织（居委会或村委会）是社区动员的主要对象。家庭是组成社区的基本细胞，利用家庭内的血缘关系和家庭中不同角色成员，使社区营养工作的参与更有操作性和现实性。例如，一个家庭内的膳食模式和烹饪习惯往往影响的不是一个人，而是全家人。家庭父母对子女的影响不仅体现在生长发育和经济支持方面，更重要的是体现在道德观念、生活习惯、饮食行为等方面。因此，推动家庭参与是社区营养工作的社会基础。在这个工作中，要强调那些在社区内重要的关键人物的参与对整体社区营养工作的影响。社区的关键人物，如劳动模范、明星、任职领导等有"名人效应"的人，他们的参与对其他个体起着积极的促进作用。

3. 动员领导部门积极参与

领导是否积极参与，直接影响到社区营养工作的开展效果。要通过各种方式和途径向有关领导宣传社区营养工作的目的、意义、预期效果及其对社区人群的贡献等，使各级政府领导、部门领导及时了解有关营养行动计划，争取他们对社区营养工作的支持。有关政府部门有很多重要的工作，如社区保健、计划生育、预防接种、社区营养等。每项工作都要分配人力、物力和财力。因此，社区营养工作也面临竞争，必须争取各级政府领导将社区营养与改善人民生活质量及促进社会经济发展联系起来，作为政府应尽的职责并列入议事日程，制定必要的政策，统筹规划，增加投入，保证社区营养工作的顺利开展。

4. 动员非政府组织参与

非政府组织主要包括各类团体组织，如国家和各省市自治区的营养学会、食物与营养咨询委员会、学生营养与健康促进会、消费者协会、食品协会、老年协会、妇联、青联等。随着我国改革开放的深入，这些非政府组织在社会发展中发挥着日益重要的作用。它们在营养工作计划的制订、实施和营养的宣传教育及信息服务或财力等方面可给予一定的支持。在开展社区营养工作中，应及时向它们发送会议通知、简报和社会宣传资料等，提高这些组织中关键人物对社区营养工作的认识，鼓励他们提出意见，让他们积极参与社区营养工作的决策，促进社区营养工作的开展。

5. 加强部门之间的沟通、协调和合作

社区营养工作不是一个单纯的部门工作，它涉及卫生、教育、工商、新闻媒介等各部门。在工作中要加强与上述各种机构、各类人员之间的联系和协调，以便建立有力的行政和业务技术管理体系，明确共同目标、发挥各自的专长、技能和资源，共同完成好社区营养管理这一重要使命。

总之，应通过社区动员，将社区营养工作融入社区整体工作中去，促进社区营养工作的发展，改善社区人们的营养知识水平和营养状况，提高社区人群的生活质量。

三、社区居民营养与健康资料的收集

在社区开展营养工作，首先要尽可能收集与社区居民营养健康有关的各种资料，以便分析现状，确定存在的营养问题，研究造成这些营养问题的可能原因及影响因素，明确要优先解决的营养问题和干预的重点人群。

1. 需要收集的资料

（1）人口调查资料

了解当地的人口组成，如居民的年龄、性别、职业等，有助于估计当地的食物需要量和营养不良的发生状况。

（2）膳食营养调查资料

了解该社区居民的食物摄入种类和数量，通过体检和必要的实验室检查了解人体营养状况。对农村居民还需要了解当地不同季节的食物生产、储存和食用情况。这些资料是衡量营养状况的重要指标。

（3）健康资料

健康资料包括不同年龄人群的身高、体重和其他体格测量资料，与营养有关的疾病发生率、死亡率及死亡原因等资料，以便研究营养与生长发育或疾病之间的关系。

（4）经济状况

通过人们的职业、收入情况，辅助了解当地居民是否有足够的购买力。

（5）文化教育程度

为制定有针对性的、适合群众水平的宣传教育材料提供依据。

（6）宗教信仰

了解不同宗教信仰人群所消耗的食物品种及差别。

（7）生活方式

了解个人卫生状况、饮食行为、吸烟、饮酒及个人嗜好等。

（8）供水情况

有助于鉴别可能传播疾病的水源或有无清洁卫生饮用水供给，是否有足够的水源供农作物的生长等情况。

2. 资料获得途径

（1）收集现有的统计资料

工作人员可从政府行政部门（卫生、财政、统计、环境、交通等）、卫生服务机构（医院、疾病控制中心、妇幼保健院等）、科研学术部门（院校、研究所等）及其他部门现有的相应的统计报表、体检资料、学术研究报告或调查数据中获得所需的信息。在利用现有资料时应注意对所获得的资料进行质量评价，要注意发表的时间是否符合客观实际，经确定资料可靠后再进一步分析数据。并且要明确表述各项资料的来源，尊重原著作者或调查者的知识产权。

（2）访谈

访谈的对象包括领导者、社区居民、医务人员及专家等。访谈前要制定访谈提纲，内容可包括：您认为社区中主要的疾病和健康问题是什么，您认为造成这些问题的主要原因是什么，您认为怎样才能减少这些问题，您认为这些问题中应首先解决哪几个问题等。

（3）专题讨论

专题讨论是调查对象在一定时间内，围绕主题进行讨论并由记录员现场记录讨论内容的活动。专题讨论的对象可以是本社区的居民代表、行政管理人员、卫生人员。主持人应有一定的人际交流技能和经验，并了解当地的基本情况，鼓励和启发大家讨论，有较好的组织能力，会调整和控制讨论的内容与进度。此种方法能够比较充分地进行信息交流，可以得到较好的沟通效果，从而获得丰富的信息资料。

（4）调查问卷

要获得人群发生某种事件的数量指标，如膳食营养状况、患病率或探讨各种因素与疾病、营养间的数量依存关系，可以采用现场调查、信函调查、电话调查等方法。现场调查可通过面对面调查和自填式调查两种方式进行。面对面调查形式比较灵活，对调查对象文化程度要求不高，问卷回收率较高，准确性也比较高；自填式调查一般较节省时间、人力及物力，但问卷回收率较低，内容也不够准确；信函调查和电话调查覆盖面比较广，但回收率较低。

四、营养改善项目

社区居民营养与健康资料的收集是一个长期的工作。营养工作者可以根据社区具体情况，在适当的间隔时间进行相对集中的资料收集，以了解居民近期的营养状况，并就发现的问题采取营养干预措施，实施营养改善项目。

1. 分析营养问题

在现状调查与分析的基础上，对所存在的营养问题进行综合分析，找出社区急需解决的重大问题。经过整理分析，尽力弄清以下问题。

（1）哪些人患营养不良或慢性病，其年龄、职业、经济水平、民族等情况。

（2）存在何种营养不良和营养慢性疾病。

（3）营养不良的程度。

（4）营养不良、慢性病的主要膳食原因。

营养不良经常由多种原因引起。为了便于分析，可绘制一个简单的因果示意图。通过此图展示营养不良的不同原因及其相互之间的关系。

2. 确定项目目标

项目目标是陈述希望通过开展相关活动所要获得的结果和成果。项目目标应描述得非常准确、清楚，使得项目执行者明确应做什么。项目目标还应有一些衡量标准，以便能辨别活动是否开展得顺利。这些标准应包括项目所花的时间以及活动应达到的质量等。另外需要注意，项目目标要根据当地条件制定，做到切实可行。

确定营养改善项目目标时应主要考虑以下几个方面。

（1）特定目标人群营养不良程度、性质和原因。

（2）干预项目涉及的范围、拥有的资源、社区参与等因素。

（3）拟选干预措施、干预的有效性、实施的可行性、成本效益，是否易于评估等。

3. 制订计划

计划是一个周密的工作安排，需要针对项目目标选择可行性干预措施并进行具体的活动安排。

（1）总体计划的主要内容

1）对项目背景的描述。

2）总目标及具体分目标。

3）拟采取的营养干预措施，例如普及营养知识、推行食品强化、补充营养素、改善婴儿喂养、扩种家庭菜园和果树、推广家庭养殖业、改善环境卫生条件等。

4）所需的人力、物力清单。人力包括培训班师资、家庭菜园农业技术指导员等。物力包括营养宣传材料、蔬菜种子等。

5）时间安排，例如何时社区动员、何时举办培训班，何时进行家庭随访等。

6）经费预算，包括现场组织管理，培训班，现场调查，实验室检查，营养教育材料制作印刷，采购蔬菜种子、果树苗、雏鸡、雏鸭的费用等。

7）执行组织机构、领导及各协作单位的参加人员名单。

8）项目的评价方案，包括过程评价、效果评价。

按照上述总体计划，还要制订年计划表和日程表。制订年计划应注意避开传统节假日及影响现场工作的重要时期，如农村农忙季节等。日程表是管理项目的重要手段，项目工作人员要求每天按日程进行工作，并将每天做的事情（工作例会、现场动员、现场调查、家庭访问等）做详细的工作记录。记录要做到及时、突出重点、清楚易读。

（2）制订项目计划的要求

1）针对性。通过安排的活动能够实现项目具体目标。

2）可行性。计划能否在执行过程中顺利开展，主要取决于计划活动所涉及的资源、技术、经费、时间、社区的参与性等是否能符合或满足要求。

3）易于确定靶目标。活动计划应能够针对项目所选定的高危人群产生效果。

4）低经费开支。选择最低限度的经费开支，应优先选用既花钱少又效益高的措施。

5）易于评价。活动计划能较好地体现预期的项目目标，有一定的评判标准和可测量性。

4. 执行计划

在执行计划过程中，除了营养专业人员认真细致的工作以外，还应强调广泛发动和依靠群众，并注意保持部门间密切配合。要在当地政府的领导下，与农业、商业、教育、卫生等部门共同协作，明确各部门的任务，建立良好的工作关系。充分利用部门之间共用资源、互通有无、节省经费。同时，做到各负其责，如营养专业人员主要负责营养教育、营养咨询和营养调查等；医院人员负责临床检查和临床治疗；农业技术员负责农业生产技术指导，开发农作物新品种，增加水果、蔬菜生产，发展养殖业等；商业部门工作者负责协调食物的供给等。

执行计划时要做好项目的档案、收支账目及现场工作的管理；做好项目报告制度，包括项目的工作进展报告、经费报告、总结报告及评价报告；要严格按制订的各项活动及时间安排执行计划，并进行监测，以便及时发现问题并进行修正。

5. 项目评价

计划执行结束或在执行过程中，对各项措施的效果要进行评价。通过评价可知道该项目取得了什么成绩，是否达到预期目的，营养项目的资源是否正确利用、有何成果、存在什么问题等。同时，也为下一阶段的工作提供重要的科学依据。

评价营养改善措施主要围绕四个方面。

（1）投入

开展项目所投入的资源（经费、食物、材料、交通等）和服务方劳动力、后勤等，如经费是否到位，使用是否合理，是否做到低成本高效益等。

（2）产出

与投入有关的结果，也是对项目执行系统的评价。例如，覆盖率、增加食物生产、增加家庭的收入及增加食物购买力等是否达到预期目标。

（3）效果

各种改善措施对营养健康状况的改善，以及产生行为和生理变化的效果，如知识提高、观念转变、行为和能力改变，营养不良发病率降低，死亡率的变化及儿童生长发育改善等。

（4）效益

指由改善措施增进人体健康而可能带来的社会效益和经济效益。例如提高劳动生产率，增强智力、体力，延长寿命，提高生活质量及降低医疗保健成本等。

五、社区营养教育

社区营养教育的宗旨是提高社区居民对营养与健康的认识，使其掌握和利用营养科学知识，结合当地具体条件纠正营养缺乏和不平衡，使社区人群的营养健康状况和生活质量有所改善。大量研究和实践表明，营养教育对于提高社区居民的营养知识水平，合理调节膳食结构及预防营养缺乏病和慢性疾病是一项不可缺少的措施。

1. 社区营养教育的基本交流模式

（1）单向交流

过程为：来源→加工→信息→渠道→解码→受者。

（2）双向交流

除单向交流的过程外，还包括信息的反馈。

（3）大众交流

通过报刊、广播、电视、因特网等途径传播。

（4）参与式交流

所有的参与者都有同等的机会表达各自意见、感受及经验。

2. 社区营养教育程序

（1）设计

有针对性地设计营养教育计划，是营养教育取得成功的基础。营养教育的设计应包括：

1）确定谁是教育对象，其主要特征是什么。例如针对学生不吃早餐的问题，确定教育对象是小学生。

2）确定教育目的。比如教育计划的目的是通过宣传营养知识，使受教育的小学生了解不吃早餐的危害，纠正不良的饮食行为，提高小学生的早餐就餐率。

3）确定宣传的知识及教育对象对这些知识的了解程度。要求教育对象了解营养需要量、营养与健康、合理的膳食结构和饮食行为。关于这些知识，宣传对象已知多少，他们还需要了解哪些信息。

4）制定教育目标，例如要求早餐就餐率增加达 90%～100%。

5）选择评价指标和评价方法。例如学生早餐就餐率，及体重、身高、学习成绩的变化等。

6）实施计划的日程、人员安排和经费预算。

（2）选择教育途径和资料

在调查研究的基础上，要明确教育目标和了解教育对象，以便选择有针对性的教育材料。需要注意尽量利用现有的营养宣教材料，选择营养宣教的最佳途径，以及宣教内容和宣教形式的最佳结合。

（3）准备营养教育资料和进行预试验

根据要求编写相关营养教育材料并进行预试验。进行预试验主要为了得到教育对象的反馈意见。可采用专题讨论或问卷调查了解有关情况，如教育对象对资料的反映，对宣传教育内容、形式、评价的建议，教育对象能否接受这些信息等。根据收集的意见对教育资料做出修改。

（4）社区营养教育实施

完成好上述准备工作后，就可以按照计划实施社区营养教育。教育内容和形式根据不同的项目选择。例如，可以通过举办营养培训班、散发营养教育材料及组织生动活泼的讨论会，使社区人群了解"中国居民膳食指南"和"中国居民平衡膳食宝塔"；知道如何调节膳食结构，做到科学饮食、合理营养；认识某些疾病的营养防治措施以及如何纠正不良的饮食习惯等。

（5）社区营养教育评价

对营养教育计划活动的每一步骤进行分析，并进行综合评价。主要评价内容如下。

1）计划目标是否达到。例如学生早餐就餐率是否达到 90%～100%。

2）实施营养教育产生了什么效果。

3）每一阶段活动的执行是否按计划进行（包括工作内容、要求、经费使用进度等）。

4）营养计划有效果或无效果的原因是什么。

5）根据执行中的问题，对原计划是否需要进行补充。

6）取得了哪些成功的经验。

最后，根据这些评价内容写出营养教育的评价报告。

六、社区营养改善示例

1. 社区高血压人群营养改善项目

（1）项目意义

高血压是常见的慢性病，也是导致心脑血管疾病和肾病的重要危险因素。研究资料表明，不合理的膳食结构、肥胖、**精神紧张**及缺乏运动是诱发高血压的重要危险因素。例如食盐摄入过多可使高血压的发病率增高。我国北方人群食盐摄入量较多，高血压患病率明显高于广东等南方城市低盐饮食的人群。理论和实践都证实了有效的干预措施可降低高血压患病率及由高血压导致的心脑血管疾病患病率。因此，高血压的防治具有可干预性，在社区人群中开展高血压的营养干预应作为防治慢性病的优先项目。

（2）社区的营养问题

经调查发现北京某社区35岁以上人群高血压患病率为13%，人群中80%摄入高盐饮食，70%摄入高脂饮食。许多人缺乏营养知识，不知道高盐和高脂饮食与中风有关，还认为不吃盐会没力气，体力劳动者应多吃盐；不知道要定期了解自己的血压和血脂情况；不知道什么是正常血压，不知道高血压与中风有关；缺少测量血压的地方或有时因无症状未能测量血压。

（3）项目目标

1）总目标。五年内该社区人群脑卒中死亡率从1.5‰下降到1‰；两年内该社区人群高血压患病率从13%下降到8%。

2）分目标

①对高盐、高脂饮食与心脑血管疾病的关系知晓率分别从40%和50%提高到90%（知识改变）；50%炊事员会烹饪低盐、低脂的食品（环境支持）。

②高盐、高脂饮食摄入率分别从80%和70%下降到30%。

③人群中正常血压知晓率从50%提高到90%；80%医生掌握健康促进有关知识；80%医生在临床诊断时对病人给予健康促进有关咨询；医院设立首诊病人量血压的制度。

④35岁以上人群每年测血脂率从5%提高到50%；35岁以上人群每年测血压率从60%提高到90%；高血压患者按时服药及治疗从30%增加到70%。

（4）干预措施

1）开展社区营养教育活动。营养教育人员通过举办培训班，散发科普材料，使社区人群了解《中国居民膳食指南》和"中国居民平衡膳食宝塔"；知道如何调节膳食结构，做到科学饮食；知道高盐和高脂饮食与高血压和心脑血管疾病有关；知道什么是不正常血压值；知道应定期测量自己的血压及如何控制血压；知道如何纠正不良的饮食习惯。

2）高危人群管理。由街道居委会、社区卫生服务中心、志愿者组建高血压监控网络，建立健康档案；对高血压病人定期随访，每月至少测血压一次；定期监测社区 35 岁以上人群血压，及时发现并处理不正常血压；纠正不良饮食行为和生活方式；强化高血压规范管理及个体化指导，包括药物和非药物治疗；高血压病人学会血压测量，科学服药。

3）健康人群的健康管理。制定保健制度和政策；开展健康促进活动，每年至少 2 次；为每个居民楼购买血压表，并建立高血压监测信箱；对高血压规范管理的培训及对血压测量志愿者的培训；建立高血压管理信息系统；对 35 岁以上人群每年测定血压两次和血脂一次。

（5）评价效果

主要从以下几方面进行效果评价：社区高血压计划活动是否按计划进度执行，营养教育的效果（高血压卫生知识、态度、行为的改变），高血压管理制度的执行情况（血压、血脂的变化），脑卒中死亡率的变化，高血压患病率的变化，项目的经费开支是否合理，高血压患者生活质量是否提高。

2. 农村学龄前儿童营养不良改善项目

（1）现状调查与分析

某村总户数 280 户，总人口 1 300 人，15 岁以上女性 345 人，男性 315 人，5 岁以下儿童 208 人，其中 1 岁以下 54 人。该村离城 40 km，夏季常因雨涝导致交通阻塞。家庭人均收入较低。除村干部和少数人外，绝大部分村民没有受过正规教育。该村主要生产红薯、马铃薯和小麦，多数家庭有菜园，但种植品种单一。村里无种植果树，水果需购买。村里养鸡户数少，鸡蛋用来孵小鸡或在市场卖，一般只有节日才吃家禽、蛋、肉食品。村里有池塘，但未养殖水产品，村民平均每月吃鱼 3 次。新生儿一般母乳喂养约为 18 个月，到 1 岁左右才添加辅食，多为红薯粥或土豆泥。住户大部分使用旧式厕所，垃圾随意乱倒。经调查 5 岁以下儿童死亡率约为 2%，体重过轻儿童达 25%，贫血率为 35%。

（2）确定营养问题

根据以上收集的资料分析，确定该社区存在营养问题。5 岁以下儿童为营养不良的高危人群，体重过轻、贫血为主要的营养不良和缺乏症，共有 25% 的儿童体重过轻，35% 儿童患贫血。发生营养不良的主要原因是缺乏足够的食品，如水果、蔬菜、肉、鱼、蛋，以及不当的喂养方式及不良的环境卫生。食物生产供应不足、家庭收入少、食物购买力低是根本原因。

（3）制定项目目标

1）总目标。3年内5岁以下体重过轻儿童从25%下降到10%，贫血率从35%下降到15%。

2）分目标。一年内，通过父母营养教育培训班，要求80%的父母懂得婴幼儿辅食添加的好处和正确的添加方法。两年内，参加扩种家庭菜园的家庭达到80%，种植大豆的家庭达到80%，种植果树的家庭达到30%，养殖家禽的家庭达到60%。

（4）干预措施

设计制作营养宣传材料。举办父母营养培训班及进行小组专题讨论。举办扩种家庭菜园（包括大豆种植）培训班及进行现场技术指导、示范。举办家庭养殖业培训班及进行现场技术指导、示范。营养教育前后分别对5岁以下儿童进行体检（体重、血红蛋白等）。

（5）效果评价

主要从以下几个方面进行效果评价：项目是否按计划进度执行，营养教育的效果（教育材料、营养知识等），参加扩种家庭菜园的户数和面积，参加种植大豆的家庭户数和面积，参加种植果树的家庭户数和面积，参加养殖家禽的家庭户数和面积，5岁以下儿童体重过轻和贫血患病率。

培训课程 ③ 营养缺乏病

营养缺乏病指长期严重缺乏一种或多种营养素而造成机体出现各种相应的临床表现或病症，如维生素 C 缺乏病、缺铁性贫血、眼干燥症、地方性甲状腺肿等。营养缺乏病的病因有原发性和继发性两类：原发性病因指单纯营养素摄入不足，继发性病因指由于其他疾病过程而引起的营养素不足。

营养缺乏病的发生与社会经济、文化教育、饮食习惯、地域风俗、宗教信仰、食品生产供应状况、食品加工、储运、烹调、销售以及营养知识普及教育等都有密切关系。营养缺乏病的预防要从营养素之间的相互关系综合考虑，在现有条件下充分利用各种食物来预防营养素的缺乏。

预防营养缺乏病主要从以下几方面着手。

（1）食物多样化，优化食物结构

食物多样化是改善人们营养状况的首选方法，增加食物品种，调整膳食结构可以同时提供多种营养成分。

（2）普及营养知识，指导食品消费

营养知识的普及教育对改善人群营养十分重要，重点应让群众了解平衡膳食的原则，营养与健康的关系。根据营养素的特点，在食品的储藏、运输、销售和加工烹调各环节中尽量减少营养素的损失。

（3）针对实际营养问题采取有效措施预防营养缺乏病

不同地区、不同人群有不同的营养问题，预防工作必须根据具体情况，有针对性地制定防治措施。要在调查研究的基础上制定切实的预防措施并组织有效的实施。

一、蛋白质－能量营养不良

蛋白质－能量营养不良是一种由于能量和蛋白质摄入不足引起的营养缺乏病，

多数由贫困、战乱和灾害等引起，是急性食物缺乏的结果。本病主要分布在非洲、中美洲、南美洲、中东、东亚和南亚地区，是许多发展中国家重要的公共卫生问题。我国当前在个别地区或特殊情况下也有发病。

1. 病因

由于社会的、自然的、生理的、病理的原因使能量和蛋白质摄入不足时，都可能发生蛋白质－能量营养不良。常见的原因有：食物摄入不足，如食物缺乏、长期低蛋白质、低能量膳食；需要量增多，如妊娠、生长发育；消耗增加，如肿瘤、肺结核；其他疾病，如胃肠道疾病等。

2. 临床表现

蛋白质－能量营养不良主要危害婴幼儿的生长发育，按其临床表现可分为以下几种类型。

（1）水肿型营养不良

主要由于摄入蛋白质的质量差且数量严重不足，而能量基本满足，多见于4个月～5岁的小儿。病儿生长迟缓，虚弱无力，体重在其标准体重的60%～80%。可先后出现下肢、上肢、腹部、脸部等处凹陷性水肿，并伴腹泻、突发性感染。病儿表情冷漠或情绪烦躁。

（2）干瘦型营养不良

由于蛋白质和能量均严重摄入不足所致，体重低于其标准体重的60%。患儿重度消瘦，皮下脂肪消失，肌肉萎缩无力，皮肤黏膜干燥萎缩，两颧突出，额部有皱纹、头发干枯，貌似"小老头"。患儿体温低于正常、心率缓慢、心音低钝、呼吸浅表、贫血、腹泻（多为水泻或稀便）、腹壁薄甚至可见到肠蠕动或摸到大便包块；患儿神经发育落后，对外界反应淡漠或易激惹、记忆力减退、注意力不集中、有饥饿感或食欲不振。

（3）混合型营养不良

以上两种情况并存即为混合型，临床表现介于上述二型之间。病人生长迟滞、体重低于标准体重的60%，有水肿。临床表现主要是皮下脂肪消失、肌肉萎缩、急躁不安或表情淡漠、有明显饥饿感或食欲不振，常伴有腹泻、腹壁变薄、腹部凹陷呈舟状、肝脾肿大，易合并感染和维生素缺乏等。

3. 预防

（1）合理膳食

膳食提供充足的能量和蛋白质是基本的预防措施。应充分利用各种食物资源，通过合理搭配，补足每天的能量和蛋白质需要，并注意充分发挥食物蛋白质的互补作用，全面改善营养。

婴儿尽可能给予母乳喂养，断奶时间不要过早。如果不能给予母乳喂养，应选用配方合理的婴儿食品。及时添加辅食。改进饮食卫生、个人卫生和家庭卫生，控制儿童的腹泻和感染。进行有计划的营养调查和监测，及时采取卫生保健措施。

（2）推广生长发育监测图的应用

定期测量婴幼儿体重并将体重值在生长发育监测图上标出，二次结果连接成线；如果发现体重增长缓慢、不增或下跌者应寻找原因，予以及时纠正。

（3）合理安排生活制度

适当安排户外活动，坚持锻炼身体以增进食欲，提高消化能力。

（4）减少感染，早期诊断和治疗

营养不良和感染互为因果，营养不良幼儿很容易感染疾病，而感染的儿童又很容易患营养不良。有营养不良的人，要注意防止呼吸道和消化道感染，并尽早进行诊断，尽早治疗。患腹泻的儿童应及时喂食适合腹泻儿童的食品，以预防营养不良的发生。

二、维生素 A 缺乏病

维生素 A 缺乏病是世界卫生组织确认的世界四大营养缺乏病之一，是一种因体内维生素 A 缺乏引起的以眼、皮肤改变为主的全身性疾病。

1. 缺乏原因

（1）摄入不足

长期以糕、面糊等谷物、脱脂乳或炼乳喂哺小儿而未及时添加辅食；贫困、战争和灾荒等导致食品短缺等原因造成维生素 A 摄入不足，不能满足生理需要。

（2）吸收利用障碍

慢性消化道疾病，如慢性腹泻、慢性痢疾、结肠炎、肝胆系统疾病等均可影响维生素 A 的消化、吸收和储存。

（3）需要量增加

生长发育迅速的早产儿、重体力劳动者、急慢性消耗性疾病及各种传染病等均可使机体对维生素 A 的需要增多，易造成维生素 A 的相对缺乏。

（4）代谢障碍

甲状腺功能低下和患糖尿病时，β-胡萝卜素转变成维生素 A 障碍等。

（5）其他营养素的影响

缺乏蛋白质和锌可影响维生素 A 的转运和利用。

（6）其他因素

酗酒和长期使用一些药物（如消胆胺、新霉素、秋水仙碱等）均可导致维生素 A 的缺乏。

2. 临床表现

维生素 A 缺乏病以儿童及青年较多见，男性多于女性，其病变可累及视网膜、上皮、骨骼等组织以及免疫、生殖功能。

（1）眼部症状（眼部症状出现最早）

1）眼干燥症。患者常感眼部不适、发干、有烧灼感并伴畏光、流泪；球结膜干燥时，失去正常光泽和弹性，透亮度减低，并可见比托斑，当眼球向左右转动时可出现球结膜的皱褶。

2）夜盲症。由于维生素 A 缺乏，视网膜上维持暗视觉的视紫红质生成障碍，影响视网膜对暗光的敏感度，导致暗适应能力降低以致夜盲症。病人多在黎明及黄昏时看物不清，病情较重者则为夜盲。

3）角膜软化。维生素 A 缺乏严重时，可引起角膜出现软化、溃疡、穿孔，导致失明。

（2）皮肤症状

轻者仅较正常干燥，严重时出现毛囊上皮角化，毛囊性丘疹，因其外表与蟾蜍的皮肤相似，又称"蟾皮症"。

（3）骨骼系统

维生素 A 缺乏时，在儿童可表现为骨组织停止生长，发育迟缓。出现齿龈增生角化，牙齿生长延缓，其表面可出现裂纹并容易发生龋齿。

（4）生殖功能

维生素 A 缺乏，可影响女性受孕和怀胎，或导致胎儿畸形和死亡；男性精子减少，性激素合成障碍，从而影响生殖功能。

（5）免疫功能

维生素 A 缺乏可使机体细胞免疫功能低下，患儿易发生反复呼吸道感染及腹泻等。

3. 预防

（1）摄入含维生素 A 及 β- 胡萝卜素丰富的食物

如动物性食品（肝脏、鱼类、蛋类、肉类、禽类、奶类及其制品等），深绿色蔬菜、胡萝卜、番茄、红薯等食物，养成不偏食、不挑食的习惯。

（2）监测易感人群的维生素 A 营养状况

包括对婴幼儿、儿童、孕妇、乳母等易感人群进行暗适应能力、眼部症状、血清视黄醇含量等方面的监测，及时发现亚临床的缺乏者，及时给予纠正。

（3）对易患人群进行干预

近来研究表明，在维生素 A 缺乏地区，每年或半年 1 次口服 30 万单位视黄醇油滴，可以起到预防作用。

有条件的地方可选用维生素 A 强化食品，必要时适当选用膳食补充剂，以提高维生素 A 的摄入量。

三、维生素 D 缺乏病

维生素 D 是人类生命所必需的营养素，是钙平衡的最重要生物调节因子之一。维生素 D 缺乏病根据年龄不同有不同的临床表现。婴幼儿时期维生素 D 缺乏可导致佝偻病的发生，成人阶段的维生素 D 缺乏则会形成骨软化症。

1. 缺乏原因

维生素 D 及钙、磷的原发性缺乏和代谢异常可导致维生素 D 缺乏。引起维生素 D 缺乏的常见原因是：

（1）阳光照射不足。

（2）维生素 D 及钙、磷摄入不足。

（3）维生素 D 及钙、磷的肠道吸收障碍。

（4）其他原因，如肝、肾疾病时可直接影响维生素 D 的正常合成代谢。

2. 临床表现

维生素 D 缺乏的危害主要是造成钙、磷吸收和利用障碍，从而引发佝偻病或软骨病。

（1）佝偻病

多发生于婴幼儿，主要表现为神经精神症状和骨骼的变化。

1）神经精神症状。表现为多汗、夜惊、易激惹等，特别是入睡后头部多汗，由于汗液刺激，患儿经常摇头擦枕，形成枕秃或环形脱发。

2）骨骼表现。骨骼的变化与年龄、生长速率及维生素 D 缺乏的程度等因素有关。可出现颅骨软化，肋骨串珠、胸廓畸形（1 岁以内的患儿形成赫氏沟，2 岁以上患儿可见有鸡胸、漏斗胸）、四肢及脊柱上下肢因承重而弯曲变形等病症。

3）其他表现。发育不良、神情呆滞、呼吸运动受限制、容易继发肺部感染和消化系统功能障碍。

（2）骨软化症

发生于成年人，多见于妊娠多产的妇女及体弱多病的老人。最常见的症状是骨痛、肌无力和骨压痛。患者步态特殊，被称为"鸭步"（或"企鹅"步态）。

3. 预防和管理

对佝偻病的预防要贯彻"系统管理，综合防治，因地制宜，早防早治"的原则，从围产期开始，以 1 岁内小儿为重点对象，并应系统管理到 3 岁。从孕妇妊娠后期（7~9 个月）开始，胎儿对维生素 D 和钙、磷需要量不断增加，要鼓励孕妇晒太阳，食用富含维生素 D 和钙、磷及蛋白质的食品，有低钙血症和骨软化症的孕妇应积极治疗。对冬春妊娠或体弱多病的孕妇，可于妊娠 7~9 个月给予维生素 D 制剂，同时服用钙剂。

新生儿应提倡母乳喂养，尽早开始晒太阳。尤其对早产儿、双胎、人工喂养儿及冬季出生小儿，可于生后 1~2 周开始给予维生素 D 制剂强化。有钙抽搐史或以淀粉为主食者，补给适量钙。

四、维生素 B_1 缺乏病

维生素 B_1 缺乏病临床上以消化系统、神经系统及心血管系统的症状为主。在我国南方此病的发病率较高，主要由于这些地区以精米为主食，且气候炎热潮湿，汗液中丢失的维生素 B_1 较多。另外，由于过量饮酒造成维生素 B_1 的亚临床缺乏者为数也不少，应引起广泛的关注。

1. 缺乏原因

常见的维生素 B_1 缺乏的原因主要有以下几方面。

（1）摄入不足

谷类加工过精，米或蔬菜淘洗过多、浸泡过久，食物加碱烧煮等，均可使维生素 B_1 大量损失。

（2）吸收、利用障碍

胃肠道及肝胆疾病可使维生素 B_1 吸收、利用障碍。

（3）需要量增加或消耗过多

长期发热、消耗性疾病、甲状腺功能亢进以及高温作业、重体力劳动、妊娠、哺乳等均可使维生素 B_1 需要量增多；糖尿病、尿崩症以及使用利尿剂，可使维生素 B_1 从尿中排出量增多。

（4）抗硫胺素因子

有些食物含有抗硫胺素因子，可使硫胺素变构而降低其生物活性，影响维生素 B_1 的利用。

（5）慢性乙醇中毒

乙醇可使维生素 B_1 摄入减少并妨碍小肠对其吸收，使肝脏中硫胺素向焦磷酸硫胺素的转化减少，使维生素 B_1 的利用降低。

2. 临床表现

维生素 B_1 缺乏病的危害可因发病年龄及受累系统不同而异。

（1）亚临床型

可见于维生素 B_1 摄入量持续 3 个月以上不能满足机体需要的患者，可出现感觉疲乏无力、烦躁不安、易激动、头痛、恶心、呕吐、食欲减退、胃肠功能紊乱、下肢倦怠、酸痛。随病情发展出现神经或心血管或二者兼有的症状。

（2）神经型

周围神经系统主要累及肢体远端，下肢发病较上肢早，呈上升性、对称性感觉异常先于运动障碍。病情加重患者烦躁不安、声音嘶哑，继而神情淡漠、反应迟钝、嗜睡，严重时发生昏迷惊厥。

韦尼克脑病为维生素 B_1 缺乏累及中枢神经系统的表现，较为罕见，多见于酗酒的病人，一般按以下顺序发展：呕吐，水平性或垂直性眼球震颤，跨越步态，共济失调，进行性精神衰退以致精神异常，最后可发展至昏迷及死亡。

（3）心血管型

维生素 B_1 缺乏病引起的心功能不全，以右心为主的左右心室衰竭，常见症状为水肿，有时即使心功能正常也可有水肿出现。也可见以心肌病变为主要表现的急性暴发，称脚气冲心，表现为起病急骤，病人感呼吸困难、烦躁不安、心率增快、心脏扩大、静脉压增高、肝肿大、肢端发绀呈袜套或手套样，可因心功能衰竭而死亡，多见于婴幼儿。

（4）婴儿脚气病

多发生于出生数月的婴儿。病情急、发病突然，患儿初期有食欲不振、呕吐、兴奋、腹痛、便秘、水肿、心跳快、呼吸急促及困难；继而喉头水肿，形成独特的喉鸣；晚期可发生发绀、心力衰竭、肺充血及肝淤血，严重时出现脑充血、脑高压、强直痉挛、昏迷直至死亡。症状开始至死亡1~2天，治疗及时者可迅速好转。

3. 预防和管理

（1）改良谷类加工方法，调整饮食结构

加强粮食加工的指导，防止谷物碾磨过细导致硫胺素的耗损是预防维生素 B_1 缺乏病的重要措施。纠正不合理的烹调方法，如淘米次数过多、煮饭丢弃米汤、烹调食物加碱等，以减少维生素 B_1 的损失。改变饮食习惯，如食物多样化、经常食用一些干豆类和杂粮、用新鲜食物代替腌制食物等以增加维生素 B_1 摄入，不生吃有抗硫胺素（维生素 B_1）因子的鱼虾贝类（在淡水鱼、虾及贝类内脏中含有硫胺素酶，如生吃会造成其他食物中维生素 B_1 的损失），避免对维生素 B_1 的破坏。一些地方有"生吃螃蟹活吃虾"的习惯，这是既不卫生也不科学的。

（2）开展易感人群维生素 B_1 营养状况的监测和干预

开展对婴幼儿、儿童、孕妇、乳母等易感人群的监测，及时发现亚临床的缺乏者，给予纠正。生长期青少年、妊娠期妇女、哺乳期妇女、重体力劳动者、高温环境下生活及工作者或是患慢性腹泻、消耗性疾病时，应注意增加维生素 B_1 的摄入量。酗酒者需戒酒并适时补充维生素 B_1。

（3）广泛开展健康教育活动

预防维生素 B_1 缺乏，关键在于加强营养知识的普及和教育，使居民能注意到食物的选择与调配。瘦肉及内脏维生素 B_1 含量较为丰富，豆类、种子或坚果类等食物也是维生素 B_1 的良好来源，应多选择食用。

（4）维生素 B_1 强化食品

采用维生素强化措施，把维生素 B_1 强化到米、面制品等食物中，提高食品维生素 B_1 的含量，满足人体每日的需要。

五、维生素 B_2 缺乏病

由于长期摄入维生素 B_2 不足而引起的缺乏病，称维生素 B_2 缺乏病。由于我国居民饮食组成的特点，该缺乏病在我国是一种常见的营养缺乏病。冬季的发病率比其他季节高。

1. 缺乏原因

人体内维生素 B_2 储存很少，食物摄取过多时，即随粪便、尿排出体外。单纯

的维生素 B_2 缺乏很少见，通常是多种营养素联合缺乏。维生素 B_2 缺乏也可影响其他营养素的摄取和利用。

（1）摄入不足

摄入不足仍是目前维生素 B_2 缺乏的主要原因，包括食物摄取不足，烹调不合理（如淘米过度、蔬菜切碎后浸泡等），食物在加工过程中维生素 B_2 被破坏。

（2）吸收障碍

消化道吸收功能障碍、嗜酒、药物影响可导致维生素 B_2 不足。

（3）需要量增加或消耗过多

在妊娠、哺乳、寒冷、体力劳动、精神紧张、疾病等情况下，机体维生素 B_2 需要量增加。

2. 临床表现

维生素 B_2 在体内耗竭的时间为 60～180 天，膳食中供应不足 2～3 个月后即可发病。维生素 B_2 缺乏的症状不像其他一些维生素缺乏的症状那样特异。早期症状可包括：虚弱、疲倦、口痛和触痛、眼部发烧、眼痒，可能还有性格方面的变化。进一步发展可出现唇炎、口角炎、舌炎、鼻及睑部的脂溢性皮炎，男性有阴囊炎，女性偶见阴唇炎，故有口腔－生殖综合征的说法。另外还可出现角膜血管增生、贫血和脑功能失调。

3. 预防

（1）多食富含维生素 B_2 的食物

这是预防维生素 B_2 缺乏的根本途径。良好的食物来源主要是动物肝、肾、心、蛋黄、乳类。在发展中国家，植物性食物是膳食维生素 B_2 的主要来源。豆类的维生素 B_2 含量也很丰富；绿叶蔬菜中维生素 B_2 含量比根茎类和瓜茄类高；天然谷类食品的维生素 B_2 含量比较低，但强化维生素 B_2 后可使其含量增加。

（2）开展营养宣传教育活动

应加强集体食堂工作人员的营养知识教育，使其合理调配膳食，改进烹调方法，减少烹调过程中维生素的损失，以预防维生素 B_2 及其他营养素的缺乏。

（3）营养干预

对于经济不发达的农村应以多种途径进行营养干预，孕妇、乳母及学龄前儿童应及时给予重点关注，适当增加动物性食品或给予维生素 B_2 强化食品，以提高维生素 B_2 及其他营养素的摄入量，降低维生素 B_2 缺乏和贫血的发生率。

六、维生素 C 缺乏病

长期维生素 C 缺乏引起的营养缺乏病，称坏血病，临床上典型的表现为牙龈肿胀、出血，皮肤瘀点、瘀斑，以及全身广泛出血为特征。早在 16 世纪前后，已观察到这种缺乏病的流行。目前，大规模的维生素 C 缺乏病已少见，但在婴幼儿和老年人中仍有发生。成年人中坏血病较少见，但限制饮食或长期不吃果蔬者，易患维生素 C 缺乏病。

1. 缺乏原因

（1）摄入不足

食物中缺乏新鲜蔬菜、水果，或在食物加工过程中处理不当使维生素 C 破坏；乳母膳食长期缺乏维生素 C，及以牛乳或单纯谷类食物长期人工喂养而未添加含维生素 C 辅食的婴儿，也容易发生维生素 C 缺乏。

（2）需要量增加

新陈代谢率增高时、生长发育较快的婴儿和早产儿、感染及慢性消耗性疾病、严重创伤等使维生素 C 需要量增加。

（3）吸收障碍

慢性消化功能紊乱等可致吸收减少。

（4）药物影响

某些药物对维生素 C 的代谢有一定的影响，如雌激素、肾上腺皮质激素、四环素、降钙素、阿司匹林等可影响机体维生素 C 的代谢，从而导致维生素 C 缺乏。

2. 临床表现

维生素 C 缺乏造成的典型表现如下。

（1）一般症状

起病缓慢，维生素 C 缺乏需 3～4 个月方可出现症状。早期无特异性症状，病人常有面色苍白、倦怠无力、食欲减退、抑郁等表现。儿童表现易激惹、体重不增，可伴低热、呕吐、腹泻等症状。

（2）出血症状

皮肤瘀点为其较突出的表现，随着病情进展，病人可有毛囊周围角化和出血，齿龈常肿胀出血，也可有鼻衄并可见眼眶骨膜下出血引起眼球突出。偶见消化道出血、血尿、关节腔内出血、甚至颅内出血。病人可因颅内出血突然发生抽搐、休克，以致死亡。

（3）贫血

由于长期出血，且维生素 C 不足可影响铁的吸收，从而引起缺铁性贫血。

（4）骨骼症状

长骨骨膜下出血或骨干骺端脱位可引起患肢疼痛，导致假性瘫痪。婴儿的早期症状之一是四肢疼痛呈蛙状体位，对其四肢的任何移动都会使其疼痛以致哭闹。少数患儿在肋骨、软骨交界处因骨干骺半脱位可隆起，排列如串珠，称"坏血病串珠"。与佝偻病肋骨串珠不同，坏血病串珠部位可出现尖锐突起，内侧可扪及凹陷。

（5）其他症状

病人可因水潴留而出现水肿，也可有黄疸、发热等表现。有些病人泪腺、唾液腺、汗腺等分泌功能减退甚至丧失，而出现与干燥综合征相似的症状。由于胶原合成障碍，伤口愈合不良。免疫功能受损，容易发生感染。

3. 预防

预防维生素 C 缺乏病，应注意摄入富含维生素 C 的新鲜水果和蔬菜，如辣椒、韭菜、油菜、柑橘、橙、猕猴桃等。食物中的维生素 C 在烹调加热、遇碱或金属时易被破坏而失去活性；蔬菜切碎、浸泡、挤压、腌制，也致维生素 C 损失，所以应注意合理烹调加工。

偏食、对食物禁忌、嗜酒引起的慢性酒精中毒以及人工喂养的婴儿都易发生维生素 C 缺乏，应定期监测其维生素 C 营养状况，必要时进行营养干预。提倡母乳喂养，孕妇及乳母应多食富含维生素 C 的食物；人工喂养婴儿需及早添加维生素 C 含量丰富的食物。

七、叶酸缺乏症

叶酸缺乏最常见的危害是引发巨幼红细胞性贫血，孕妇叶酸缺乏还能造成严重的胎儿发育不良，甚至畸形。

1. 缺乏原因

叶酸缺乏的原因很多，大致可分为：摄入不足，消化、吸收、利用障碍，需要量增高及排出过多。

因摄入不足引起的叶酸缺乏是人类最常见的维生素缺乏症，大多发生在较贫困的人群。需要量增高如妊娠、哺乳、婴儿和青春期等都是容易发生叶酸缺乏的高危人群。各种原因的贫血、恶性肿瘤、寄生虫感染、传染病等也可增加叶酸的需要量。

2. 临床表现

成人膳食缺乏叶酸5个月，可出现巨幼红细胞性贫血，这种贫血是用铁剂不能治愈的。此外，叶酸缺乏人群还常有衰弱、苍白、精神萎靡、健忘、失眠，舌炎、胃肠不适及口炎性腹泻等症状。中老年人长期缺乏叶酸可因厌食和营养不良而引起智力退化性综合征。婴幼儿缺乏叶酸8周就可出现一系列症状，如巨幼红细胞性贫血、发育缓慢、精神萎靡、舌炎、胃肠不适、生长不良等。

怀孕期间叶酸缺乏，不但引起孕妇巨幼红细胞性贫血，还会导致妊娠中毒、早产、新生儿出血，低出生体重等；胚胎发育缓慢、智力低下和胎儿畸形，如神经管畸形、兔唇等。

3. 预防

叶酸在动物内脏（肝、肾）中含量丰富，其他如蛋、鱼、坚果、橙、橘、绿叶蔬菜等也含叶酸较高。因此，一般人只要做到食物多样，注重平衡膳食即能预防叶酸缺乏。

妊娠妇女应作为叶酸缺乏的重点人群，加强营养宣传，普及叶酸缺乏危害的知识；从围孕期开始注意补充叶酸。《中国居民膳食指南》建议围孕期妇女应多摄入富含叶酸的食物，如肝、肾、蛋、花生等食物，或每日补充叶酸400 μg。特别是对曾经生育过神经管畸形儿的母亲，除食物补充外，围孕期应每天补充叶酸400 μg。

八、钙缺乏

钙缺乏主要影响骨骼的发育和结构，临床表现为婴儿的手足抽搐症和成年人的骨质疏松症。

1. 缺乏原因

婴儿缺钙主要是因为其母亲在怀孕期间钙摄入不足，母乳中的钙含量过少；幼儿、学龄儿童、青少年缺钙主要是因为饮食搭配不合理，含钙食品摄入过少。

吸收减少主要原因有维生素D合成障碍导致的肠道钙吸收障碍；另外是受疾病的影响，如腹泻、肝炎、胃炎、频繁呕吐等，致使钙吸收不良或钙大量流失。

成人骨质疏松症常见于中年以后，女性比男性多见，主要原因是中老年以后雌性激素分泌减少；随着年龄的增长，钙调节激素的分泌失调致使骨代谢紊乱。

老年人由于牙齿脱落及消化功能降低，致使蛋白质、钙、磷、维生素及微量元素摄入不足；运动减少也是老年人易患骨质疏松症的重要原因。

2. 临床表现

（1）婴儿手足抽搐症

多见于 1 岁以内的婴儿，抽搐常突然发生，轻时仅有惊跳或面部肌肉抽动，意识存在；重时有四肢抽动，两眼上翻，口唇发青，知觉暂时丧失。每次发作可为数秒、数分钟或更长。每天可发作数次至数十次。严重时可引起喉头肌肉痉挛，出现喉鸣音，以致呼吸困难、窒息等。如抢救不及时就会发生生命危险。

（2）成人骨质疏松症

成人骨质疏松常表现为骨脆性增大，脊柱易受压、变形，发生压迫性骨折及疼痛，轻微外伤即可引起骨折，常见于股骨颈部、腕部及肱骨上端。

3. 预防

合理安排膳食，适当摄入含钙和维生素 D 丰富的食物，如奶和奶制品、豆类、绿色蔬菜等，并进行适当户外活动，以接受日晒（每天至少 2 h）。影响钙吸收的因素很多，维生素 D、适量的蛋白质、低磷膳食及体育锻炼均有利于钙的吸收；而食物中的植酸、菠菜、竹笋中的草酸、膳食纤维、咖啡等，则不利于钙的吸收。

九、铁缺乏

铁是人体必需微量元素之一，也是微量元素中最容易缺乏的一种，铁缺乏可导致缺铁性贫血，被世界卫生组织、联合国儿童基金会确定为世界性营养缺乏病之一，也是我国主要公共营养问题。

1. 缺乏原因

（1）膳食铁摄入不足。

（2）机体对铁的需要量增加。

（3）铁吸收减少，如萎缩性胃炎、胃酸缺乏或服用过多抗酸药等可影响铁吸收。

（4）铁的消耗增加，如腹泻、钩虫感染、慢性隐性出血等。

2. 临床表现

铁缺乏易导致缺铁性贫血及一些其他相关症状。

（1）常见症状

症状和贫血的严重程度相关，常有疲乏无力、心慌、气短、头晕，严重者出现面色苍白、口唇黏膜和睑结膜苍白、肝脾轻度肿大等。严重缺铁性贫血可引起贫血性心脏病，易发生左心心力衰竭。

（2）影响生长发育与智力发育，活动和劳动耐力降低。

（3）免疫功能和抗感染能力下降。

（4）严重缺铁性贫血可致黏膜组织变化，如口腔炎、舌炎、舌乳头萎缩。

（5）皮肤干燥，毛发枯黄。

（6）神经精神系统异常，如有异食癖。

3. 预防

（1）健康教育

指导人们科学、合理的膳食是最有效、最经济的预防措施。

（2）铁强化食品

近年来有不少国家在高危人群中采用**铁强化食品**（主要是谷类食品）来预防缺铁的发生。我国试行的**铁强化酱油**、**铁强化面粉**等，都获得了一定的效果。

（3）铁补充

对高危人群，如婴幼儿、早产儿、孪生儿、妊娠妇女、胃切除者及反复献血者，可使用口服铁剂预防铁缺乏。

（4）提高食物铁的利用率

足量摄入参与红细胞生成的营养素，如维生素 A、维生素 B_2、叶酸、维生素 B_{12} 等以增加铁的生物利用率。

（5）合理搭配食物

摄入富含铁的食物，主要有动物血、肝脏、鸡胗、牛肾、大豆、黑木耳、芝麻酱、瘦肉、红糖、蛋黄、猪肾、羊肾、干果等。同时注意避免同时摄入能干扰铁吸收的食物（如菠菜）。

十、锌缺乏

锌缺乏在人群中普遍存在，特别是在发展中国家更为严重，其中尤以经济状况较差的人群发生率高。婴儿、儿童、孕妇和育龄妇女是锌缺乏的高发病人群。

1. 缺乏原因

（1）锌的膳食摄入量低和摄入锌的生物利用率低。

（2）锌的生理需要量增加。

（3）肠吸收障碍。

（4）锌丢失量增加。

（5）疾病。

2. 临床表现

由于锌在机体内发挥着极为广泛的生理作用，锌缺乏时可导致许多的病理生理变化。

（1）生长发育障碍

锌缺乏影响生长发育，包括骨骼、内脏器官和脑的生长发育。孕期严重锌缺乏可使胚胎发育畸形，胎儿出生后锌缺乏可导致侏儒症。

（2）性发育障碍与性功能低下

性发育障碍与性功能低下是青少年锌缺乏的另一个主要表现。

（3）味觉及嗅觉障碍

异食癖和食欲缺乏是目前公认的缺锌症状。

（4）皮肤表现

锌缺乏的病人往往伴随着铁的缺乏。因此，锌缺乏病患者一般面色苍白，具有明显贫血面貌。常见匙状甲、口角溃烂、口角炎，萎缩性舌炎。眼、口、肛门等周围，肢端、肘膝、前臂等处有对称性糜烂、水疱或者脓疱，过度角化的瘢块。

（5）其他危害

如伤口愈合不良、神经精神障碍、免疫功能减退、胎儿生长障碍。

3. 预防

锌缺乏的预防应针对缺乏的原因采取措施。对于原发性锌缺乏的预防，主要是从调整膳食入手，选择适宜的食物，就可以完全预防原发性锌缺乏的发生，主要措施包括：增加动物性食物的摄入量，特别是红肉、动物内脏类食物，贝类食物等。对高危人群采取干预措施，给予锌补充或者锌强化食物。计划怀孕的妇女，应注意自己膳食锌的充裕情况，在怀孕的早期或怀孕前就开始保证每日有推荐量水平的锌摄入。

对于继发于其他疾病的锌缺乏病，应结合原发疾病的治疗，及时补充锌。

十一、碘缺乏

碘参与甲状腺激素的合成。甲状腺激素的主要功能是促进物质代谢和生长发育。

1. 缺乏原因

常为地区性流行。主要原因是环境、土壤和食物缺碘造成的，如高钙、高氟、

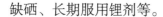

缺硒、长期服用锂剂等。

2. 临床表现

（1）地方性甲状腺肿

一般无全身症状，基础代谢率正常。甲状腺肿大，能随吞咽上下移动。较大的单纯性甲状腺肿可压迫邻近器官而产生症状。结节性甲状腺肿可继发甲状腺功能亢进，也可发生恶变。

（2）地方性克汀病

地方性克汀病多出现在严重的地方性甲状腺肿流行区，是胚胎时期和出生后早期碘缺乏与甲状腺功能低下所造成的中枢神经系统发育分化障碍结果。以智力障碍、生长发育迟滞严重（侏儒）、性发育落后为主要特点。其他表现可见聋哑（听力和言语障碍十分突出）、斜视、运动功能障碍等。

3. 预防

以膳食中补充碘最为重要，多吃含碘食物，如海带、紫菜、海藻等食物。目前世界各国都采用了食盐加碘为主、碘油为辅的防治措施。我国绝大部分地区为碘缺乏地区，从 1994 年颁布《食盐加碘消除碘缺乏危害管理条例》以来，普遍食盐加碘干预措施的实施不仅使我国基本消除了碘缺乏病，而且极大地改善了人群碘营养不良的状况。2012 年，我国颁布了《食品安全国家标准 食用盐碘含量》（GB 26878—2011），规定食用盐产品（加碘食盐）中碘含量的平均水平（以碘元素计）为 20 ~ 30 mg/kg。

十二、硒缺乏

1. 缺乏原因

人体的硒摄入主要依赖于当地饮水及食物的供给，当居民生活居住地环境中硒元素的本底值很低时，导致土壤和水源，乃至农作物和饮水中的硒含量减少，会引起人体硒摄入量不足。因而饮食中低硒水平是硒缺乏的主要原因。

2. 临床表现

目前有关硒缺乏的资料主要来源于克山病和大骨节病的报告。

克山病主要发生于我国从东北到西南的一条很宽的低硒地带内。克山病是一种以多发性小灶状心肌坏死为主要病变的地方性心肌病。它具有地区性分布、季节年度高发和人群多发这三大流行病特征。克山病的病因虽然未能完全解释清楚，但人体硒缺乏状态是克山病发病的主要和基本因素已得到学术界共识。

　　大骨节病是一种地方性、多发性、变形性骨关节病。它主要发生于青少年，严重影响骨发育和日后劳动生活能力。补硒可以缓解该病的一些症状，对病人干骺端改变有促进修复、防止恶化的效果，但不能有效控制大骨节病发病率。因此，目前认为低硒是大骨节病发生的环境因素之一，可能另有致病因子在起主要作用。但无论如何，仅从大骨节病只出现在低硒地区这一现象，可以判断它必与硒有密不可分的联系。

　　在肠外营养液中未补充硒的病人中，发现血硒和谷胱甘肽过氧化物酶活力均降低，有的出现类似克山病的心肌病变，有的出现骨骼肌疼痛和萎缩。

3. 预防

（1）食物预防

　　动物食品，如猪肾、蛋类、禽肉，水产品如小虾、鳝鱼等，以及海产动物食品含硒量较高，多吃当地相对富硒食物有助于改善营养状态。用亚硒酸钠溶液喷于农作物叶面，可以提高农作物的硒含量。

（2）补硒预防

　　可以通过口服亚硒酸钠片或其他硒制剂进行补充，补硒量为 50 ~ 100 µg/d。

培训课程 ④

膳食营养与慢性疾病预防

大量研究资料表明，人体慢性疾病的发生、发展与膳食选择行为存在密切联系。合理的膳食结构对于预防疾病，乃至促进某些疾病的康复都起着不可忽略的重要作用。本节根据近年我国居民营养与健康的调查结果，简要介绍肥胖、心脑血管疾病、糖尿病、骨质疏松、痛风、肿瘤等几种慢性疾病的膳食营养防治措施。

一、肥胖的膳食营养防治

肥胖是由于长期能量摄入过多，超过机体能量消耗，体内多余能量转化为脂肪，并过度积聚而引起的营养代谢失衡性疾病。

肥胖不仅是一种独立的疾病，也是高血压、心脑血管疾病、糖尿病等多种慢性疾病的独立危险因素。

1. 判断肥胖的常用指标

（1）体质指数（BMI）

体质指数是世界卫生组织推荐的国际统一使用的肥胖判断方法，计算公式为：

$$体质指数（BMI）= 体重（kg）÷ 身高^2（m^2）$$

判断标准：18.5 ~ 24.9 为正常，25 ~ 29.9 为超重，大于 30 为肥胖。我国 2003 年提出了适合中国居民的判断标准：18.5 ~ 23.9 为正常，大于或等于 24 为超重，大于或等于 28 为肥胖。

（2）腰围（WC）

腰围用来测定脂肪分布异常的指标，腹部脂肪过度积聚危害性最强称"腹型肥胖"（中心性肥胖）。判断标准为：男性≥85 cm，女性≥80 cm。

（3）腰臀比（WHR）

其评价标准为：男性大于 0.9，女性大于 0.8，可诊断为中心性肥胖。

（4）理想体重和肥胖度

1）计算公式

$$理想体重（kg）=身高（cm）-105$$

$$肥胖度=［（实测体重-理想体重）÷理想体重］×100\%$$

2）肥胖的判定标准。体重超过理想体重 10% 为超重，超过 20% 即认为是肥胖。其中超过 20%～30% 为轻度肥胖，超过 30%～50% 为中度肥胖，超过 50% 为重度肥胖，超过 100% 为病态肥胖。

2. 肥胖与膳食营养的关系

体重主要由能量的摄取和消耗两种因素维持，即维持着能量的摄入和消耗的动态平衡是体重稳定的基本条件。如果长期摄取的能量多于消耗的能量，就会发生肥胖。在膳食方面，肥胖与下列因素有着密切的关系。

（1）食物总能量和脂肪摄入过多

摄食过多又称过食。由于摄取的食物过多，即摄入的能量过剩，在体内多余的能量则以脂肪的形式储存于脂肪组织，导致体内脂肪的增加，其中包括长期摄入高脂肪（包括烹调油）、高碳水化合物食物（如蔗糖、含糖饮料和甜点）。

（2）不良的进食习惯

长期进食高能量、高脂肪食物和进食速度过快。

（3）其他因素

生活安定、生活水平提高、劳动强度低、运动减少、生活工作压力大等环境因素也是发生肥胖不可忽视的因素。

3. 肥胖的宣传教育和指导要点

（1）广泛开展肥胖的危害和防治意义的群众性宣教工作。

（2）宣传肥胖防治的生物—心理—社会现代医学模式的科学性，倡导文明生活方式。

（3）宣传饮食营养防治的要点是控制总能量、脂肪摄入量（包括肥肉、荤油和烹调油）、甜食、甜饮料、烟酒，养成良好饮食习惯，生活规律、精神情绪稳定、加强体育锻炼等。

（4）社区健康管理的重点是：有肥胖家族史者、孕期体重超重者、出生体重过大或过低者、超重者、经常在外就餐者及已经确诊为糖尿病、高血压、高血脂、冠心病者。

（5）为肥胖者制订操作性强的减肥计划，定期与减肥者沟通计划执行情况，并做好观察记录。

4. 肥胖的饮食管理

肥胖的预防重于治疗，预防效果也大于治疗。一旦患了肥胖应当通过饮食管理来减肥，争取早日康复。

（1）控制总能量的摄入

一般来说，合适的能量摄入量，即：

每天应摄入的总能量（kcal）= 理想体重（kg）×（20～25）（kcal/kg）

全天能量的分配：一日三餐，早餐30%、午餐40%、晚餐30%。开始减肥阶段，为解决饥饿问题，可在午餐或早餐中留相当于5%能量的食物，约折合主食25 g，在下午加餐。

（2）适当的营养素分配比例

1）供能营养素的能量分配比例。三大供能营养素的分配原则是蛋白质占总热能的10%～15%，脂肪占20%～30%，碳水化合物占50%～65%。在蛋白质的选择中，动物性蛋白质可占总蛋白质的50%左右。动物性食品以鱼、虾等水产品、禽类和瘦肉为好。要减少烹调油，一天不超过25 g，适当增加粗杂粮，限制甜食、含糖饮料。

2）保证维生素和矿物质的供给。注意合理的食物选择和搭配。新鲜蔬菜、水果、豆类、牛奶等是维生素和矿物质的主要来源。必要时，在医生的指导下，适当服用多种维生素和矿物质制剂。

3）增加膳食纤维。食用富含膳食纤维的食物，最好能保证每天的膳食纤维摄入量为25～30 g，相当于500～750 g绿叶蔬菜和100 g粗杂粮中所含的膳食纤维。

4）戒烟戒酒。

5）改变不良饮食习惯和行为。

6）烹调方法的选择。应选拌、炖、蒸、焖方法，忌煎、炸、烧、烤、熏等方法。

二、心脑血管疾病的膳食营养防治

与膳食营养密切相关的心脑血管疾病主要有高血压、冠心病、脑卒中。这些威胁当代人健康和生命的慢性病，大多以肥胖、高血脂为共同的病因、病理基础。所以，这些疾病可以在很大程度上通过调整膳食营养得到防治。

1. 原发性高血压

（1）高血压的诊断和社区管理

1）诊断。当收缩压大于等于 140 mmHg 和（或）舒张压大于等于 90 mmHg，即可诊断为高血压。

2）高血压社区管理。按初次血压测量为依据的社区随访建议，见表 7-1。

表 7-1　血压测量及相应随访建议

收缩压（mmHg）	舒张压（mmHg）	随访建议
<140	<90	每年接受复查
140～159	90～99	1～2 月内复查、接受指导
160～179	100～109	1 月内多次复查、指导、治疗
≥180	≥110	立即修正治疗方案、密切观察

（2）高血压与膳食营养因素的关系

1）钠。人群调查发现，随着食盐摄入量的增加可引起血压升高。钠摄入量每降低 100 mmol/d，高血压者的收缩压下降 5.8 mmHg，舒张压下降 2.5 mmHg；血压正常者，收缩压和舒张压各下降 2.3 mmHg 和 1.4 mmHg。

50 岁以上的人及家族性高血压者对盐敏感性较正常人高。过多摄入食盐还可改变血压昼高夜低的规律，是老年高血压发生脑卒中的危险因素。

2）肥胖。成年人体重增加是导致高血压的一个重要危险因素，随着体重的增加，出现高血压的趋势也增加，尤以 20～40 岁开始增加体重者危险性最大。

3）酒精。过量饮酒与血压升高有密切关系。

4）钾。低钾饮食是血压升高的因素之一，如同时习惯高盐饮食对血压的影响更大。

5）钙。钙摄入量低可以增强高盐膳食对血压的升高作用。

6）镁。膳食镁与血压呈负相关。素食者通常摄入的镁和膳食纤维含量高，其血压比非素食者倾向低。

7）脂类。脂肪摄入过多可引起肥胖，过多脂肪可引起血脂异常和动脉粥样硬化，相继引起高血压。

8）膳食纤维。膳食纤维能减少脂肪吸收，减轻体重，间接辅助降压。

（3）高血压的膳食营养防治

高血压的防治包括合理饮食、改善生活方式，消除不利于心理和身体健康的行为习惯，以及药物控制。

1）减体重。体重减轻 10% 为大多数治疗方案的目标。

2）纠正不良饮食习惯，吃饭要细嚼慢咽，少吃或不吃炸薯片、甜点等零食。

3）减少食盐摄入量，每人每日食盐摄入量不超过 5 g 为宜。酱油、味精、咸菜、咸鱼、咸肉、酱菜等都含有食盐。

4）减少脂肪摄入量，减少食用烹调油。

5）适量增加富含钾和钙的食物，最好每天至少食用 250 mL 奶。

6）多吃蔬菜和水果，每天食用 300~500 g 蔬菜和 200~350 g 水果。

7）限制饮酒，过量饮酒会增加患高血压脑卒中的危险，而且饮酒可降低降压药物的疗效。

8）增加体力活动。

2. 高脂血症

（1）高脂血症的诊断

主要根据血浆（清）总胆固醇（TC）、甘油三酯（TG）水平和高密度脂蛋白胆固醇（HDL-C）、低密度脂蛋白胆固醇（LDL-C）浓度进行诊断，见表 7-2。

表 7-2　高脂血症的诊断指标　单位：mmol/L（mg/dl）

分层	TC	LDL-C	HDL-C	非 HDL-C	TG
理想水平		<2.6（100）		<3.4（130）	
合适水平	<5.2（200）	<3.4（130）		<4.1（160）	<1.7（150）
边缘升高	≥5.2（200）且<6.2（240）	≥3.4（130）且<4.1（160）		≥4.1（160）且<4.9（190）	≥1.7（150）且<2.3（200）
升高	≥6.2（240）	≥4.1（160）		≥4.9（190）	≥2.3（200）
降低			<1.0（40）		

摘自：中国成人血脂异常防治指南（2016 年修订版）。

（2）膳食营养因素对血脂代谢的影响

1）膳食脂肪和脂肪酸。高脂肪膳食可升高血脂，不同脂肪酸对血脂的影响也不同。

①饱和脂肪酸。可以显著升高血浆胆固醇和低密度脂蛋白胆固醇的水平。

②单不饱和脂肪酸。有降低血清胆固醇和低密度脂蛋白胆固醇水平的作用，

同时可升高血清高密度脂蛋白胆固醇水平。

③多不饱和脂肪酸。多不饱和脂肪酸包括 n-6 的亚油酸和 n-3 的 α- 亚麻酸（ALA）以及长链的 EPA 和 DHA。可使血浆中胆固醇和低密度脂蛋白胆固醇水平显著降低，并且不会升高 TG。

④反式脂肪酸。如人造黄油，可使低密度脂蛋白胆固醇水平升高，高密度脂蛋白胆固醇水平降低。

2）碳水化合物。进食大量糖类，缺乏纤维素的双糖或单糖类，可使血清极低密度脂蛋白胆固醇、甘油三酯、胆固醇、低密度脂蛋白胆固醇水平升高。高碳水化合物还可使血清高密度脂蛋白胆固醇下降。

3）膳食纤维。可降低血清胆固醇、低密度脂蛋白胆固醇水平。可溶性膳食纤维比不溶性膳食纤维的作用更强，前者主要存在于大麦、燕麦、豆类、水果中。

4）矿物质

①镁对心血管系统有保护作用，具有降低胆固醇、降低冠状动脉张力、增加冠状动脉血流量等作用。

②缺钙可引起血胆固醇和甘油三酯升高。

③缺锌可引起血脂代谢异常，缺锌可升高胆固醇、低密度脂蛋白胆固醇水平，补充锌后可升高高密度脂蛋白胆固醇。

④缺铬可使血清胆固醇增高，并使高密度脂蛋白胆固醇下降。

5）维生素

①维生素 C 可促进胆固醇降解，降低血清 TC 水平；增加脂蛋白脂酶活性，加速血清极低密度脂蛋白胆固醇、甘油三酯降解。

②维生素 E 缺乏可使低密度脂蛋白胆固醇水平升高。

（3）高脂血症的膳食营养防治

1）防治肥胖。控制饮食和加强体育锻炼相结合，使能量摄入与能量消耗维持平衡，是最有效、最经济、最安全的肥胖防治方法。

超重和肥胖者需将 BMI 控制在 24 kg/m^2 以内，减重的速度以每周 0.5～1.0 kg 为宜。

2）减少钠盐。每人每日食盐用量不超过 5 g，应从幼年起就养成吃少盐膳食的习惯。

3）减少膳食脂肪。脂肪摄入量控制在总能量的 20%～30%，胆固醇每天摄入量应小于 300 mg。其中烹调油每天不超过 25 g，限制食用油煎炸食物。

4）控制单双糖摄入量，碳水化合物占总能量的 50%～65%，以复杂碳水化合物为主，限制甜食、糕点、含糖饮料的摄入。

5）增加膳食纤维摄入量，全天膳食纤维摄入量为 25～30 g。

6）戒酒。

常用食物胆固醇含量见表 7-3。

表 7-3　常用食物的胆固醇含量　单位：mg/100 g 可食部

食物	胆固醇	食物	胆固醇
瘦猪肉	81	普通鸭	94
肥猪肉	109	烤鸭	91
猪脑	2 591	鸭肝	341
猪舌	158	鸭掌	36
猪肝	288	鸡蛋	585
猪肾	354	鸡蛋黄	1 510
猪肚	165	松花蛋（鸭）	608
猪肺	290	松花蛋黄	1 132
广东香肠	94	咸鸭蛋	647
蛋清肠	61	咸鸭蛋黄	2 110
瘦牛肉	58	鹌鹑蛋	515
肥牛肉	133	大黄鱼	86
酱牛肉	76	带鱼	76
肥瘦牛肉	84	小黄鱼	74
牛肚	104	草鱼	86
牛肉干	120	鲫鱼	130
瘦羊肉	60	鲢鱼	99
肥羊肉	148	罗非鱼	78
肥瘦羊肉	92	黄鳝	126
兔肉	59	泥鳅	136
牛乳	15	鳕鱼	114
酸牛乳	12	墨鱼	226
全脂牛乳粉	110	海参	62
脱脂牛乳粉	28	海蜇	8
羊乳	31	鲜贝	116

续表

食物	胆固醇	食物	胆固醇
豆奶粉	90	鱿鱼（干）	871
豆奶	5	对虾	193
鸡	106	青虾	158
鸡肝	476	河蟹	267
鸡腿	162	海蟹	125
鸡胸脯肉	82	鲜蟹黄	466
烤鸡	99	鲫鱼子	460
鹅	74	甲鱼	101
鹅肝	285	黄油	295
鸽	42	奶油	168
冰淇淋	51	猪油（炼）	93
奶油蛋糕	161	饼干	81

3. 冠心病

（1）冠心病的危险因素

1）高血压。高血压对心脏结构和功能的损伤作用是持续性的，冠心病随血压的升高而加重。

2）高脂血症。高胆固醇、高低密度脂蛋白胆固醇血症是动脉粥样硬化的强危险因素。随着血胆固醇水平的增加，冠心病的危险性也增加，死亡率升高。

3）血清高密度脂蛋白胆固醇降低。

4）超重和肥胖。超重和肥胖是引起冠心病的独立危险因素，肥胖不仅增加心脏负担，也是高血压、高脂血症、糖尿病、胰岛素抵抗的危险因素。

5）糖尿病。冠心病是糖尿病重要并发症。

6）吸烟。

（2）膳食营养因素与冠心病的关系

1）脂肪。脂肪和心血管疾病的关系包括摄入的总脂肪量和脂肪的脂肪酸结构。膳食脂肪比例过大不仅是肥胖的原因，也与动脉粥样硬化、血栓形成、血管内皮功能以及血浆和组织中脂质过氧化有关。饱和脂肪酸、多不饱和脂肪酸及反式脂肪酸都可以影响脂肪代谢，可引起动脉粥样硬化，在血管内壁形成脂肪斑块和血栓。

摄入高胆固醇膳食是引起血清胆固醇升高的因素之一，并使心脑血管疾病发病的危险性增加。

2）碳水化合物。高碳水化合物的膳食，特别是过多摄入单双糖，可引起高甘油三酯血症。

3）膳食纤维。膳食纤维有调节血脂的作用，可降低血清胆固醇、低密度脂蛋白胆固醇水平。

4）低聚糖。低聚糖对人体健康具有多方面的作用，包括促进益生菌生长、调节血脂和脂蛋白、促进微量元素吸收利用等。

5）蛋白质。适量动物性和植物性蛋白质，尤其是大豆蛋白，对许多心血管疾病的危险因素有预防作用。

6）抗氧化营养成分。维生素 E、硒、维生素 B_6、维生素 B_{12} 和叶酸，有利于维护心血管的正常功能和结构。

（3）冠心病的膳食营养防治

1）我国预防冠心病指南分为一级预防和二级预防

①一级预防。防止动脉粥样硬化，预防冠心病，应尽量做到：合理膳食；防止超重和肥胖；控制和治疗高血压、高脂蛋白血症及糖尿病；生活规律化，避免精神紧张，进行适当的体育锻炼。

②二级预防。确诊冠心病后，应尽量做到：保持心态平和，避免情绪激动；戒烟酒；适当的体力活动；合理饮食，防止超重和肥胖；合理用药；做好监测。

2）冠心病膳食营养防治的具体措施

①禁烟、酒。

②能量摄入要达到并维持理想体重或适宜体重，防止超重和肥胖。

③减少脂肪的摄入，脂肪占总能量的 20%～30%。限制饱和脂肪酸，适当增加单不饱和脂肪酸，每日胆固醇摄入量限制在 300 mg 以下，少食烹调油、肥肉是减少脂肪摄入量的主要措施。

④碳水化合物占总能量的 50%～65%，主食除米、面外，鼓励多吃各类杂粮，限制蔗糖和果糖的摄入。

⑤摄入适量的蛋白质，蛋白质约占总能量的 10%～15%，适当增加食用大豆及其制品的频率。

⑥增加蔬菜、水果摄入量，供给充足的维生素和矿物质，膳食纤维每日摄入 25～30 g 为宜。

⑦少吃多餐，细嚼慢咽，防止加重心脏负担。

⑧防止情绪波动。

4. 脑卒中

（1）危险因素

1）高血压。高血压是最主要的危险因素。无论是收缩压或舒张压的增高均可增加脑出血或脑梗塞的危险性。

2）冠心病。

3）糖尿病。糖尿病是脑卒中确定的危险因素。

4）血脂异常。特别是高胆固醇血症，低密度脂蛋白增高以及高密度脂蛋白降低都是危险因素。

5）吸烟。吸烟为重要危险因素，与持续吸烟的量和历史有关。

6）饮酒。

（2）营养防治

1）大力宣传心脑血管疾病的两级预防，尤其重视一级预防。

2）合理膳食，防止超重和肥胖。

3）积极治疗高血压、糖尿病、冠心病和高脂血症。

4）对高危人群和家庭重点宣传和指导，建立膳食营养监测档案，帮助制订饮食营养防治计划，定期随访。

三、糖尿病的膳食营养防治

糖尿病是一种多病因的代谢疾病，特点是慢性高血糖，伴随因胰岛素分泌或作用缺陷引起的糖、脂肪和蛋白质代谢紊乱。糖尿病、糖耐量减退和空腹血糖调节受损的诊断标准见表 7-4。

表 7-4 糖尿病、糖耐量减退和空腹血糖调节受损的诊断标准

血糖状态分类	静脉血糖	
	空腹（mmol/L）	（口服葡萄糖 75 g）餐后 2 h（mmol/L）
正常血糖	<6.1	<7.8
糖尿病	≥7.0	≥11.1（或随机血糖）
糖耐量异常（IGT）	<7.0	7.8~11.1
空腹血糖调节受损（IFG）	6.1~7.0	<7.8

1. 糖尿病的病因

（1）遗传因素

1 型和 2 型糖尿病均有遗传性，2 型糖尿病的遗传性更强。中国人属于 2 型糖尿病的易患人群。

（2）肥胖

80% 的糖尿病患者有肥胖的病史。我国调查资料显示，超重者糖尿病患病率是非肥胖者的 5 倍。超重和肥胖者均有高胰岛素血症和胰岛素抵抗。

（3）年龄

2 型糖尿病的患病率随着年龄的增加而增高，在 65 岁以上人群中的患病率较高。

（4）不合理的饮食结构

高能量、高脂肪、低膳食纤维饮食不仅是肥胖和高脂血症的饮食营养原因，这样的饮食习惯还会引起胰岛素抵抗。

（5）吸烟

长期大量吸烟易发生血红蛋白糖化，同样的体重指数，吸烟者内脏脂肪量、空腹血糖和胰岛素水平均高于不吸烟者。

（6）运动减少

体力活动减少是肥胖发病的原因，也是发生胰岛素抵抗和糖尿病的重要因素。

2. 糖尿病的饮食营养防治原则

（1）适宜的能量摄入量，防止肥胖

全天适宜能量计算公式：

$$总能量 = 能量供给标准 \times 理想体重$$

能量供给参考标准见表 7-5。

表 7-5　不同劳动强度能量需要量参考表　　kcal/kg·d

劳动强度	举例	消瘦	正常	肥胖
卧床		25～30	20～25	15
轻体力劳动	职员、教师、售货员	35	30	20～25
中体力劳动	学生、司机、外科医生、电工	40	35	30
重体力劳动	农民、建筑工、搬运工、舞蹈演员	45～50	40	35

（2）膳食三大营养素比例合理

碳水化合物占总能量的 50% ~ 65%，脂肪占总能量的 20% ~ 30%，蛋白质占总能量的 10% ~ 15%，其中优质蛋白质（包括大豆蛋白）不少于 30%。经常选用血糖生成指数较低的食物。

（3）膳食纤维每天摄入量为 25 ~ 30 g。

（4）增加富含维生素 C、维生素 E、维生素 B_1、维生素 A 和钙的食物，必要时服用营养补充剂。

（5）进食要定时定量，要和药物相配合，预防低血糖。

（6）禁烟酒，忌食含单糖、双糖的点心和饮料。

（7）合理选择食物烹调方法，忌煎炸和熏烤食物。

（8）糖尿病患者应坚持饮食治疗，树立抗病信心，要学会应用食物交换份法并熟悉常用食物血糖生成指数。

四、痛风的膳食营养防治

痛风是嘌呤代谢紊乱和（或）尿酸排泄减少所引起的一种代谢性疾病。

1. 与痛风关系密切的膳食营养因素

（1）肥胖。

（2）高脂肪膳食，可减少尿酸排泄，升高血尿酸。

（3）高嘌呤饮食，增加外源性嘌呤，升高血尿酸。

（4）饮酒，抑制肾脏排泄尿酸。

（5）饮水不足。

（6）药物，如利尿剂、小剂量水杨酸、滥用泻药等。

2. 常见的诱发加重因素

激烈运动、酗酒、缺氧、受凉、体重减轻过快、间断性饥饿减体重等。

3. 痛风的膳食营养防治

（1）限制总能量，防治超重或肥胖

超重/肥胖者每日总能量需要一般为 20 ~ 25 kcal/kg，减少能量摄入应循序渐进，防痛风急性发作。可按阶段减少，每阶段减少 500 kcal，并与实际活动消耗保持平衡，逐步达到适宜体重。切忌减得过快，否则易导致机体产生大量酮体，酮体与尿酸相互竞争排出，使血尿酸水平升高，促使痛风急性发作。较安全的减体重速度是每周减轻 0.5 ~ 1 kg。

（2）合理的膳食结构

在总能量限制的前提下，蛋白质占总能量的 10%~15%，不宜过多。脂肪小于总能量的 25%，全日脂肪包括食物中的脂肪及烹调油在 50 g 以内。碳水化合物占总能量的 50%~65%。注意补充维生素与微量元素。

（3）液体摄入量充足

液体摄入量充足增加尿酸溶解，有利于尿酸排出，每日应饮水 2 000 mL 以上，8~10 杯，伴肾结石者最好能达到 3 000 mL，为了防止夜尿浓缩，夜间也应补充水分。饮料以普通开水、淡茶水、矿泉水、菜汁等为宜。

（4）禁酒

酒精容易使体内乳酸堆积，对尿酸排出有抑制作用，易诱发痛风。

（5）建立良好的饮食习惯

暴饮暴食或一餐中进食大量肉类常是痛风性关节炎急性发作的诱因，要定时定量，也可少食多餐。注意烹调方法，少用刺激调味品，肉类煮后弃汤可减少嘌呤量。

（6）选择低嘌呤食物

一般人日常膳食摄入嘌呤为 600~1 000 mg/d，在痛风急性期，嘌呤摄入量应控制在 150 mg/d 以内。为了使用上的方便，一般将食物按嘌呤含量分为三类，供选择食物时参考。

1）第一类：含嘌呤较少，每 100 g 含量小于 50 mg。

①谷类、薯类。大米、米粉、小米、糯米、大麦、小麦、荞麦、富强粉、面粉、通心粉、挂面、面条、面包、馒头、麦片、白薯、马铃薯、芋头。

②蔬菜类。白菜、卷心菜、芥菜、芹菜、青菜叶、空心菜、芥蓝、茼蒿、韭菜、黄瓜、苦瓜、冬瓜、南瓜、丝瓜、西葫芦、菜花、茄子、豆芽菜、青椒、萝卜、胡萝卜、洋葱、番茄、莴苣、泡菜、咸菜、葱、姜、蒜头、荸荠。

③水果类。橙、橘、苹果、梨、桃、西瓜、哈密瓜、香蕉、菜果汁、果冻、果干、果酱。

④蛋类、乳类。鸡蛋、鸭蛋、皮蛋、牛奶、奶粉、乳酪、酸奶、炼乳。

⑤硬果及其他。猪血、猪皮、海参、海蜇皮、海藻、红枣、葡萄干、木耳、蜂蜜、瓜子、杏仁、栗子、莲子、花生、核桃仁、花生酱、枸杞、茶、咖啡、碳酸氢钠、巧克力、可可、油脂（限量使用）。

2）第二类：含嘌呤较高，每 100 g 含量为 50~150 mg。

①米糠、麦麸、麦胚、粗粮、绿豆、红豆、花豆、豌豆、菜豆、豆腐干、豆腐、青豆、黑豆。

②猪肉、牛肉、小牛肉、羊肉、鸡肉、兔肉、鸭、鹅、鸽、火鸡、火腿、牛舌。

③鳝鱼、鳗鱼、鲤鱼、草鱼、鳕鱼、鲑鱼、黑鲳鱼、大比目鱼、鱼丸、虾、龙虾、乌贼、螃蟹、鲜蘑、芦笋、四季豆、鲜豌豆、海带、菠菜。

3）第三类：含嘌呤高的食物，每 100 g 含量为 150 ~ 1 000 mg。

猪肝、牛肝、牛肾、猪小肠、脑、胰脏、白带鱼、白鲇鱼、沙丁鱼、凤尾鱼、鲢鱼、鲱鱼、鲭鱼、小鱼干、牡蛎、蛤蜊、浓肉汁、浓鸡汤及肉汤、火锅汤、酵母粉。

在痛风急性发作期，宜选用含嘌呤少的食物，以牛奶及其制品，蛋类、蔬菜、水果、细粮为主。在缓解期，可适量选含嘌呤中等量的食物，如肉类食用量每日不超过 120 g，尤其不要在一餐中进食过多。不论在急性或缓解期，均应避免食用含嘌呤高的食物，如动物内脏、沙丁鱼类、浓鸡汤及鱼汤等。

五、骨质疏松的膳食营养治疗

骨质疏松是一种以骨量减少，骨组织微细结构破坏为特征，导致骨脆性增加，易发生骨折的全身性疾病。妇女绝经后及老年人发病率高。

1. 膳食营养在骨质疏松的发生中的作用

（1）蛋白质

长期蛋白质缺乏，合成骨基质蛋白质不足；蛋白质摄入过多，使钙排泄增加，均可以引起骨质疏松。

（2）钙

人身体内的钙 90% 分布在骨骼内，钙的摄入量直接影响着骨骼内储存的钙量。

（3）磷

人体内的磷 80% 在骨骼内，钙磷比例适宜是维持骨骼坚固的必备条件。

（4）镁

体内的镁 60% 在骨骼内，与钙共同维持骨骼的结构。

（5）锌

参与骨形成和骨重建。

（6）钠

高盐膳食增加尿钙排出，影响骨骼正常代谢。

（7）维生素 D

促进钙吸收，直接参与骨代谢和成骨作用。

（8）维生素 K

参与合成骨基质蛋白质，减少尿钙排出。

（9）维生素 A

参与合成骨基质蛋白质，保证骨正常生成和重建。

（10）维生素 C

促进钙吸收和增加骨钙储存。

（11）膳食纤维

过多摄入膳食纤维可增加钙丢失。

2. 骨质疏松的膳食营养防治

（1）从儿童期开始骨质疏松的预防措施，增加骨峰值。

（2）加强体育锻炼，特别是负重运动。

（3）控制能量，保持适宜体重。

（4）膳食蛋白质要适量，一般应占总能量的 10% ~ 15%，避免过高或不足。

（5）按年龄阶段摄入充足的钙，多选择富含钙的食物，每天至少饮用 300 mL 牛奶。摄入量按 DRIs。

（6）注意其他矿物质与钙的平衡，其中磷、镁、锌尤其重要。

（7）经常摄入富含维生素 D、维生素 A、维生素 C、维生素 K 的食物，必要时，补充维生素制剂。

（8）低钠饮食，每天食盐摄入量不超过 5 g。

（9）戒烟酒，忌饮用浓咖啡。

（10）经常晒太阳，多参加户外活动。

（11）绝经后妇女和老年人要选择适宜运动项目，防摔跤。

（12）加强社区预防骨质疏松的宣传教育，特别是重点人群。

六、肿瘤的膳食营养防治

肿瘤的发病原因中膳食营养因素约占 1/3，并且在肿瘤的发生、发展恶化、治疗等的全过程均发挥作用，所以，通过膳食营养的干预来防治肿瘤是可行的措施。

1. 膳食营养成分与肿瘤的关系

（1）脂肪

高脂肪膳食与结肠癌、直肠癌、睾丸癌、卵巢癌及乳腺癌的发生有关。高胆固醇饮食与肺癌、胰腺癌有关。脂肪酸中应限制的是饱和脂肪酸、多不饱和脂肪酸和反式脂肪酸。

（2）蛋白质

蛋白质不足或过高均是不利因素，高动物蛋白饮食常常伴高脂肪存在。

（3）膳食纤维

膳食纤维有较强的吸水性，可吸收有害、有毒及致癌物质，促进肠蠕动，缩短有害物质在肠道停留时间，降低肿瘤的发病危险。肿瘤发生常常同时存在低膳食纤维饮食的因素。

（4）维生素 A

食道癌、肺癌、乳腺癌病人血液中的维生素 A 水平均降低。

（5）维生素 E

缺乏时，与肺癌、结肠癌、直肠癌的发病有关。

（6）维生素 C

缺乏时，与食道癌、喉癌、宫颈癌的发生有关。

（7）硒

硒缺乏与结肠、直肠、胰腺、乳腺、卵巢、前列腺、胆囊、肺等部位的癌和白血病的发生有关。

（8）其他营养素

缺乏叶酸、维生素 B_1、维生素 B_{12}、维生素 B_2、铁等与肿瘤的发生也有一定联系。

2. 食物中有抗肿瘤作用的非营养成分

（1）类黄酮

存在于蔬菜、水果、坚果、大豆中。

（2）多酚类

主要分布在蔬菜、水果中。

（3）皂苷类

大豆中含量丰富。

（4）有机硫化合物

主要存在于葱蒜类食物中。

3. 食物加工过程中产生的有致癌作用的物质

（1）黄曲霉毒素

黄曲霉毒素存在于霉变的谷类、花生、玉米和牛奶中，可引起食道、肝脏癌症。

（2）亚硝胺

亚硝胺存在于储存过久和腐烂的蔬菜、腌制食品中，可引起消化道癌症。

（3）多环芳烃

多环芳烃存在于熏烤食品中，可引起多部位的癌症。

4. 膳食预防肿瘤的基本方法

（1）能量摄入要和体力活动平衡，防止超重和肥胖。

（2）选择食物要多样化，应以植物性食物为主。

（3）多吃蔬菜水果，每天蔬菜摄入量不少于 500 g。

（4）减少摄入精制谷类和糖类食物，增加粗加工米、面及杂粮的摄入量。碳水化合物占摄入总能量适宜比例 50% ~ 65%。

（5）经常适量食用大豆及其制品。

（6）经常适量食用鱼虾和禽类，蛋白质摄入量占膳食总能量的 10% ~ 15%。

（7）适量摄入畜肉类食物。

（8）控制脂肪摄入量，合理选择植物油。

（9）每天食盐摄入量不超过 5 g，减少食用腌制和香肠类食品。

（10）不吃霉变食品，科学储存和冷藏食物，不吃冷藏和储存太久的食物。

（11）食物烹调防过高温、焦糊化，不吃熏烤食物，少吃油、煎、炸食物。

（12）戒烟限酒。

（13）购买大市场或有信誉的生产企业的食品，尽量减少摄入被农药、化肥、微生物污染的食物。

（14）合理服用营养补充剂。

（15）加强体育运动。

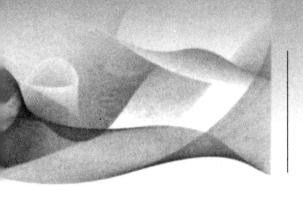

职业模块 8
食品卫生基础

培训课程 ① 食品污染及其预防

食品污染（food contamination）是指在各种条件下，导致外源性有毒有害物质进入食品，或食物成分本身发生化学反应而产生有毒有害物质，从而造成食品安全性、营养性和（或）感官性状发生改变的过程。食品污染的原因主要有二：一是由于人的生产或生活活动使人类赖以生存的环境介质，即水体、大气、土壤等受到不同程度和不同状况的污染，各种有害污染物被动物或植物吸收、富集、转移，造成食物或食品的污染；二是食物在生产、种植、包装、运输、储存、销售和加工烹调过程中造成的污染。

按污染物的性质，食品污染可分为生物性、化学性和物理性污染三类。

生物性污染包括微生物、寄生虫、昆虫污染。其中以微生物污染范围最广、危害也最大，主要有细菌与细菌毒素、真菌与真菌毒素。寄生虫和虫卵主要有囊虫、蛔虫、绦虫、华支睾吸虫等。昆虫污染主要有甲虫类、螨类、谷蛾、蝇、蛆等。有害昆虫主要是损坏食品质量，使食品感官性状恶化，降低食品营养价值。

化学性污染种类繁多，来源复杂，主要是食品受到各种有害的无机或有机化合物的污染，如农药使用不当、工业三废（废气、废水、废渣）不合理排放、食品容器包装材料质量低劣或使用不当，非法添加非食用物质及滥用食品添加剂。

物理性污染包括食品在生产、储藏、运输、销售等过程中发生的杂物污染，以及放射性物质的开采、冶炼、生产，在生活中的应用与排放，核爆炸、核废物的污染。

一、生物性污染及其防治

1. 食品腐败变质

食品腐败变质是指食品在一定环境因素影响下，由微生物或化学反应的作用而引起食品成分和感官性状的改变，导致其食用价值降低或完全失去食用价值。

（1）食品腐败变质的原因

1）食品本身的组成和性质。动植物食品本身含有各种酶类。在适宜温度下酶类活动增强，使食品发生各种改变，如新鲜的肉和鱼的后熟，粮食、蔬菜、水果的呼吸作用。这些作用可引起食品组成成分分解，加速食品的腐败变质。

2）环境因素。主要有温度、湿度、紫外线和氧等。合适的环境温度可加速食品内的化学反应过程，且有利于微生物的生长繁殖。水分含量高的食品易于腐败变质。紫外线和空气中的氧均有加速食品组成成分氧化分解作用，特别是对油脂作用尤为显著。

3）微生物的作用。在食品腐败变质中起主要作用的是微生物。除一般食品细菌外还包括酵母与霉菌，但在一般情况下细菌常比酵母占优势。微生物本身具有分解食品中特定成分的酶的能力，一种是细胞外酶，可将食物中的多糖、蛋白质水解为简单的物质；另一种是细胞内酶，能分解细胞内的简单物质，其产物能使食品具有不良的气味和味道。

（2）食品腐败变质的化学过程

1）蛋白质分解。肉、鱼、禽、蛋和大豆制品等富含蛋白质的食品，主要是以蛋白质分解为其腐败变质的特性。食物中蛋白质在微生物的蛋白酶和肽链内切酶等作用下先分解为氨基酸，再通过脱羧基、脱氨基、脱硫作用，形成多种腐败产物。在细菌脱羧酶的作用下，酪氨酸、组氨酸、精氨酸和鸟氨酸分别生成酪胺、组胺、尸胺及腐胺，后两者均具有恶臭气味；在微生物脱氨基酶的作用下氨基酸脱去氨基而生成氨，脱下的氨基与甲基构成一甲胺、二甲胺和三甲胺；色氨酸脱羧基后形成色胺，又可脱掉氨基形成甲基吲哚而具有粪臭味；含硫的氨基酸在脱硫酶作用下可脱掉硫产生具有恶臭味的硫化氢。

2）脂肪酸败。出现脂肪酸败的食品主要是食用油及含油脂高的食品，脂肪的腐败程度受脂肪酸的不饱和程度、紫外线、氧、水分、天然抗氧化物质、食品中微生物的脂肪酶等多种因素的影响。此外，铜、铁、镍等金属离子及油料中的动植物残渣均有促进油脂酸败的作用。

油脂酸败的化学过程复杂，主要是经水解与氧化，产生相应的分解产物。当不同脂肪酸在不同条件下发生醛酸败与酮酸败时，可产生醛、酮等羰基化合物，羰基（醛酮）反应阳性。它们能使酸败的油脂产生特殊的刺激性臭味，即所谓的"哈喇"气味。在油脂酸败过程中，脂肪酸的分解可使其固有的碘价、凝固点、比重、折光率、皂化值等发生变化。

3）碳水化合物分解。含有较多碳水化合物的食品主要是粮食、蔬菜、水果和糖类及其制品，这类食品腐败变质时，主要是碳水化合物在微生物或动植物组织中酶的作用下，经过产生双糖、单糖、有机酸、醇、醛等一系列变化，最后分解成二氧化碳和水。这个过程的主要变化是食品的酸度升高，并带有甜味、醇类气味等。

（3）食品腐败变质的鉴定指标

食品腐败变质的鉴定一般采用感官、物理、化学和微生物四个方面的指标。

1）感官鉴定。食品的感官鉴定是指通过视觉、嗅觉、触觉、味觉等人的感觉器官对食品的组织状态和外在的卫生质量进行鉴定。食品腐败初期产生腐败臭味，发生颜色的变化（褪色、变色、着色、失去光泽等），出现组织变软、变黏等现象，都可以通过感官分辨出来，如通过嗅觉可以判定出食品极轻微的腐败变质。

2）物理指标。食品的物理指标主要是根据蛋白质、脂肪分解时低分子物质增多的变化，可测定食品浸出物量、浸出液电导度、折光率、冰点、黏度等指标。

3）化学鉴定。微生物的代谢可引起食品化学组成的变化，并产生多种腐败性产物，直接测定这些腐败产物就可作为判断食品质量的依据。

①挥发性盐基总氮（total volatile basic nitrogen，TVBN）：指食品水浸液在碱性条件下能与水蒸气一起蒸馏出来的总氮量，即在此种条件下能形成氨的含氮物。研究表明，TVBN 与食品腐败变质程度之间有明确的对应关系。在我国食品安全标准中该指标现已被列入鱼、肉类蛋白腐败鉴定的化学指标，TVBN 也适用于鉴定大豆制品的腐败变质。

②三甲胺：三甲胺是季胺类含氮物经微生物还原产生的，新鲜鱼虾等水产品和肉中没有三甲胺。三甲胺主要用于测定鱼、虾等水产品的新鲜程度。

③K 值（K value）：是指 ATP 分解的低级产物肌苷（HxR）和次黄嘌呤（Hx）占 ATP 系列分解产物 ATP+ADP+AMP+IMP+HxR+Hx 的百分比，K 值指标主要适用于鉴定鱼类早期腐败。若 K≤20%，说明鱼体绝对新鲜；K≥40%，说明鱼体开始有腐败迹象。

④过氧化值和酸价：过氧化值是脂肪酸败最早期的指标，其次是酸价的上升。在脂肪分解的早期，酸败尚不明显，由于产生过氧化物和氧化物而使脂肪的过氧化物值上升，其后则由于形成各种脂肪酸而使油脂酸价升高。

⑤酸度：碳水化合物分解的指标。

4）微生物检验。食品微生物学的常用检测指标为菌落总数和大肠菌群。一般认为，食品中的活菌数达 10^8 CFU/g 时，则可认为处于初期腐败阶段。

（4）食品腐败变质的卫生学意义

食品腐败变质时，首先使感官性状发生改变，如刺激气味、异常颜色、酸臭味以及组织溃烂、黏液污染等。其次食品成分分解，营养价值严重降低，不仅蛋白质、脂肪、碳水化合物，而且维生素、矿物质等也有大量破坏和流失。再者，腐败变质的食品一般都有微生物的严重污染，菌相复杂，菌量增多，因而增加了致病菌和产毒真菌存在的机会，极易引起肠源性疾病和食物中毒。

至于食品腐败后的分解产物，虽然对人体的直接毒害尚不明确，但有关不良反应与中毒的报告却越来越多，如某些鱼类腐败产物的组胺与酪胺引起的过敏反应、血压升高；脂质过氧化分解产物刺激胃肠道而引起胃肠炎，食用酸败的油脂引起食物中毒等。腐败的食品还可为亚硝胺类化合物的形成提供大量的胺类（如二甲胺）。有机酸类和硫化氢等一些产物虽然在体内可以进行代谢转化，如果在短时间内大量摄入，也会对机体产生不良影响。

（5）食品腐败变质的控制措施

1）低温。低温可分为冷藏和冷冻两种方式，一般能抑制微生物生长繁殖和酶的活动，使组织自溶和营养素的分解变慢，并不能杀灭微生物，也不能将酶破坏，食品质量变化并未完全停止，因此保藏时间应有一定的期限。

2）高温杀菌。高温破坏微生物体内酶、脂质体和细胞膜，使蛋白质凝固，细胞内一切反应停止。常用的方法有常压杀菌（巴氏消毒法）、加压杀菌、超高温瞬时杀菌和微波杀菌等。

3）脱水与干燥。将食品水分含量降至一定限度以下（如控制细菌为 10% 以下，真菌为 13%~16% 以下，酵母为 20% 以下），微生物则不易生长繁殖，酶的活性也受抑制，从而可以防止食品腐败变质。

脱水可采用日晒、阴干、喷雾干燥、减压蒸发或冷冻干燥等方法。日晒法简单方便，但其中的维生素几乎全部损失。

冷冻干燥是将食物先低温速冻，使水分成为固态，然后在较高的真空度下使固态的水迅速变为气态而挥发，达到干燥目的。此工艺处理的食品不仅可长期保藏，而且能基本保持食品原有的物理、化学、生物学性质不变。食用时，加水复原后可恢复到原有的形状和结构，即可保持食品原有的感官性状。

4）提高渗透压。常用方法有盐腌法和糖渍法。食盐浓度为 8% ~ 10% 时，可抑制大部分微生物的繁殖，但杀灭微生物需要食盐的浓度达到 15% ~ 20%。

糖渍法是利用高浓度（60% ~ 65%）糖液作为高渗溶液来抑制微生物繁殖。不过此类食品还应在密封和防湿条件下保存，否则容易吸水，降低其防腐作用。常见的糖渍食品有甜炼乳、果脯、蜜饯等。

5）提高氢离子浓度。大多数微生物不能在 pH 4.5 以下生长繁殖，故可利用提高氢离子浓度的办法进行防腐。其方法主要有醋渍和酸发酵。醋渍法是向食品内加食醋或醋酸；酸发酵法则是利用乳酸菌和醋酸菌等微生物发酵产酸来防止食品腐败。

6）添加化学防腐剂。食品添加剂中防腐剂的作用是抑制或杀灭食品中引起腐败变质的微生物。

7）辐照。

2. 细菌性污染及其预防

（1）常见细菌性污染的菌属及其危害

1）致病菌。致病菌对食品的污染有两种情况，第一种是动物生前感染，如奶、肉在禽畜生前即潜存着致病菌，主要有引起食物中毒的肠炎沙门氏菌、猪霍乱沙门菌等沙门菌，也有能引起人畜共患的结核病的结核杆菌、布氏病（波状热）的布鲁杆菌属、炭疽病的炭疽杆菌等。第二种是外界污染，致病菌来自外环境，与畜体本身的生前感染无关，主要有痢疾杆菌、副溶血弧菌、致病性大肠杆菌、伤寒杆菌、肉毒梭菌等。这些致病菌通过带菌者粪便、病灶分泌物、苍蝇、工（用）具、容器、水、工作人员的手等途径传播，造成食品的污染。

2）条件致病菌。通常情况下不致病，但在一定的特殊条件下有致病力的细菌。常见的有葡萄球菌、链球菌、变形杆菌、韦氏梭菌、蜡样芽孢杆菌等。在一定条件下能引起食物中毒。

3）非致病菌。在自然界分布极广，在土壤、水体、食物中更为多见。食物中的细菌绝大多数都是非致病菌，这些非致病菌中，有许多都与食品腐败变质有关。能引起食品腐败变质的细菌，称为腐败菌。

（2）细菌性污染预防措施

1）加强防止食品污染的宣传教育，在食品生产、加工、储存、销售过程以及食用前的各个环节应保持清洁卫生，防止细菌对食品的污染。

2）合理储藏食品，抑制细菌生长繁殖。

3）采用合理的烹调方法，彻底杀灭细菌。

4）细菌学监测，主要指标有食品中菌落总数、大肠菌群、致病菌。

（3）食品细菌污染指标及其卫生学意义

评价食品卫生质量的细菌污染指标常用菌落总数和大肠菌群表示。

1）菌落总数。菌落总数是指被检测样品单位质量（g）、单位容积（mL）或单位表面积（cm^2）内，所含能在严格规定的条件下（培养基及其 pH、培养温度与时间、计数方法等）培养所生长的细菌菌落总数。

食品中细菌主要来自食品生产、运输、储存、销售各环节的外界污染。菌落总数反映食品卫生质量的优劣以及食品卫生措施和管理情况，是判断食品清洁状态和预测食品的耐保藏性的标志。食品中细菌在繁殖过程中可分解食物成分，所以，食品中细菌数量越多，食品腐败变质的速度就越快。

2）大肠菌群。大肠菌群包括肠杆菌科的埃希菌属、柠檬酸杆菌属和克雷伯菌属。这些菌属的细菌，是直接或间接来自人和温血动物肠道。大肠菌群现已被多数国家，包括我国用作食品卫生质量鉴定指标。食品中检出大肠菌群，表明食品曾受到人和动物粪便的污染。由于大肠菌群是嗜温菌，5 ℃以下基本不能生长，所以对低温菌占优势的水产品，特别是冷冻食品未必适用。近年来也有用肠球菌作为粪便污染的指示菌。

3. 真菌与真菌毒素污染及其预防

真菌广泛分布于自然界，某些真菌被用来加工食品，但在特定情况下，又可造成食品的腐败变质，使食品失去食用价值。真菌除能引发人类疾病外，有些真菌在一定条件下还可产生毒素，对人和动物具有毒性。真菌毒素与细菌毒素不同，它不是复杂的蛋白质分子，无抗原性，它的形成受菌种、菌株、环境、气候、生态学等因素的影响，在 0 ℃以下和 30 ℃以上时多数真菌产毒能力减弱或消失。因此，造成真菌毒素人畜中毒常有地区性和季节性的特点。

目前已知的产毒真菌主要有曲霉菌属、青霉菌属和镰刀菌属等，真菌毒素大约为 200 种，一般按其产生毒素的主要真菌名称来命名。比较重要的真菌毒素有黄曲霉毒素、赭曲霉毒素、杂色曲霉毒素、镰刀菌毒素、展青霉素、黄变米霉素等，其中黄曲霉毒素尤为重要。

（1）黄曲霉毒素

黄曲霉毒素（aflatoxin，AF）是由黄曲霉和寄生曲霉产生的一类代谢产物，具有极强的毒性和致癌性。1962 年被命名为黄曲霉毒素。

1）黄曲霉毒素的化学结构与特性。黄曲霉毒素均为二呋喃香豆素的衍生物，目前已分离鉴定出 20 余种。

黄曲霉毒素的毒性与结构有一定的关系。凡二呋喃环的末端有双键者，其毒性较强，并有致癌性，如黄曲霉毒素 B_1、黄曲霉毒素 G_1 和黄曲霉毒素 M_1。在粮油食品天然污染中以黄曲霉毒素 B_1 最多见，而且其毒性和致癌性也最强，因此，在食品卫生监测中常以黄曲霉毒素 B_1 作为污染指标。

黄曲霉毒素能够溶解于氯仿、甲醇及乙醇等，但不溶解于水、己烷、石油醚和乙醚中。在紫外线照射下产生荧光，可利用该特性测定黄曲霉毒素。根据荧光颜色、电泳分离特性（Rf 值）及结构的不同加以鉴定，分别命名为黄曲霉毒素 B_1、B_2、G_1、G_2、M_1、M_2、P_1 及 Q_1 等。

黄曲霉毒素耐热，在一般的烹调加工温度下不被破坏。在 280 ℃时发生裂解，其毒性被破坏。在加氢氧化钠的碱性条件下，黄曲霉毒素的内酯环被破坏，形成香豆素钠盐，该钠盐溶于水，故可通过水洗予以去除。但如碱处理不够，酸化将使反应逆转形成原来的黄曲霉毒素。

2）易污染食品。黄曲霉毒素在自然界分布十分广泛，土壤、粮食、油料作物、种子均可见到。我国 26 个省市食品中黄曲霉毒素 B_1 的污染普查发现，受黄曲霉毒素污染较重的地区是长江流域以及长江以南的广大高温高湿地区，北方各省污染较轻。污染的品种以花生、花生油、玉米最严重，大米、小麦、面粉较轻，豆类一般很少受污染。其他食品如白薯干、甜薯、胡桃、杏仁等也有报道可受到污染。

3）危害

①急性毒性。黄曲霉毒素属剧毒物质，对鱼、鸡、鸭、大鼠、豚鼠、兔、猫、狗、猪、牛、猴及人均有强烈毒性。

黄曲霉毒素属肝脏毒，一次口服中毒剂量后，可出现肝实质细胞坏死、胆管上皮增生、肝脂肪浸润及肝出血等急性病变。人体组织的体外试验证实，黄曲霉毒素可使人胚肝细胞 RNA 减少，细胞核形状改变，抑制肝细胞 DNA 和 RNA 的合成。

人类急性中毒在印度、台湾都发生过。中毒患者都食用过霉变的玉米，中毒临床表现以黄疸为主，兼有呕吐、厌食和发热，重者出现腹水、下肢水肿、肝脾肿大及肝硬化，肝脏有广泛肝胆管增生及胆汁淤积。这是人类急性黄曲霉毒素中毒最典型的事件。

②慢性毒性。动物长期少量持续摄入含黄曲霉毒素的饲料可引起慢性中毒，

主要为生长障碍，肝脏亚急性或慢性损伤。组织学检查可见肝实质细胞坏死、变性、胆管上皮增生、肝纤维细胞增生、形成结节，甚至肝硬化等变化。

③致癌性。在猴、大鼠、禽类、鱼类及家禽等多种动物均能诱发实验性肝癌。对不同的动物致癌的剂量差别很大。实验证实，用黄曲霉毒素含量为 15 μg/kg 的饲料喂大鼠，经 68 周，全部出现肝癌；黄曲霉毒素诱发肝癌的能力是二甲基亚硝胺的 75 倍，是目前公认的最强化学致癌物质。此外也可致胃腺瘤、肾癌、直肠癌及乳腺、卵巢、小肠等部位肿瘤。

国际癌症研究机构（IARC）将黄曲霉毒素 B_1 列为 I 类致癌物。亚非国家及我国肝癌流行病学调查研究发现，人群膳食中黄曲霉毒素污染程度与居民原发性肝癌的发生率呈正相关。例如，非洲撒哈拉沙漠以南的高温高湿地区，黄曲霉毒素污染食品比较严重，当地居民肝癌发病较多。相反，埃及等干燥地区，黄曲霉毒素污染食品并不严重，肝癌发病较少。在菲律宾某些玉米和花生酱受黄曲霉毒素污染较严重的地区，肝癌的发生率较一般地区高 7 倍以上。我国调查（广西、江苏、上海）也见到类似的情况。这说明黄曲霉毒素可能与人的肝癌发病有关。

4）预防措施。主要是防霉、去毒、经常性食品卫生监测，并以防霉为主。

①防霉。食品中真菌生长繁殖的条件，主要是有适宜的湿度、温度和氧气，尤以湿度最为重要。所以控制粮食中的水分是防霉的关键。在粮食收获后，必须迅速将水分含量降至安全水分以下。所谓安全水分，就是使粮食不易发霉的最高水分含量。不同的粮粒其安全水分不同，如一般粮粒含水分在 13% 以下，玉米在 12.5% 以下，花生在 8% 以下，真菌不易生长繁殖。粮食入仓之后，应注意通风，保持粮库内干燥。采用除氧充氮的方法对防霉也有较好的效果。

②去毒。粮食污染黄曲霉毒素后，可采用不同方法去毒：挑出霉粒，对花生、玉米去毒效果较好；研磨加工，发霉的大米加工成精米，可降低毒素含量；加水反复搓洗、加碱或用高压锅煮饭；加碱破坏，适用于含黄曲霉毒素较高的植物油；吸附去毒，在含毒素的植物油中加入白陶土或活性炭等吸附剂，经搅拌、静置，毒素可被吸附而去除。

5）食品中黄曲霉毒素 B_1 的限量标准。限制食品中黄曲霉毒素含量，是控制黄曲霉毒素对人体危害的重要措施。我国现行《食品安全国家标准　食品中真菌毒素限量》（GB 2761—2017）规定的食品中黄曲霉毒素 B_1 的限量指标见表 8-1。

表 8-1　食品中黄曲霉毒素 B₁ 限量指标

食品类别（名称）	限量（μg/kg）
谷物及其制品	
玉米、玉米面（渣、片）及玉米制品	20
稻谷ᵃ、糙米、大米	10
小麦、大麦、其他谷物	5.0
小麦粉、麦片、其他去壳谷物	5.0
豆类及其制品	
发酵豆制品	5.0
坚果及籽类	
花生及其制品	20
其他熟制坚果及籽类	5.0
油脂及其制品	
植物油脂（花生油、玉米油除外）	10
花生油、玉米油	20
调味品	
酱油、醋、酿造酱（以粮食为主要原料）	5.0
特殊膳食食用食品	
婴幼儿配方食品	
婴儿配方食品ᵇ	0.5（以粉状产品计）
较大婴儿和幼儿配方食品ᵇ	0.5（以粉状产品计）
特殊医学用途婴儿配方食品	0.5（以粉状产品计）
婴幼儿辅助食品	
婴幼儿谷类辅助食品	0.5
特殊医学用途配方食品ᵇ（特殊医学用途婴儿配方食品涉及的品种除外）	0.5（以固态产品计）
辅食营养补充品ᶜ	0.5
运动营养食品ᵇ	0.5
孕妇及乳母补充食品ᶜ	0.5

a 稻谷以糙米计。

b 以大豆及大豆蛋白制品为主要原料的产品。

c 只限于含谷类、坚果和豆类的产品。

（2）展青霉素

展青霉素（patulin）是一种可由多种真菌产生的有毒代谢产物，如扩展青霉、荨麻青霉、细小青霉、棒曲霉、土曲霉和巨大曲霉以及丝衣霉等。

展青霉素可溶于水和乙醇。在碱性溶液中展青霉素不稳定，可丧失其生物活性；在酸性溶液中较稳定。

展青霉素可存在于霉变的面包、香肠、香蕉、梨、菠萝、葡萄和桃子等水果及苹果汁、苹果酒和其他产品中。

展青霉素预防的首要措施仍然是防霉，并制定食品限量标准。国外对多数食品制定的展青霉素限量标准为 50 μg/kg。我国现行的 GB 2761—2017 中规定山楂、苹果及其制品（果丹皮除外）、以山楂或苹果为原料制成的饮料和酒类中展青霉素的限量为 50 μg/kg。

（3）单端孢霉烯族化合物

单端孢霉烯族化合物（trichothecenes）是一组由某些镰刀菌种产生的生物活性和化学结构相似的有毒代谢产物，其基本化学结构是倍半萜烯。目前已知在谷物中存在的单端孢霉烯族化合物主要有 T-2 毒素、二醋酸薰草镰刀菌烯醇（DAS）、雪腐镰刀菌烯醇（NIV）和脱氧雪腐镰刀菌烯醇（DON）。该类化合物化学性质稳定，可溶于中等极性的有机溶剂，难溶于水。紫外光下不显荧光，耐热，在烹调过程中不易破坏。

1）单端孢霉烯族化合物的毒性。该类化合物毒性作用的共同特点是有较强的细胞毒性、免疫抑制作用及致畸作用，部分有弱的致癌作用。

①T-2 毒素。是三线镰刀菌和拟枝孢镰刀菌产生的代谢产物，是食物中毒性白细胞缺乏症的病原物质。该病的特点是发烧，鼻、喉及齿龈出血，有坏死性咽炎，进行性白细胞减少，严重时可导致败血症。T-2 毒素的毒性作用极为广泛，可导致多系统、多器官的损伤，尤其是淋巴组织受损最为严重，可造成淋巴细胞变性坏死，即 T-2 毒素具有免疫损伤作用。T-2 毒素可致胃黏膜出血及软骨损伤；也有报道 T-2 毒素具有致癌和促癌的效应。

②二醋酸薰草镰刀菌烯醇（DAS）。该毒素主要由薰草镰刀菌和木贼镰刀菌产生。其毒性与 T-2 毒素相似，可损害动物造血器官、使血细胞持续减少等。

③脱氧雪腐镰刀菌烯醇（DON）。该毒素也称致呕毒素，主要由禾谷镰刀菌、黄色镰刀菌及雪腐镰刀菌产生，是赤霉病麦中毒的主要病原物质。

④雪腐镰刀菌烯醇与镰刀菌烯酮 -X。二者均为 B 型单端孢霉烯族化合物，可引起人的恶心、呕吐、头痛、疲倦等症状。

2）单端孢霉烯族化合物污染的预防措施。防霉去毒、加强检测及制定食品中限量标准。防霉首先要注意田间管理，防治赤霉病；粮储期间注意通风，控制粮谷水分在 11%～13%。要设法减少粮食中赤霉病麦粒和毒素，如可采用比重分离法或碾磨去皮法等减少食用病麦或去除病麦的毒素。

我国 GB 2761—2017 中规定小麦、大麦、玉米及其制品中脱氧雪腐镰刀菌烯醇的限量标准均为 1 000 μg/kg。

（4）与食品污染关系密切的其他真菌毒素

与食品污染关系密切的真菌毒素，还有杂色曲霉毒素、烟曲霉震颤素、**橘青霉素**、黄绿青霉素、黄天精、红天精、皱褶青霉素、环氯素、青霉酸、串珠镰刀菌素等，这些真菌毒素易污染大米、大麦、玉米等谷类作物，对动物均有较强的毒性，尤其是以下几种。

1）玉米赤霉烯酮（zearalenone）。该毒素主要由禾谷镰刀菌、黄色镰刀菌、木贼镰刀菌等产生，是一类结构相似的二羟基苯酸内酯化合物。因有类雌激素样作用，可表现出生殖系统毒性作用。

该毒素主要污染玉米，其次是小麦、大麦、大米等粮食作物。我国曾对南方几个地区的小麦进行过调查，发现污染较轻。我国 GB 2761—2017 中规定小麦、小麦粉、玉米、玉米面（片、渣）中限量指标为 60 μg/kg。

2）伏马菌素（fumonisin）。伏马菌素主要由串珠镰刀菌产生，可分伏马菌素 B_1（FB_1）和伏马菌素 B_2（FB_2）两类。食品中以 FB_1 污染为主，主要污染玉米和玉米制品。目前已知伏马菌素最主要的毒作用是神经毒性，可引起马的脑白质软化；伏马菌素还具有慢性肾脏毒性，可引起肾病变；还可引起狒狒心脏血栓等。伏马菌素不仅是促癌剂，其本身还有致癌作用，主要引起动物原发性肝癌。据报道，危地马拉、津巴布韦和中国的 FB_1 暴露量很高。目前我国尚未制定其在食品中的限量标准。

3）3- 硝基丙酸（β-nitropropionic acid）。3- 硝基丙酸是曲霉属和青霉属等少数菌种产生的有毒代谢产物。我国从引起中毒的变质甘蔗中分离到的节菱孢霉（arthrinium）具有产生 3- 硝基丙酸的作用。该化学物对多种动物具有毒性作用，表现为神经系统、肝、肾和肺损伤。

变质甘蔗中毒在我国北方常有发生，发病急，潜伏期从十几分钟至十几小时。发病初期为消化功能紊乱，随后出现神经系统症状，如头痛、头晕等，重者可伴有抽搐。抽搐时四肢强直、手足呈鸡爪样、牙关紧闭、瞳孔散大、面部发绀等，每日发作可达数十次，随后可进入昏迷期。中毒者常死于呼吸衰竭，存活者多有椎外系统神经损伤，留下终身残疾。

对 3-硝基丙酸中毒的预防措施是甘蔗必须成熟后收割，收割后需防真菌污染，储存期不可过长；宣传教育不吃霉变的甘蔗。

二、化学性污染及其防治

1. 农药污染及其防治

农药是指用于预防、控制危害农业、林业的病、虫、草、鼠和其他有害生物，以及有目的地调节植物、昆虫生长的化学合成或者来源于生物、其他天然物质的一种物质或者几种物质的混合物及其制剂。农药按化学结构可分为有机氯类、有机磷类、有机氮类、氨基甲酸酯类、有机硫类、拟除虫菊酯类、有机砷类、有机汞类等多种类型。如按用途可分为杀（昆）虫剂、杀（真）菌剂、除草剂、杀线虫剂、杀螨剂、杀鼠剂、落叶剂和植物生长调节剂等类型。使用较多的是杀虫剂、杀菌剂和除草剂三大类。

农药使用不当，就会对环境和食品造成污染。施用农药后，在食品表面及食品内残存的农药及其代谢产物、降解物或衍生物，统称为农药残留物（pesticide residues）。为控制农药残留物对食品的污染，采用最大残留限量规定了不同食品中允许的农药最大浓度。一些持久性农药虽已禁用，但还长期存在于环境中，从而再次在食品中形成残留，因此，对这类农药还制定了其在食品中的再残留限量。

（1）农药污染途径

1）直接污染。因喷洒农药可造成农作物表面黏附污染，被吸收后转运至各个部分而造成农药残留。污染的程度与农药的性质、剂型、施用方法及浓度和时间有关。内吸性农药（如内吸磷、对硫磷）残留多，而渗透性农药（如杀螟松）和触杀性农药（如拟除虫菊酯类）残留少；易降解的品种如有机磷残留时间短，不易降解的品种，如有机氯、重金属制剂则残留时间长；油剂比粉剂更易残留，喷洒比拌土施撒残留高；施药浓度高、次数频、距收获间隔期短则残留高。其他与气象因素、农作物的品种等也有一定关系。

2）间接污染。由于大量施用农药以及工业"三废"的污染，大量农药进入空气、水体和土壤，成为环境污染物。农作物长期从污染的环境中吸收农药，可引起食品二次污染。

3）生物富集作用与食物链。生物富集作用（bioconcentration）是指生物将环境中低浓度的化学物质，通过食物链的转运和蓄积达到较高浓度的能力。食物链（food chain）是指在动物生态系统中，由低级到高级顺次由食物而连接起来的一个生态链条。化学物质在沿着食物链转移的过程中可产生生物富集作用，即每经过一种生物体，其浓度就有一次明显的提高。所以，位于食物链最高端的人体，接触的污染物最多，对其危害也最大。某些理化性质较稳定的农药，如有机氯、有机汞和有机砷制剂等，脂溶性强，与酶和蛋白质有较大的亲和力，不易排出体外，可在食物链中逐级在生物体内浓缩，使残留量增高。

生物富集作用以水生生物最为明显，如表 8-2 所示滴滴涕（DDT）最终在水鸟体内含量可为原水含量的 833 万倍。陆地生物也有类似现象，但富集程度较小。

表 8-2　DDT 在食物链中的富集和浓缩

食物链	DDT 含量	浓缩倍数
水	3×10^{-5} mg/L	1
浮游生物	0.04 mg/kg	1.3 万
小鱼体内	0.5 mg/kg	17 万
大鱼体内	2.0 mg/kg	66.7 万
水鸟体内	25.0 mg/kg	833 万

（2）食品中农药残留及其毒性

1）有机氯农药对人体的危害。有机氯农药主要有"六六六"和 DDT 等，在环境中稳定性强，不易降解，在环境和食品中残留期长，如 DDT 在土壤中降解95% 的时间需 3～30 年（平均 10 年），均系脂溶性物质，通过食物链进入体内后，主要蓄积于脂肪组织中。

有机氯农药多数属于中等毒或低毒。急性中毒时，主要表现为神经毒作用，如震颤抽搐和瘫痪等。慢性毒性作用主要侵害肝、肾和神经系统等。人在慢性中毒时，初期有知觉异常，进而出现共济失调，精神异常，肌肉痉挛，肝、肾损害，如肝肿大，蛋白尿等。有机氯农药能诱发细胞染色体畸变，可通过胎盘屏障进入胎儿，部分品种及其代谢产物具有一定致癌作用。人群流行病学调查资料表明，使用有机氯农药较多的地区畸胎发生率和死亡率比使用较少的地区高 10 倍左右。

由于有机氯农药化学性质稳定，不易降解，在环境和食品上长期残留，并通过食物链逐级浓缩，具有一定的潜在危害和三致（致死、致畸、致突变）毒性作用，因此，许多国家已停止生产和使用。我国已于 1983 年停止生产，1984 年停止使用。

2）有机磷农药对人体的危害。有机磷农药是目前使用量最大的一类杀虫剂，常用产品是敌百虫、敌敌畏、乐果、马拉硫磷等。大多数有机磷农药的性质不稳定，易迅速分解，残留时间短，在生物体内也较易分解，故在一般情况下少有慢性中毒。

有机磷农药对人的危害主要是引起急性中毒。有机磷属于神经性毒剂，可通过消化道、呼吸道和皮肤进入体内，经血液和淋巴转运至全身。其毒性作用主要是与生物体内胆碱酯酶结合，形成稳定的磷酰化乙酰胆碱酯酶，使胆碱酯酶失去活性，从而导致乙酰胆碱在体内大量堆积，引起胆碱能神经高度兴奋。

3）拟除虫菊酯类。人工合成的除虫菊酯，可用作杀虫剂和杀螨剂，具有高效、低毒、低残留、用量少的特点。目前大量使用的产品有数十种，如溴氰菊酯（敌杀死）、丙炔菊酯、苯氰菊酯、三氟氯氰菊酯等。此类农药由于施用量小，残留低，一般慢性中毒少见，急性中毒多由于误服或生产性接触所致。

4）氨基甲酸酯类。这类农药属中等毒农药，目前使用量较大，主要用作杀虫剂（如西维因、速灭威、混灭威、呋喃丹、克百威、灭多威、敌克松、害扑威等）、除草剂（如丁草特、野麦畏、哌草丹、禾大壮等）。

此类农药的特点是药效快，选择性高，对温血动物、鱼类和人的毒性较低，易被土壤中的微生物分解；在体内不蓄积，属于可逆性胆碱酯酶抑制剂。急性中毒主要表现为胆碱能神经兴奋症状，慢性毒性和三致毒性目前尚无定论。

（3）预防措施

1）发展高效、低毒、低残留农药。所谓高效就是用量少，杀虫效果好。而低毒是指对人畜不致癌、不致畸、不产生特异病变。低残留是农药在施用后降解速度快，在食品中残留量少。

2）合理使用农药。为指导科学、合理、安全使用农药，有效防治农作物病、虫、草害，防止农产品中农药残留量超过规定的限量标准，我国颁布《农药合理使用准则》系列标准（GB 8321），对各种农药在各种作物上的使用规定了最高用药量或最低稀释倍数、最高使用次数和安全间隔期（最后一次施药距收获期的天数）。

3）加强对农药的生产经营和管理。许多国家都有严格的农药管理和登记制度。我国国务院 1997 年发布、2017 年修订的《农药管理条例》中规定由国务院农业主管部门负责全国的农药登记和农药监督管理工作。同时还规定了我国实行农药生产许可制度。未取得农药登记和农药生产许可证的农药不得生产、销售和使用。

4）制定和实施食品中农药残留限量标准。我国《食品中农药最大残留限量》

（GB 2763—2021）规定了食品中564种农药的10 092项最大残留限量，应认真加以实施，加强监测。

2. 有毒金属污染及其预防措施

环境中的金属元素大约有80余种，进入人体主要是通过消化道，也可通过呼吸道和皮肤接触等途径进入人体。有些金属是构成人体组织必需的元素，而有些金属元素对人体却有毒害作用，如铅、汞、镉、砷等，常称为有毒金属。

（1）污染途径

1）工业三废。含有金属毒物的工业三废排入环境中，可直接或间接污染食品，而污染水体和土壤的金属毒物，还可通过生物富集作用，使其在食品中的含量显著增高。

2）食品生产加工过程污染。食品在生产加工过程中，接触不符合卫生要求的机械设备、管道、容器或包装材料，在一定的条件下，其有害金属可溶出而污染食品。在食品运输过程中，由于运输工具被污染，也可污染食品。

3）农药和食品添加剂污染。某些农药，如有机汞、有机砷等，或农药不纯，含有金属杂质，在使用过程中均可污染食品。食品在生产加工过程中，使用含有金属杂质的食品添加剂，也可造成对食品的污染。

4）某些地区自然环境中有毒元素本底含量高。生物体内的元素含量与其所生存的空气、土壤、水体这些元素的含量呈明显正相关关系。高本底的有毒害金属元素的地区，生产的动、植物食品中有毒金属元素含量高于其他低本底的地区。

（2）几种主要有毒金属对食品的污染及危害

1）汞。汞及其化合物广泛应用于工农业生产和医疗卫生行业，可通过废水、废气、废渣等途径污染食品。另外，用有机汞拌种，或在农作物生长期施用有机汞农药均可污染农作物。除职业接触外，进入人体的汞主要来源于受污染的食品。水产品中的汞主要以甲基汞形式存在，而植物性食品中的汞则以无机汞为主。水产品中特别是鱼、虾、贝类食品中甲基汞污染对人体的危害最大。例如，日本的水俣病。

微量汞对人体不致引起危害，但进入体内的数量过多，则会损害人体的健康。金属汞很少由胃肠道吸收，其经口毒性极小。二价无机汞化物胃肠道的吸收率平均为7%。吸收后经血液转运，约以相等的量分布于红细胞和血浆中，并与血红蛋白和血浆蛋白的巯基结合。二价无机汞化物不易通过胎盘屏障，主要由尿和粪排出。有机汞的吸收率较高，如甲基汞的胃肠道吸收率为95%。血液中的汞90%与红细胞结合，10% 与血浆蛋白结合，并通过血液分布于全身。

甲基汞脂溶性较高，易于扩散并进入组织细胞中，主要蓄积于肾脏和肝脏，并通过血脑屏障进入脑组织。大脑对甲基汞有特殊的亲和力，其浓度比血液浓度高 3～6 倍。毛发中甲基汞含量与摄入量成正比，发汞值可反映体内汞水平。甲基汞主要由粪排出，由尿排出很少。一般血汞 >200 μg/L，发汞 >50 μg/g，尿汞 >2 μg/L，即表明有汞中毒的可能。

汞由于存在形式的不同，其毒性亦异，无机汞化物多引起急性中毒，有机汞多引起慢性中毒。有机汞在人体内的生物半衰期平均为 70 天左右，而在脑内半衰期为 180～250 天。甲基汞可与体内含巯基的酶结合，破坏细胞的代谢和功能。慢性甲基汞中毒主要引起细胞变性、坏死，周围神经髓鞘脱失。中毒表现起初为疲乏、头晕、失眠，而后感觉异常，手指、足趾、口唇和舌等处麻木，严重者可出现共济失调、发抖，说话不清，失明，听力丧失，精神紊乱，进而疯狂痉挛而死。

我国《食品中污染物限量》（GB 2762—2017）规定，食品中汞允许限量为：鱼（不包括食肉鱼类）和其他水产品 0.5 mg/kg（甲基汞），食肉鱼类（如鲨鱼、金枪鱼及其他）1.0 mg/kg（甲基汞），肉、蛋 0.05 mg/kg，粮食 0.02 mg/kg，鲜乳、蔬菜 0.01 mg/kg。

2）镉。镉对食品的污染主要是工业废水的排放造成的。含镉工业废水污染水体，使水产品中镉含量明显增高。含镉污水灌溉农田污染土壤，经作物吸收而使食品中镉残留量增高。用含镉金属作容器存放酸性食品或饮料时，大量的镉溶出，造成对食品的严重污染。食品受镉污染后，含镉量有很大差别，海产品、动物食品（尤其是肾脏）高于植物性食品，而植物性食品中以谷类、根茎类、豆类含量较高。

进入人体的镉以消化道摄入为主，镉在消化道的吸收率一般为 5%。低蛋白、低钙和低铁的膳食有利于镉的吸收，维生素 D 也可促进镉的吸收。吸收的镉一部分与红细胞结合，一部分与血浆蛋白结合。镉可能以金属硫蛋白的形式与低分子蛋白质结合，结合的镉主要分布于肾和肝。镉能选择性蓄积在肾近曲小管处。因此，肾脏是慢性镉中毒的靶器官。体内的镉半衰期为 15～30 年。正常人血镉 <50 μg/L，尿镉 <3 μg/L，发镉 <3 μg/L。如血镉 >250 μg/L 或尿镉 >15 μg/L，则表示有过量镉接触和镉中毒的可能。

镉对体内巯基酶具有较强的抑制作用。长期摄入镉后可引起镉中毒，主要损害肾脏、骨骼和消化系统，特别是损害肾近曲小管上皮细胞，影响重吸收功能，临床上出现蛋白尿、氨基酸尿、高钙尿和糖尿，使体内呈负钙平衡而导致骨质疏松症。日本神通川流域的"骨痛病"（痛痛病）就是由于镉污染造成的一种典型的公害病。

此外，摄入过多的镉还可引起高血压、动脉粥样硬化、贫血等。镉还可干扰结合锌的酶。进入体内的镉可置换含锌酶中的锌，并抑制其活性。如摄入锌过多，能抵抗镉的毒性作用。

我国 GB 2762—2017 规定，食品中镉容许限量为：大米、豆类 0.2 mg/kg，花生 0.5 mg/kg，面粉 0.1 mg/kg，杂粮 0.1 mg/kg，鲜蛋 0.05 mg/kg，水果 0.05 mg/kg。禽畜肉类 0.1 mg/kg，禽畜肝脏 0.5 mg/kg，禽畜肾脏 1.0 mg/kg，鱼 0.1 mg/kg，根茎类蔬菜 0.1 mg/kg，叶菜、芹菜、新鲜食用菌类（香菇和姬松茸除外）0.2 mg/kg，其他蔬菜 0.05 mg/kg。

3）铅。含铅工业三废的排放和汽车尾气是铅污染食品的主要来源；食品加工用机械设备和管道、食品的容器和包装材料、食品添加剂或生产加工中使用的化学物质含铅可造成食品铅污染；陶瓷餐用具的釉彩、铁皮罐头盒的镀焊锡含铅，用铁皮桶或锡壶盛酒也可将铅溶出；印刷食品包装材料的油墨、颜料，儿童玩具的涂料也是铅的来源，也可污染食品。含铅农药（如砷酸铅等）的使用，可造成农作物的铅污染。

据国外报道，每天进入人体的铅来自食物的大约有 400 μg，水 10 μg，城市空气 26 μg，农村空气 1 μg，估计目前人体内铅的总量是古代人的 100 倍。

进入消化道的铅有 5%～10% 被吸收，吸收部位主要是十二指肠，吸收率受食物中蛋白质、钙、植酸等影响。体内铅主要经过肾和肠道排出。铅在体内的半衰期较长，故可长期在体内蓄积。尿铅、血铅、发铅是反映体内铅负荷的常用指标。血铅正常值上限为 2.4 μmol/L，尿铅为 0.39 μmol/L（0.08 mg/L）。

铅的毒性作用主要是损害神经系统、造血系统和肾脏。食物铅污染所致的中毒主要是慢性损害作用，表现为贫血、神经衰弱、神经炎和消化系统症状，如食欲不振、胃肠炎、口腔金属味、面色苍白、头昏、头痛、乏力、失眠、烦躁、肌肉关节疼痛、便秘、腹泻等。严重者可导致铅中毒性脑病。儿童摄入过量铅可影响其生长发育，导致智力低下。

我国 GB 2762—2017 规定，食品中铅容许限量为：谷类、豆类、薯类、禽畜肉类 0.2 mg/kg，鱼类 0.5 mg/kg，水果蔬菜 0.1 mg/kg（其中茎苔类蔬菜、叶菜蔬菜 0.3 mg/kg，小水果、浆果、葡萄 0.2 mg/kg），鲜乳 0.05 mg/kg，鲜蛋 0.2 mg/kg，可食用禽畜内脏 0.5 mg/kg，茶叶 5.0 mg/kg，果酒 0.2 mg/kg，果汁 0.05 mg/kg。

4）砷。砷是一种非金属元素，但具有类似金属元素的性质。砷及其化合物广泛存在于自然界，并大量应用于工农业生产中，故食品中通常含有微量的砷。食品中砷污染主要来源于含砷农药、空气、土壤和水体。如使用含砷农药过量或使用时间距收获期太近，可致农作物中砷含量明显增加。

食品中砷的毒性与其存在形式有关。食品中的砷有无机砷和有机砷两类。一般情况下，三价砷的毒性大于五价砷，无机砷的毒性大于有机砷。砷化物是一种原浆毒，对体内蛋白质有很强的亲和力。砷经消化道进入体内后与多种含巯基的酶结合，使之失去活性，抑制细胞的正常代谢，引发一系列症状。长期摄入砷化物可引起慢性中毒，表现为腹泻、便秘、食欲减退、消瘦等。皮肤可出现色素沉着，手掌和足底过度角化。血管受累时呈肢体末梢坏疽，即所谓慢性砷中毒黑脚病。还可导致多发性神经炎和神经衰弱综合征。

目前已证实多种无机砷化合物具有致突变性，可导致体内外基因突变、染色体畸变并抑制 DNA 损伤的修复。流行病学调查表明，无机砷化合物与人类的皮肤癌和肺癌的发生有关。

我国 GB 2762—2017 规定，食品中砷的允许最高限量为（按 As 计）：大米 0.2 mg/kg，面粉、杂粮 0.5 mg/kg，食用油 0.1 mg/kg，蔬菜 0.5 mg/kg，鱼 0.1 mg/kg，肉类 0.5 mg/kg，鲜奶 0.1 mg/kg，乳粉 0.5 mg/kg，食糖 0.5 mg/kg。

（3）预防措施

1）消除污染源。有毒金属污染食品后，由于残留期较长，不易去除。因此，消除污染源是降低有毒金属元素对食品污染的最主要措施。应重点做好工业三废的处理和严格控制三废的排放，加强卫生监督。禁用含砷、铅、汞的农药和不符合卫生标准的食品添加剂、容器包装材料、食品加工中使用的化学物质等。

2）制定各类食品中有毒金属的最高限量标准，加强食品卫生质量检测和监督工作。

3）严格管理，防止误食、误用、投毒或人为污染食品。

3. N- 亚硝基化合物污染及其防治

（1）结构与分类

N- 亚硝基化合物是一类毒性和致癌性很强的物质，根据其化学结构分为亚硝胺和亚硝酰胺两大类。

亚硝胺中的 R_1 和 R_2 为烷基或芳香基，R_1 和 R_2 相同者称为对称的亚硝胺，如甲基亚硝胺；R_1 和 R_2 不相同者，称为不对称的亚硝胺，如甲基苯基亚硝胺。亚硝酰胺的 R 为烷基，RCO 为酰基。

（2）N–亚硝基化合物的合成及影响因素

1）合成的前体物质。形成 N–亚硝基化合物的前体包括 N–亚硝化剂和可亚硝化的含氮有机化合物。N–亚硝化剂包括硝酸盐和亚硝酸盐以及其他氮氧化物，还包括与卤素离子或硫氰酸盐产生的复合物；可亚硝化的有机含氮化合物主要涉及胺、氨基酸、多肽、脲、脲烷、呱啶、酰胺等。硝酸盐广泛存在于人类的环境中，如水、土壤和植物，在一定条件下硝酸盐转变为亚硝酸盐。可亚硝化的含氮有机化合物在人类食物中广泛存在，特别是胺和酰胺。

2）影响合成的因素。除反应浓度外，氢离子浓度对反应影响较大。在酸性环境中极易反应。例如，胃液酸度 pH 值为 $1 \sim 3$，故适宜 N–亚硝基化合物的合成。在有硫氰酸根离子存在的条件下，伯胺与亚硝酸的反应也很快。人的胃液中有大量的硫氰酸根离子，所以，此途径备受重视。

微生物的作用可将硝酸盐还原为亚硝酸盐并参与胺的形成，故能促进 N–亚硝基化合物的生成。另外，肠道硝酸盐还原菌能将仲胺及硝酸盐合成亚硝胺；某些真菌，如黄曲霉、黑曲霉菌，也能促进亚硝胺的合成。

（3）食品的污染来源

食品中天然存在的亚硝胺含量极微，一般在 $10 \, \mu g/kg$ 以下，但其前体亚硝酸盐及仲胺等则广泛存在于自然界。施用硝酸盐化肥可使蔬菜中含有较多的硝酸盐，蔬菜腌渍时，因时间、盐分不够，蔬菜容易腐败变质，腐败菌可将硝酸盐还原为亚硝酸盐，导致亚硝酸盐含量增高。食物在烹调、烟熏、制罐过程中可使仲胺含量增高，食物霉变后，仲胺含量可增高数十倍至数百倍。肉、鱼类食品加工时，常用硝酸盐做防腐剂、发色剂，食品中的硝酸盐在细菌硝基还原酶的作用下，可形成亚硝酸盐。仲胺和亚硝酸盐在一定条件下，可在体内，也可在体外合成亚硝胺。有些加工食品，如熏鱼、腌肉、酱油、酸渍菜、腌菜、发酵食品、啤酒以及油煎咸肉均含有一定量的 N–亚硝基化合物。

（4）对人体的危害

N–亚硝基化合物对动物具有致癌性。N–亚硝基化合物可通过消化道、呼吸道、皮肤接触或皮下注射诱发肿瘤。一次大剂量摄入，可产生以肝坏死和出血为特征的急性肝损害。长期小剂量摄入，则产生以纤维增生为特征的肝硬化，并在此基础上发展为肝癌。亚硝酰胺本身为终末致癌物，无须体内活化就有致癌作用，而亚硝胺本身是前致癌物，需要在体内活化、代谢产生自由基，使核酸或其他分子发生烷化而致癌。

N- 亚硝基化合物对人类直接致癌还缺少证据。但许多学者认为 N- 亚硝基化合物对人致癌的可能性很大。据流行病学调查资料表明，人类某些癌症可能与 N- 亚硝基化合物摄入量有关。我国林县食管癌高发，经现场研究发现，该县食物中亚硝胺检出率为 23.3%（低发区检出率仅 1.2%），并且该县食物中亚硝胺类物质可以使正常人胚肺成纤维细胞发生转化，证实其具有致癌性。N- 亚硝基化合物还对动物具有致畸作用。

至今，在 300 多种 N- 亚硝基化合物中，已发现大约有 80% 以上能对动物诱发肿瘤，最多见的是肝癌、食管癌及胃癌；但肺癌、膀胱癌及鼻咽癌偶见。

（5）预防措施

1）制定食品中硝酸盐、亚硝酸盐使用量及残留量标准。我国《食品安全国家标准　食品添加剂使用标准》（GB 2760—2014）规定在肉类罐头及肉类制品中硝酸盐最大使用量为每千克食物 0.5 g，亚硝酸盐每千克食物 0.15 g，残留量以亚硝酸钠计，肉类罐头为每千克食物不得超出 0.05 g，肉制品每千克不得超过 0.03 g，西式火腿每千克不得超过 0.07 g。同时，我国 GB 2762—2017 中还规定，N- 二甲基亚硝胺的限量为水产品 4.0 μg/kg，肉制品 3.0 μg/kg。食品中亚硝酸盐限量（以 $NaNO_2$ 计）为：腌渍蔬菜 20 mg/kg，生乳 0.4 mg/kg，乳粉 2.0 mg/kg，包装饮用水（矿泉水除外）0.005 mg/L（以 NO_2^- 计），矿泉水 0.1 mg/L（以 NO_2^- 计）。

2）防止微生物污染及食物霉变。防止蔬菜、鱼肉腐败变质，产生亚硝酸盐及仲胺，对降低食物中亚硝基化合物的含量极为重要。

3）阻断亚硝胺合成。维生素 C 具有阻断 N- 亚硝基化合物合成的作用。使亚硝酸盐被还原生成氧化氮（NO），使硝酸根离子浓度降低，阻断胺的亚硝化作用。维生素 E、维生素 A、大蒜及大蒜素可抑制亚硝胺的合成，茶叶、猕猴桃、沙棘果汁也有阻断亚硝胺合成的作用。

4）施用钼肥。施用钼肥可以使粮食增产，且使硝酸盐含量下降。钼在植物中的作用主要是固氮和还原硝酸盐。如植物内缺钼，则硝酸盐含量增加。

4. 多环芳烃类化合物污染及其防治

多环芳烃类化合物（polycyclic aromatic hydrocarbon，PAH）是由两个以上苯环稠合在一起并可在六碳环中杂有五碳环的一系列芳香烃化合物及其衍生物。目前，已发现约 200 种，其中多数具有致癌性。苯并（a）芘是多环芳烃类化合物中的一

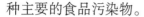

种主要的食品污染物。

（1）理化特性

苯并（a）芘是一种由5个苯环构成的多环芳烃，性质稳定，沸点为495℃，在水中溶解度仅为0.5~6 μg/L，稍溶于甲醇和乙醇，溶于苯、甲苯、二甲苯和环己烷等有机溶剂中。日光和荧光都可使之发生光氧化作用。臭氧也可使之氧化。与NO或NO_2作用则发生硝基化。在苯溶液中呈蓝色或紫色荧光，在浓硫酸中呈带绿色荧光的橘红色。

（2）食品污染来源

1）熏烤食品污染。熏烤食品时所使用的熏烟中含有多环芳烃［包括苯并（a）芘］。烤制时，滴于火上的食物脂肪焦化产物发生热聚合反应，形成苯并（a）芘，附着于食物表面。食物炭化时，脂肪热聚合生成苯并（a）芘。

2）油墨污染。油墨中含有炭黑，炭黑含有几种致癌性多环芳烃。有些食品包装纸带有油墨未干时，炭黑里的多环芳烃可以污染食品。

3）沥青污染。沥青有煤焦沥青及石油沥青两种。煤焦油的蒽油以上的高沸点馏分中含有多环芳烃，石油沥青苯并（a）芘含量较煤焦沥青含的少。将粮食晒在用煤焦沥青铺的马路上，可致多环芳烃污染。

4）石蜡油污染。通过包装纸上的不纯石蜡油，可以使食品污染多环芳烃。

5）环境污染。环境中的大气、水和土壤如果含有多环芳烃，则可使植物污染。一些粮食作物、蔬菜和水果的污染较突出。

（3）对人体的危害

B（α）P通过食物或饮水进入机体后，在肠道被吸收，入血后很快分布于全身。乳腺和脂肪组织可蓄积苯并（a）芘。动物实验发现，经口摄入可通过胎盘进入胎仔体内，引起毒性及致癌作用。苯并（a）芘主要经过肝脏、胆道随粪便排出体外。

苯并（a）芘对兔、豚鼠、大鼠、小鼠、鸭、猴等多种动物，均能引起胃癌，并可经胎盘使子代发生肿瘤，胚胎死亡，仔鼠免疫功能下降。苯并（a）芘是间接致突变物，在污染物致突变性检测（Ames试验）及其他细菌突变、细菌DNA修复、姐妹染色单体交换、染色体畸变、哺乳类细胞培养及哺乳类动物精子畸变等实验中均呈阳性反应。

苯并（a）芘对人的致癌作用，尚无肯定的结论。目前多集中在探讨其与胃癌关系方面。

（4）预防措施

1）减少污染。改进食品的烤熏工艺；使用纯净的食品用石蜡做包装材料；加强环境质量监控，减少多环芳烃对环境及食品的污染。

2）限制食品中苯并（a）芘的含量。有人估计每人每年从食物中摄入的苯并（a）芘总量为 1~2 mg，也有人认为在 40 年内，人体摄入苯并（a）芘的总量达 8 mg 时，就有可能致癌，因此人体每日摄入苯并（a）芘的量不宜超过 10 μg。如果每人每日进食 1 kg 食物，则在食物中苯并（a）芘的含量不应超出 6 μg/kg。我国 GB 2762—2017 规定：熏烤肉中苯并（a）芘含量≤5 μg/kg，食物油中 B（α）P 含量≤10 μg/kg，粮食中≤5 μg/kg。

5. 杂环胺类化合物污染及其防治

杂环胺（heterocyclic amines）类化合物包括氨基咪唑氮杂芳烃（amino imidazo aza arenes，AIAs）和氨基咔啉（amino carbolines）两类。AIAs 包括喹啉类（IQ）、喹噁啉类（IQx）和吡啶类。

（1）杂环胺的生成

食品中的杂环胺类化合物主要产生于高温烹调加工过程，尤其是蛋白质含量丰富的鱼、肉类食品在高温烹调过程中更易产生。影响食品中杂环胺形成的因素主要有以下两方面：

1）烹调方式。杂环胺的前体物是水溶性的，加热反应主要产生 AIAs 类杂环胺。加热温度是杂环胺形成的重要影响因素，当温度从 200 ℃升至 300 ℃时，杂环胺的生成量可增加 5 倍。烹调时间对杂环胺的生成也有一定影响，在 200 ℃油炸温度时，杂环胺主要在前 5 min 形成，在 5~10 min 形成减慢，进一步延长烹调时间则杂环胺的生成量不再明显增加。而食品中的水分是杂环胺形成的抑制因素。

加热温度越高、时间越长、水分含量越少，产生的杂环胺越多。故烧、烤、煎、炸等直接与火接触或与灼热的金属表面接触的烹调方法，由于可使水分很快丧失且温度较高，产生杂环胺的数量远大于炖、焖、煨、煮及微波炉烹调等温度较低、水分较多的烹调方法。

2）食物成分。在烹调温度、时间和水分相同的情况下，营养成分不同的食物产生的杂环胺种类和数量有很大差异。一般而言，蛋白质含量较高的食物产生杂环胺较多，而蛋白质的氨基酸构成则直接影响所产生杂环胺的种类。肌酸或肌酐是杂环胺中 α- 氨基 -3- 甲基咪唑部分的主要来源，故含有肌肉组织的食品可大量产生 AIAs 类（IQ 型）杂环胺。

美拉德反应与杂环胺的产生有很大关系，该反应可产生大量杂环物质（可多达 160 余种），其中一些可进一步反应生成杂环胺。

（2）危害性

杂环胺类化合物主要引起致突变和致癌。但杂环胺在哺乳动物细胞体系中的致突变性较在细菌体系中弱。

杂环胺对啮齿动物均具不同程度的致癌性，主要靶器官为肝脏，有些可诱导小鼠肩胛间及腹腔中褐色脂肪组织的血管内皮肉瘤及大鼠结肠癌。IQ 对灵长类也具有致癌性。

（3）预防措施

1）改变不良烹调方式和饮食习惯。注意不要使烹调温度过高，不要烧焦食物，并应避免过多食用烧、烤、煎、炸的食物。

2）增加蔬菜水果的摄入量。膳食纤维有吸附杂环胺并降低其活性的作用，蔬菜、水果中的某些成分有抑制杂环胺的致突变性和致癌性的作用。因此，增加蔬菜水果的摄入量对于防止杂环胺的危害有积极作用。

3）加强监测。建立和完善杂环胺的检测方法，加强食品中含量监测，尽快制定食品中的允许限量标准。

6. 二噁英类化合物污染及其预防措施

二噁英（dioxin）是由 2 个或 1 个氧原子连接 2 个被氯取代的苯环组成的一类三环芳香族有机化合物，包括多氯二苯并二噁英（polychlorinated dibenzo-p-dioxins，PCDDs）和多氯二苯并呋喃（polychlorinated dibenzo-p-furans，PCDFs），共有 210 种同类物，统称为二噁英。PCDDs 有 75 种、PCDFs 有 135 种同系物异构体。

（1）二噁英化合物的理化性质

二噁英是一类非常稳定的亲脂性固体化合物，其熔点较高，分解温度大于 700 ℃，极难溶于水，可溶于大部分有机溶剂，所以二噁英容易在生物体内积累。自然界的微生物降解、水解和光解作用对二噁英的分子结构影响较小，故可长期存在于环境中，其平均半衰期约为 9 年。在紫外线的作用下可发生光解作用。

（2）食品中二噁英化合物来源

食品中的二噁英化合物主要来自环境污染，尤其是经过食物链的富集作用，可在动物性食品中达到较高的浓度。此外，食品包装材料中的二噁英类污染物的迁移以及意外事故，也可造成食品二噁英类化合物的污染。

1）二噁英化合物基本上不会天然生成。调查表明，城市固体废物以及含氯的有机化合物，如多氯联苯、五氯酚、PVC 等，焚烧时排出的烟尘中含有 PCDDs 和 PCDFs，其产生机制目前尚不清楚，一般认为，它是由于含氯有机物不完全燃烧通过复杂热反应形成的。

2）农药生产。含氯化学品及农药生产过程可能伴随产生 PCDDs 和 PCDFs。苯氧乙酸类除草剂、五氯酚木材防腐剂等的生产过程常伴有二噁英产生。

3）氯气漂白。在纸浆和造纸工业的氯气漂白过程中也可以产生二噁英，并随废水或废气排放出来。

以上三种过程均可导致环境二噁英污染，但其产生的数量大小不同。垃圾焚烧是二噁英的主要来源。另外，燃煤电站、金属冶炼、抽烟以及含铅汽油的使用等，是环境二噁英的次要来源。

（3）二噁英的毒性和致癌性

二噁英是一类剧毒物质，其急性毒性相当于氰化钾的 1 000 倍。从职业暴露和工业事故受害者身上已得到一些二噁英对人体毒性数据及临床表现资料，暴露在含有 PCDDs 和 PCDFs 的环境中，可引起皮肤痤疮、头痛、失聪、忧郁、失眠等症，并可能导致染色体损伤、心力衰竭、癌症等。其最大危险是具有不可逆的致畸、致癌、致突变毒性。

二噁英有多种异构体，其中毒性最强的是 2，3，7，8- 四氯二苯并二噁英类（2，3，7，8-TCDD），世卫组织国际癌症研究所将其分类为"已知人类致癌物"。

（4）预防措施

1）控制环境二噁英的污染。控制环境二噁英的来源是防治二噁英类化合物污染食品及对人体危害的根本措施。如减少含二噁英类化合物农药的使用；严格控制有关农药和工业化合物中杂质的含量，控制垃圾焚烧和汽车尾气对环境的污染。

2）发展实用的二噁英检测方法。这是目前亟待解决的问题，只有在此基础上才能加强环境和食品中二噁英化合物的监测，并制定出食品中的允许限量标准，对防止二噁英类化合物的危害起积极作用。

3）其他措施。应深入研究二噁英类化合物所生成条件及其影响因素、体内代谢、毒性作用及其机理、阈值水平等，在此基础上提出切实可行的综合预防措施。

7. 食品接触材料及制品的污染及其预防

食品接触材料及制品是指在正常使用条件下，各种已经或预期可能与食品或食品添加剂（以下简称食品）接触、或其成分可能转移到食品中的材料和制品，包括食品生产、加工、包装、运输、贮存、销售和使用过程中用于食品的包装材料、容器、工具和设备，及可能直接或间接接触食品的油墨、黏合剂、润滑油等。不包括洗涤剂、消毒剂和公共输水设施。它们在与食品、食品添加剂接触的过程中，其中的有毒有害成分会向食品、食品添加剂迁移。

（1）食品接触用塑料材料及制品

塑料材料是指以一种或几种树脂或预聚物为主要结构组分，添加或不添加添加剂，在一定的温度和压力下制成的具有一定形状、介于树脂与塑料制品之间的高分子材料，包括塑料粒子（或切片）、母料、片材等。以塑料树脂或塑料材料为原料，添加或不添加添加剂，成型加工成具有一定形状的成型品就是塑料制品。

1）常用塑料。目前我国允许用于食品容器包装材料的热塑性塑料有聚乙烯、聚丙烯、聚苯乙烯、聚氯乙烯、聚碳酸酯、聚对苯二甲酸乙二醇酯、尼龙、苯乙烯—丙烯腈—丁二烯共聚物、苯乙烯与丙烯腈的共聚物等，热固性塑料有三聚氰胺甲醛树脂等。

①聚乙烯（polyethylene，PE）和聚丙烯（polypropylene，PP）。聚乙烯和聚丙烯均为饱和聚烯烃，故与其他元素的相容性很差，能加入其中的添加剂的种类很少，因而难以印上鲜艳的图案，属于低毒级物质。

高压聚乙烯质地柔软，多制成薄膜，其特点是具透气性、不耐高温、耐油性也较差。低压聚乙烯坚硬、耐高温，可以煮沸消毒。

聚丙烯有防潮性、防透性、耐热性且透明度好。可制成薄膜、编织袋和食品周转箱等。

②聚苯乙烯（polystyrene，PS）。聚苯乙烯能耐酸碱，但耐热性差，且易碎裂。常用品种有透明聚苯乙烯和泡沫聚苯乙烯两类，后者是在加工中加入发泡剂制成，曾用作快餐饭盒，因可造成白色污染，现已禁用。

聚苯乙烯的主要卫生问题是单体苯乙烯及甲苯、乙苯和异丙苯等杂质具有一定的毒性。如每天给予 400 mg/kg·bw 苯乙烯可致动物肝、肾重量减轻，并可抑制动物的繁殖能力。用聚苯乙烯容器储存牛奶、肉汁、糖液及酱油等可产生异味；储放发酵奶饮料后，可有少量苯乙烯移入饮料，其移入量与储存温度和时间呈正相关。

③聚氯乙烯（polyvinyl chloride，PVC）。聚氯乙烯透明度高，易分解及老化，可制成薄膜（大部分供工业用）及盛装液体的瓶子。硬聚氯乙烯可制管道。

PVC 本身无毒，主要的卫生问题有三点。一是氯乙烯单体和降解产物的毒性：

氯乙烯在体内可与 DNA 结合产生毒性，表现在神经系统、骨髓和肝脏。氯乙烯单体及其分解产物具有致癌作用，甚至有引起血管肉瘤的人群报告。二是氯乙烯单体的来源，聚氯乙烯的生产可分为乙炔法和乙烯法两种，乙炔法聚氯乙烯含有 1，1- 二氯乙烷，而乙烯法聚氯乙烯中含有 1，2- 二氯乙烷，后者的毒性是前者的 10 倍。三是增塑剂和助剂，PVC 成型品中要使用大量的增塑剂，有些增塑剂的毒性较大。此外，稳定剂和紫外线吸收剂等助剂，也会向食品迁移。

④聚碳酸酯塑料（PC）。聚碳酸酯塑料具有无味、无毒、耐油的特点，广泛用于食品包装。可用于制造食品的模具、婴儿奶瓶。美国允许此种塑料用于包装多种食品。

⑤三聚氰胺甲醛塑料与脲醛塑料。前者又名密胺塑料，为三聚氰胺与甲醛缩合热固而成；后者为尿素与甲醛缩合热固而成，称为电玉，二者均可制食具，可耐 120 ℃高温。由于聚合时，可能有未充分参与聚合反应的游离甲醛，是此类塑料制品的卫生问题。甲醛含量则往往与模压时间有关，时间越短则含量越高。

⑥聚对苯二甲酸乙二醇酯塑料。可制成直接或间接接触食品的容器和薄膜，特别适合于制作复合薄膜。在聚合中使用含锑、锗、钴和锰的催化剂，因此应防止这些催化剂的残留。

⑦不饱和聚酯树脂及其玻璃钢制品。以不饱和聚酯树脂加入过氧甲乙酮为引发剂，环烷酸钴为催化剂，玻璃纤维为增强材料制成玻璃钢。主要用于盛装肉类、水产、蔬菜、饮料以及酒类等食品的储槽，也大量用作饮用水的水箱。

2）塑料添加剂。添加剂种类很多，对于保证塑料制品的质量非常重要，有些添加剂对人体可能有毒害作用，必须加以注意。

①增塑剂。增加塑料制品的可塑性，使其能在较低温度下加工的物质，一般多采用化学性质稳定，在常温下为液态并易与树脂混合的有机化合物。

②稳定剂。防止塑料制品在空气中长期受光的作用，或长期在较高温度下降解的一类物质。大多数为金属盐类，其中铅盐、钡盐和镉盐对人体危害较大，一般不得用于食品容器和用具的塑料中。锌盐稳定剂在许多国家均允许使用，有机锡稳定剂工艺性能较好，毒性较低（除二丁基锡外），一般二烷基锡碳链越长，毒性越小。

③其他。此外还有抗氧化剂、抗静电剂、润滑剂和着色剂等。常用的抗氧化剂有丁基羟基茴香醚（BHA）、二丁基羟基甲苯（BHT），均安全无害。

3）食品安全要求及相关标准

①塑料本身应纯度高，禁止使用有可能游离出有害物质（例如酚、甲醛）的塑料，如酚醛树脂食具，因出现酚中毒的事例，现已禁止使用。

②应符合《食品安全国家标准 食品接触用塑料材料及制品》（GB 4806.7—2016）的要求，其中理化指标要求见表8-3。餐饮业在选购食具和食品包装材料时应注意选择符合国家食品安全标准的塑料制品，不得使用再生塑料。

表8-3　食品接触用塑料材料及制品的理化指标 [a]

项目	指标	检验方法
总迁移量／（mg/dm²）[b] ≤	10	GB 31604.8
高锰酸钾消耗量／（mg/kg） 水（60 ℃，2 h）　　　　　　≤	10	GB 31604.2
重金属（以Pb计）／（mg/kg） 4% 乙酸（体积分数）（60 ℃，2 h）≤	1	GB 31604.9
脱色试验[c]	阴性	GB 31604.7

a 母料应按实际配方与树脂或粒料混合并加工成最终接触食品的塑料制品后进行检测。

b 接触婴幼儿食品的塑料材料及制品应根据实际使用中的面积体积比将结果单位换算为 mg/kg，且限量为≤60 mg/kg。

c 仅适用于添加了着色剂的产品。

（2）橡胶、涂料的卫生问题及预防措施

橡胶分为天然橡胶和合成橡胶，橡胶的卫生问题主要是单体和添加剂。合成橡胶多为二烯结构的单体聚合而成。品种有丁二烯橡胶、苯乙烯丁二烯橡胶、氯丁二烯橡胶、丁腈橡胶等。其中丁腈橡胶由丙烯腈和丁二烯合成，其单体丙烯腈毒性较强，可引起溶血，并有致畸作用。

食品接触用橡胶材料及制品中添加剂的使用应符合《食品接触材料及制品用添加剂使用标准》（GB 9685—2016）及其相关规定。橡胶添加剂有硫化促进剂、防老化剂和填充剂。接触食品的橡胶不可使用氧化铅作硫化促进剂，也不宜使用如乌洛托品、乙撑硫脲，乌洛托品加温时可分解出甲醛，乙撑硫脲对动物有致癌性。

防老剂的目的是提高橡胶的耐曲折性和耐热性。防老剂中的苯基β-萘胺、联苯胺对动物均有致癌性，均不可在食品用橡胶中使用。

橡胶填充剂中，白色的为氧化锌、黑色的为炭黑。炭黑为石油产品，在燃烧过程中，由于原料脱氢和聚合反应可产生苯并（a）芘，使用前应用苯类溶剂将苯并（α）芘提取掉。

目前在食品工业中使用的环氧树脂涂料和罐头内壁环氧酚醛涂料已有国家食品安全标准，可进行监督。用环氧酚醛涂料作水果、蔬菜、肉类等食品罐头的内壁涂料时，应控制游离酚的含量。接触酸性液态食品的工具、容器不得涂有干性油涂料，防止催干剂中金属盐类或防锈漆中的红丹（Pb_3O_4）溶入食品。

三、食品物理性污染及其防治

根据污染物的性质将物理性污染分为两类，即食品的杂物污染和食品的放射性污染。

1. 食品的杂物污染及其防治

（1）污染途径

食品在产、储、运、销过程中，可受到杂物的污染。

1）生产时的污染。如生产车间密闭不好而又处于锅炉房的附近，在大风天气时食品可能会受到灰尘和烟尘的污染；在粮食收割时常有不同种类和数量的草籽混入；动物在宰杀时血污、毛发及粪便对畜肉污染；加工设备的陈旧或故障引起金属颗粒或碎屑对食品的污染。

2）食品储存过程中的污染。如苍蝇、昆虫的尸体和鼠、雀的毛发、粪便等对食品的污染；食品包装容器和材料的污染，如大型酒池、水池、油池和回收饮料瓶中的杂物污染。

3）食品运输过程的污染。如运输车辆、装运工具、不洁铺垫物和遮盖物对食品的污染。

4）意外污染。如戒指、头上饰物、头发、指甲、烟头、废纸、个人物品和杂物的污染，及抹布、布头、线头等打扫卫生用品的污染。

5）掺杂掺假。食品掺杂掺假是一种人为的故意向食品中加入杂物的过程，其掺杂的目的是非法获得更大利润。掺杂掺假所涉及的食品种类繁杂，掺杂污染物众多，如粮食中掺入沙石，肉中注水，奶粉中掺入大量糊精，腌咸蛋中加入苏丹红等。掺杂掺假严重破坏了市场的秩序，损害人群健康，有的甚至造成人员伤亡，必须加强管理，严厉打击。

（2）预防措施

1）加强食品生产、储存、运输、销售过程的监督管理，把住产品质量关，执行良好生产规范（GMP）。

2）采用先进的加工设备和检验设备，如筛选、磁选和风选去石，清除有毒的杂草籽及泥沙石灰等异物，定期清洗专用池、槽，防尘、防蝇、防鼠、防虫，采用食品小包装。

3）制定食品标准，如《小麦粉》（GB/T 1355—1986）中规定小麦粉中含砂量 <0.02%，磁性金属物 <0.003 g/kg。

4）坚持不懈地打击掺杂掺假行为。

2. 食品的放射性污染及其防治

食品放射性污染是指食品吸附或吸收了外来的（人为的）放射性核素，使其放射性高于自然放射性本底，称为食品的放射性污染。

（1）食品天然放射性核素

食品中天然放射性核素是指食品中含有的自然界本来就存在的放射性核素本底。由于自然界的外环境与生物进行着物质的自然交换，因此地球上的所有生物，包括食物在内都存在着天然放射性核素。天然放射性核素有两个来源，一是来自宇宙射线，它作用于大气层中稳定性元素的原子核而产生放射性核素，这些核素有 ^{14}C、^{3}H、^{7}Be、^{22}Na 等；二是来自地球辐射，这部分核素有铀系、钍系、锕系元素及 ^{40}K、^{41}K、^{87}Rb 等。

（2）食品放射性污染的来源

1）大气核爆炸试验。一次空中的核爆炸可产生数百种放射性物质，包括核爆炸时的核裂变产物、未起反应的核原料以及弹体材料和环境元素受中子流的作用形成的感生放射性核素等，统称为放射性尘埃。其中颗粒较大的可在短期内沉降于爆炸区附近地面，形成局部放射性污染；而颗粒较小者可进入对流层和平流层向大范围扩散，数月或数年内逐渐沉降于地面，产生全球性污染。通过污染空气、土壤和水体，进一步使动植物食品遭受污染。

2）核废物排放不当。核废物一般来自核工业中的原子反应堆、原子能工厂、核动力船以及使用人工放射性同位素的实验室等排放的三废。如包装处理不严或者储藏废物的钢罐、钢筋混凝土箱出现破痕时，都可以造成对环境乃至对食品的污染。

3）意外事故核泄漏。如原子反应堆事故，可使大量放射性核素污染环境，影响到食用作物及牛奶等食品。

（3）对人体的危害

食品放射性污染对人体的危害在于长时期体内小剂量的内照射作用。对人体健康危害较大的放射性核素有 ^{90}Sr、^{137}Cs 和 ^{131}I 等。

^{90}Sr 是一种裂变元素，经食物链进入人体，半衰期为 28 年。^{90}Sr 可经肠道吸收，吸收率为 20% ~ 40%。进入人体后主要蓄积在骨骼中，形成内照射，损害骨骼和造血器官，动物实验证明，^{90}Sr 可诱发骨骼恶性肿瘤，并能引起生殖功能下降。

^{137}Cs 也是一种裂变元素，其半衰期为 30 年。对肌肉有亲和力，在体内参与钾的代谢。^{137}Cs 进入人体后主要分布于肌肉和软组织中，形成内照射，可引起动物遗传过程障碍和生殖功能下降。

^{131}I 也属于裂变元素，进入消化道可被全部吸收，并聚集于甲状腺内。其半衰期短，仅 6 ~ 8 天，^{131}I 可通过牧草使牛奶受到污染。对蔬菜污染后，对人影响比较大。如摄入量过大可能损伤甲状腺组织或诱发甲状腺癌。

（4）预防措施

1）加强卫生防护和食品安全监督。食品加工厂和食品仓库应建立在从事放射性工作单位的防护监测区以外的地方，对产生放射性废物和废水的单位应加强监督，对其周围的农、牧、水产品等应定期进行放射性物质的监测。

2）严格执行国家卫生标准。我国 1994 年颁布的 GB 14882—1994《食品中放射性物质限制浓度标准》中规定了粮食、薯类、蔬菜、水果、肉鱼虾类和鲜奶等食品中人工放射性核素的限制浓度，应严格执行。

此外，我国分别制定有饮用水放射标准和辐照食品管理办法。《生活饮用水卫生标准》（GB 5749—2006）中规定了饮用水中总 α 和总 β 放射性的标准。《食品安全国家标准　预包装食品标签通则》（GB 7718—2011）规定经电离辐射线或电离能量处理过的食品，应在食品名称附近标示"辐照食品"，经电离辐射线或电离能量处理过的任何配料，应在配料表中标明。

培训课程 **2**

各类食品的卫生要求

食品在生产、运输、储存、销售等环节中，均可能受到生物性、化学性和物理性有毒有害物质污染，威胁人体健康，因此需要了解各类食品的卫生问题及要求，采取适当措施，确保食用安全。

一、植物性食品卫生要求

1. 粮豆类

（1）主要卫生问题

1）真菌和真菌毒素的污染。粮豆类在农田生产期、收获及储藏过程中的各个环节均可受到真菌污染。当环境湿度较大、温度增高时，真菌易在粮豆中生长繁殖使粮豆发生霉变。使粮豆的感官性状发生改变，降低和失去营养价值，而且还可能产生相应的真菌毒素，对人体健康造成危害。常见污染粮豆的真菌有曲霉、青霉、毛霉、根霉和镰刀菌等。

2）农药残留。粮豆中农药残留可来自防治病虫害和除草时直接施用的农药和通过水、空气、土壤等途径将环境中污染的农药吸收、进入粮豆作物中。

3）有毒有害物质的污染。主要是汞、镉、砷、铅、铬、酚和氰化物，其原因主要是用未经处理或处理不彻底的工业废水和生活污水对农田、菜地灌溉。

4）仓储害虫。我国常见的仓储害虫有甲虫（大谷盗、米象、谷蠹和黑粉虫等）、螨虫（粉螨）及蛾类（螟蛾）等50余种。当仓库温度在18~21 ℃、相对湿度在65%以上时，适于虫卵孵化及害虫繁殖；当仓库温度在10 ℃以下时，害虫活动减少。仓储害虫在原粮、半成品粮豆上都能生长并使其失去或降低食用价值。

5）其他污染。包括无机夹杂物和有毒种子的污染。泥土、沙石和金属是粮豆中的主要无机夹杂物，可来自田园、晒场、农具和加工机械，影响粮豆的感官性状，且可能损伤牙齿和胃肠道组织。此外，粮豆在农田生长期和收割时，可混杂入有毒植物种子，如麦角、毒麦、麦仙翁子、槐子、毛果洋茉莉子、曼陀罗子、苍耳子等。

6）掺伪。不法粮商对粮食的掺伪有以下几种。

①为了掩盖霉变，在大米中掺入少量霉变米、陈米。将陈小米洗后染色冒充新小米，煮食这种粮食有苦辣味、霉味。

②为了增白，掺入有毒物质，如在米粉和粉丝中加入有毒的荧光增白剂。在面粉中掺入滑石粉、太白粉、石膏，面制品中掺入禁用的吊白块等。

③以掺假、掺杂或以低质量的食物冒充高质量的食物，如在粮食中掺入沙石、糯米中掺入大米、藕粉中掺入薯干淀粉。还有的从面粉中抽出面筋后，其余部分仍冒充面粉或混入好面粉中出售。

（2）卫生要求

不同品种的粮豆都具有固有的色泽及气味，有异味时应慎食，霉变的不能食用，尤其是成品粮。为了保证食用安全，我国对粮豆类食品已制定了相应的食品安全标准。

豆制品含水量高，营养成分好，若有微生物污染，很容易繁殖，分解碳水化合物，使豆制品变酸变质。生产工具、容器、管道和操作人员等，只要其中有一环没有按卫生标准做好清洁工作，就会成为污染源头。豆制品成品能够新鲜存放的时间很短，特别是夏季，如果不及时冷藏很快就可变质。因此，要注意做好豆腐、豆浆等豆制品的卫生管理。在做豆腐等豆制品时要防止微生物污染。豆制品要放在冷藏柜里，通常豆制品最好用小包装。豆制品中的添加剂，如凝固剂、消泡剂、防腐剂等要按有关规定使用。

豆制品感官上的变化能灵敏地反映产品鲜度变化，如新鲜的豆腐块形整齐、软硬适宜、质地细嫩、有弹性。随着鲜度的变化，颜色开始发暗、质地溃散、有黄色液体析出、发黏、变酸、产生异味。

2. 蔬菜和水果

（1）卫生问题

1）微生物和寄生虫卵的污染。蔬菜栽培，利用人畜的粪、尿作肥料，可被肠道致病菌和寄生虫卵污染。在收获、运输和销售过程中卫生管理不当，可被肠道致病菌和寄生虫卵污染，一般表皮破损严重的水果大肠杆菌检出率高，与肠道传染病的传播有密切关系。

2）工业废水和生活污水的污染。用生活污水灌溉菜田可增加肥源和水源，提高蔬菜产量，并使污水在灌溉中得到净化，减少对水体的污染。但未经无害化处理的工业废水和生活污水，可使蔬菜受到其中有害物质的污染。废水中的有害物质还可影响蔬菜的生长。

3）蔬菜和水果中的农药残留。使用过农药的蔬菜和水果在收获后，常会有一定量农药残留，如果残留量大将对人体产生一定危害。绿叶蔬菜尤其应该注意这个问题。我国常有鸡毛菜等绿叶蔬菜刚喷洒农药就上市，易造成农药中毒。

4）腐败变质。蔬菜、水果含有大量的水分，水分中又溶有大量的营养物质，适宜于细菌、霉菌等微生物的生长。水果组织脆弱，轻微的机械作用就可导致损伤，发生组织溃破及微生物性腐烂；采收后，生命活动仍在旺盛地进行，表现为产热、产水，当储藏条件稍有不适，极易腐败变质。

5）亚硝酸盐含量。肥料和土壤中氨氮除大部分参加了蛋白质合成外，还有一小部分通过硝化及亚硝化作用形成硝酸盐及亚硝酸盐。正常生长情况下，蔬菜水果中硝酸盐与亚硝酸盐的含量是很少的，但在生长时干旱、收获后不恰当的环境下存放或腌制时，硝酸盐与亚硝酸盐的量即有所增加。蔬菜中硝酸盐与亚硝酸盐含量多时，一方面引起作物的凋谢枯萎，另一方面人畜食用后就会引起中毒。减少蔬菜水果中硝酸盐与亚硝酸盐含量的办法主要是合理的田间管理和低温储藏。另外，不要食用没有腌透的咸菜。

（2）卫生要求

1）防止肠道致病菌及寄生虫卵的污染。人畜粪便应经无害化处理后再施用；蔬菜水果在生食前应清洗干净或消毒；红菱、茭白、荸荠等水生植物可能污染姜片虫囊蚴，应避免生吃。

2）严格控制蔬菜水果中的农药残留。禁止将高毒农药用于蔬菜水果，选用高效低毒低残留农药，并根据农药的毒性和残效期来确定对作物使用的次数、剂量和安全间隔期，并制定和执行农药在蔬菜水果中最大残留量限量标准，即《食品安全国家标准 食品中农药最大残留限量》（GB 2763—2019）。

3）合理储存。储藏条件应根据蔬菜水果的种类和品种特点而定，一般储存蔬菜水果的适宜温度是10℃左右。蔬菜水果大量上市时可以采用冷藏或速冻的方法，保鲜剂可延长蔬菜水果的储存期限并提高储存效果，但也会造成污染，应合理应用，采用辐照储存时，需符合《辐照新鲜水果、蔬菜类卫生标准》（GB 14891.5—1997）的要求。

二、动物性食品卫生要求

1. 畜禽肉

（1）卫生问题

1）腐败变质。肉类在加工和保藏过程中，如果卫生管理不当，往往会发生腐败变质。病畜肉和过度疲劳的畜肉 pH 值较高（pH 值为 6.8 ~ 7.0），且在宰杀前即有细菌侵入，这种肉品不具备杀菌能力。由于细菌的生长繁殖，可使肉类食品成分迅速分解，引起腐败变质。已经腐败变质的肉类食品不能再食用。

2）人畜共患传染病。人畜共患传染病是指人和脊椎动物之间自然传播的疾病和感染，如炭疽、布氏杆菌病和口蹄疫等。有些牲畜疾病如猪瘟、猪出血性败血症虽然不感染人，但当牲畜患病以后，可以继发沙门菌感染，同样可以引起人的食物中毒。

①炭疽。炭疽是对人畜危害最大的传染病，病原体是炭疽杆菌。炭疽杆菌在未形成芽孢前，对外界环境的抵抗力很弱，55 ℃经 10 ~ 15 min 死亡。但形成芽孢以后，抵抗力增强，140 ℃经 3 min 干热或 100 ℃蒸汽 5 min 才能杀灭。在土壤中可存活 15 年以上。

炭疽主要是牛、羊和马等牲畜的传染病。猪一般患局部炭疽。人感染炭疽的主要方式是皮肤接触或空气吸入，也可由被污染的食品感染胃肠型炭疽。

患急性炭疽的牲畜会突然发病，丧失知觉，摇晃倒卧，呼吸困难，眼、耳、鼻及口腔出血，血液凝固不全，呈暗黑色沥青样。猪的局部炭疽主要病变为颌下、咽喉与肠系膜淋巴结的剖面呈砖红色，肿胀变硬。宰前一般无症状。炭疽杆菌在空气中经 6 h 即可形成芽孢，因此发现炭疽后，必须在 6 h 内立即采取措施，进行隔离消毒。

②鼻疽。鼻疽是马、骡、驴比较多发的一种烈性传染病，人也可被感染。病原体为鼻疽杆菌，可经消化道、呼吸道及损伤的皮肤和结膜感染。患鼻疽病牲畜的肉尸可见鼻腔、喉头和气管有粟粒状大小结节以及高低不平、边缘不齐的溃疡，肺、肝和脾有粟粒至豌豆大结节。肉尸的处理同炭疽病。

③口蹄疫。病原体为口蹄疫病毒。以牛、羊等偶蹄动物最易感染，猪和人也能感染此病。病畜主要表现是口角流涎呈线状，口腔黏膜、齿龈、舌面和鼻翼边缘出现水疱，水疱破裂后形成烂斑。猪的蹄冠、蹄叉也发生水疱，这是口蹄疫的典型体征。

肉尸检验时，可见口蹄部位有病灶，胃肠有时呈现出血性炎症。牛、羊的胃黏膜有时会出现水疱，偶尔还可见继发感染。心脂肪变性，呈虎纹状斑纹，心包上有出血点。

④猪传染病。猪瘟、猪丹毒及猪出血性败血症是猪的三大常见传染病。猪丹毒可经皮触传染给人。猪瘟和猪出血性败血症对人都不感染，但猪患上述病时，全身抵抗力下降，其肌肉和内脏往往伴有沙门菌继发感染。人可因食入病畜肉引起沙门菌食物中毒。

⑤囊虫病。病原体在牛为无钩绦虫，在猪为有钩囊虫。牛、猪是绦虫的中间宿主，其幼虫在猪和牛肌肉组织内形成囊尾蚴。多寄生在舌肌、咬肌、臀肌、深腰肌和膈肌。肉眼可见白色、绿豆大小、半透明的水疱状包囊，包囊一端为乳白色不透明头节。受感染的猪肉一般称为"米猪肉"。人食入未经煮熟含囊尾蚴的肉，即可感染绦虫病，并成为绦虫的终末宿主。

⑥旋毛虫病。病原体是旋毛虫，多寄生在猪、狗、猫、鼠等体内，主要寄生在膈肌、舌肌和心肌，而以膈肌最为常见。人吃未烧熟煮透的带有旋毛虫的病畜肉，经1周左右，幼虫即可发育成成虫，成虫在肠黏膜内寄生并可产生大量新幼虫。幼虫钻入肠壁经血流向肌肉移行时，患者逐渐出现恶心、呕吐、腹泻、高热、肌肉疼痛。如幼虫进入脑脊髓，还可引起脑膜炎症状。人患旋毛虫病在临床诊断和治疗上均比较困难，故必须加强肉类食品的卫生管理。

⑦结核。由结核杆菌引起，牛、羊、猪和家禽等均可感染，特别是牛型和禽型结核杆菌可传染给人。患畜全身消瘦、贫血、咳嗽、呼吸音粗糙有啰音。颌下、乳房及其他体表淋巴结肿大变硬。局部病灶有大小不一的结节，呈半透明或白色，也可呈干酪样钙化或化脓等。如结核杆菌侵犯淋巴结，可见肿大化脓，切面呈干酪样。患全身性结核时，脏器及表面淋巴结可同时呈现病变。

3）死畜肉。死畜肉可来自病死、中毒或外伤死亡牲畜。如为一般疾病或外伤死亡，又未发生腐败变质，经高温处理后可食用，内脏废弃；如为人畜共患疾病，则不得随意食用。死因不明的畜肉，一律禁止食用。

4）药物残留。动物用药包括抗生素、抗寄生虫药、激素及生长促进剂。常见的药物抗生素类有内酰胺类（青霉素、头孢菌素）、氨基苷类（庆大霉素、卡那霉素、链霉素、新霉素）、四环素类（土霉素、金霉素、四环素、强力霉素）、大环内酯类（红霉素、螺旋霉素）、多肽类（黏菌素、杆菌肽）以及新生霉素等；合成的抗生素有磺胺类、喹啉类、痢特灵、抗原虫药；天然型激素有雌二醇、黄体酮；抗寄生虫药有苯异咪唑类等。

畜禽的治疗一般用药量大、时间短，而饲料中的添加用药量虽少，但持续时间长。两者都可能会在畜禽肉类中残留，或致中毒，或使病菌耐药性增强，危害人体健康。

5）使用违禁饲料添加剂。有人往老牛身上注射番木瓜酶促进肌纤维软化，冒充小牛肉卖高价；给圈养的鸡饲以砷饲料，宰杀后鸡皮发黄冒充散放鸡卖高价；近年来还有人给畜禽肉注水以加大重量等。

（2）卫生要求

畜禽肉的屠宰加工场所及屠宰过程应符合《食品安全国家标准　畜禽屠宰加工卫生规范》（GB 12694—2016）及《畜禽屠宰卫生检疫规范》（NY 467—2001）的要求。

《食品安全国家标准　鲜（冻）畜、禽产品》（GB 2707—2016）、《食品安全国家标准　食品中污染物限量》（GB 2762—2017）、《食品安全国家标准　食品中农药最大残留限量》（GB 2763—2019）规定了鲜（冻）畜禽产品的卫生要求。其中，挥发性盐基氮≤15 mg/100 g；肉类（畜禽内脏除外）中铅≤0.2 mg/kg，镉≤0.1 mg/kg，肉类中汞≤0.05 mg/kg，砷≤0.5 mg/kg；畜禽内脏中铅≤0.5 mg/kg，畜禽肝脏中镉≤0.5 mg/kg，畜禽肾脏中镉≤1.0 mg/kg。

病死及病害动物和相关动物产品应按照《病死及病害动物无害化处理技术规范》（农医发〔2017〕25号）进行无害化处理操作。

应建立完善的可追溯体系和召回制度，确保肉类及其产品存在不可接受的食品安全风险时，能进行追溯并能及时、完全地召回不合格批次的产品，并报告相关部门。

2. 水产品

（1）卫生问题

1）腐败变质。活鱼的肉一般是无菌的，但鱼的体表、鳃及肠道中都有一定量细菌。当鱼开始腐败时，体表黏液蛋白被细菌酶分解，呈现混浊并有臭味；由于表皮结缔组织被分解，致使鱼鳞易于脱落；眼球周围组织被分解，使眼球下陷、混浊无光。在细菌作用下鳃由鲜红变成暗褐色并有臭味。因肠内细菌大量繁殖产气，使腹部膨胀，肛门膨出，放在水中时鱼体上浮。细菌侵至脊柱使两侧大血管破裂，而使脊柱周围呈现红色。微生物再继续作用，可导致肌肉与鱼骨脱离。至此，鱼已达严重腐败阶段。腐败变质的鱼意味着有大量细菌繁殖，并有大量蛋白质分解产物，对健康有害，不应食用。

2）寄生虫病。食用被寄生虫感染的水产品可引起寄生虫病。在我国主要有华支睾吸虫（肝吸虫）及卫氏并殖吸虫（肺吸虫）两种。预防华支睾吸虫病应采取不吃“鱼生粥”等综合措施。预防卫氏并殖吸虫病最好的方法是加强宣传，不吃生蟹、生泥螺、石蟹或蝲蛄，要彻底煮熟方可食用。

3）食物中毒。有些鱼类可引起食物中毒。

4）工业废水污染。工业废水中的有害物质未经处理排入江河、湖泊，污染水体进而污染水产品，食用后可引起中毒。选购时尽量避免来自严重污染地区的产品。近年国外有鱼类等水产品被放射性污染的报告，也应引起重视。

（2）卫生要求

我国对各类鲜、冻动物性水产品要求在《食品安全国家标准　鲜、冻动物性水产品》（GB 2733—2015）中均有规定。农业农村部也对各类水产品提出标准，包括感官指标、理化指标、卫生指标、兽药残留等。以黄花鱼为例，感官指标要求：体表金黄色，有光泽，鳞片完整，不易脱落；鳃色鲜红或紫红（小黄鱼多为暗红），无异臭或稍有腥臭，鳃丝清晰；眼球饱满凸出，角膜清晰；肌肉坚实，有弹性。

《中华人民共和国食品安全法》第三十四条中规定，禁止生产经营病死、毒死或者死因不明的水产动物肉类及其制品。食品生产和经营企业或个人需遵守各地的规章制度，如上海市发布《上海市人民政府关于本市禁止生产经营食品品种的通告》（沪府规〔2018〕24 号），其中规定禁止生产经营毛蚶、泥蚶、魁蚶等蚶类，炝虾和死的黄鳝、甲鱼、乌龟、河蟹、蟛蜞、螯虾和贝壳类水产品；每年 5 月 1 日至 10 月 31 日期间，禁止生产经营醉虾、醉蟹、醉蟛蜞、咸蟹。

《食品安全国家标准　动物性水产制品》（GB 10136—2015）规定了动物性水产制品的卫生要求。原料应符合《食品安全国家标准　鲜、冻动物性水产品》（GB 2733—2015）的规定，在理化指标上规定了过氧化值、组胺和挥发性盐基氮的要求，污染物限量应符合《食品安全国家标准　食品中污染物限量》（GB 2762—2017）的规定，农药残留符合《食品安全国家标准　食品中农药最大残留限量》（GB 2763—2019）的规定。

3. 蛋类

（1）卫生问题

1）微生物污染。微生物可通过不健康的母禽及附着在蛋壳上的微生物污染禽蛋。当禽类感染传染病后，病原菌可通过血液循环侵入卵巢，在蛋黄形成过程中造成污染。常见的致病菌是沙门菌，如鸡白痢沙门菌、鸡伤寒沙门菌等。鸡、鸭、鹅都易受到病菌感染，特别是鸭、鹅等水禽的感染率更高。

附着在蛋壳上的微生物主要来自空气、储放容器等。污染的微生物可从蛋壳上的气孔进入蛋体。常见细菌有假单胞菌属、无色杆菌属、变性杆菌属、沙门菌等16种之多。真菌可经蛋壳的裂纹或气孔进入蛋内。常见的有分支孢霉、黄霉、曲霉、毛霉、青霉、白霉等。

微生物的污染可使禽蛋发生变质、腐败。新鲜蛋清中含有溶菌酶，有抑菌作用，一旦作用丧失，腐败菌在适宜的条件下迅速繁殖。蛋白质在细菌蛋白水解酶的作用下，逐渐被分解，使蛋黄系带松弛和断裂，导致蛋黄移位，如果蛋黄贴在壳上称为"贴壳蛋"；之后蛋黄膜分解，使蛋黄散开，形成"散黄蛋"；如果条件继续恶化，则蛋清和蛋黄混为一体，称为"浑汤蛋"。如果进一步被细菌分解，蛋白质则变为蛋白胨、氨基酸、胺类、羧酸类等，某些氨基酸分解后形成硫化氢、氨和胺类化合物以及粪臭素等产物，而使禽蛋发出恶臭味。

禽蛋受到霉菌污染后，霉菌在蛋壳内壁和蛋膜上生长繁殖，形成肉眼可见的大小不同暗色或深色斑点，称为"黑斑蛋"。

2）化学性污染。鲜蛋的化学性污染物主要是汞。蛋内汞的来源可由空气、水和饲料等摄入禽体内，致使所产的蛋中含汞。此外，农药、激素、抗生素以及其他化学污染物均可通过禽饲料及饮水进入母禽体内，残留于所产的蛋中。

3）其他卫生问题。鲜蛋是一种有生命的物质，不停地通过气孔进行呼吸，因此它具有吸收异味的性质。如果在收购、运输、储存过程中与农药、化肥、煤油等化学物品以及蒜、葱、鱼、香烟等有异味或腐烂变质的动植物放在一起，就会使鲜蛋产生异味，影响食用。

受精的禽蛋在25~28℃气温条件下开始发育，在35℃时胚胎发育较快。最初在胚胎周围产生鲜红的小血圈形成血圈蛋，以后逐步发育成血筋蛋、血环蛋，若孵化后鸡胚已形成则成为孵化蛋，若在发育过程中死亡则形成死胚蛋。胚胎一经发育，蛋的品质就会显著下降。

（2）卫生要求

1）感官要求。蛋壳清洁完整、无裂纹，无霉斑，灯光透视时蛋内无黑点及异物，去壳后蛋黄凸起完整并有韧性，蛋白稀稠分明，无正常视力可见外来异物。蛋液具有固有的蛋腥味，无异味。灯光透视时整个蛋呈微红色，去壳后蛋黄呈橘黄色，蛋白澄清透明，无其他异常颜色。

2）其他指标。污染物限量应符合GB 2762的规定，农药残留限量符合

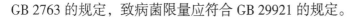

GB 2763 的规定，致病菌限量应符合 GB 29921 的规定。

4. 乳及乳制品

（1）卫生问题

乳及乳制品的卫生问题主要是微生物污染以及有毒有害物质污染等。

1）生乳中存在的微生物。一般情况下，刚挤出的乳中存在的微生物可能有细球菌、八联球菌、荧光杆菌、酵母菌和真菌；如果卫生条件不好，还会有枯草杆菌、链球菌、大肠杆菌、产气杆菌等。这些微生物主要来源于乳房、空气和水。刚挤的乳中含有溶菌酶，有助于抑菌，因此，刚挤出的乳中微生物的数量不是逐渐增多，而是逐渐减少。生乳的抑菌作用保持时间与细菌数量和放置温度有关，若乳中细菌数量少，放置环境温度低，抑菌作用保持时间就长，反之就短。一般生乳的抑菌在 0 ℃可保持 48 h，因此，乳挤出以后应及时冷却，否则微生物就会大量繁殖，致使乳腐败变质。

2）致病菌对乳的污染。按致病菌的来源可分为两大类。

①挤奶前的感染。主要是动物本身的致病菌，通过乳腺进入乳中。常见的致病菌有牛型结核杆菌、布氏杆菌、口蹄疫病毒、炭疽杆菌和能引起牛乳房炎的葡萄球菌、放线菌等，均能引起人畜共患疾病。

②挤奶后的污染。包括挤奶时和乳挤出后至食用前的各个环节里可能受到的污染。致病菌主要来源于带菌的手、挤奶用具、容器、空气和水，以及畜体表面。致病菌有伤寒杆菌、副伤寒杆菌、痢疾杆菌、白喉杆菌及溶血性链球菌等。

3）乳及乳制品的有毒有害物质残留。病牛应用抗生素、饲料中真菌的有毒代谢产物、残留农药及重金属和放射性核素等对乳的污染也应引起足够的重视。

4）掺伪。在牛奶中除掺水以外，还有许多其他掺入物。

①电解质类。盐、明矾、石灰水等。

②非电解质类。在水中不发生电离，以真溶液形式存在于水中的小分子物质，如尿素、三聚氰胺。掺水或腐败后因乳糖含量下降而掺入的蔗糖。

③胶体物质。一般为大分子液体，以胶体溶液、乳浊液形式存在，如米汤、豆浆。

④防腐剂。如甲醛、硼酸、苯甲酸、水杨酸等，也有少数人掺入青霉素等抗生素。

⑤其他杂质。掺水后为保持牛奶表面活性低的性质而掺入洗衣粉，还有掺入白硅粉、白陶土的，更严重的是掺入污水和病牛奶。

（2）卫生要求

1）乳。《食品安全国家标准　生乳》（GB 19301—2010）、《食品安全国家标准　巴氏杀菌乳》（GB 19645—2010）、《食品安全国家标准　灭菌乳》（GB 25190—2010）分别规定了对生乳、巴氏杀菌乳和灭菌乳的要求。

乳应呈乳白色或微黄色，具有乳固有的香味，呈均匀一致液体，无凝块、无沉淀、无正常视力可见异物。

理化指标要求见表 8-4。污染物限量应符合《食品安全国家标准　食品中污染物限量》（GB 2762—2017）的规定，真菌毒素限量符合《食品安全国家标准　食品中真菌毒素限量》（GB 2761—2017）的规定。生乳中菌落总数≤2×10^6CFU/g（mL），灭菌乳应符合商业无菌的要求。

表 8-4　乳的理化指标要求

		生乳	巴氏杀菌乳	灭菌乳
脂肪ª/（g/100 g）	≥	3.1	3.1	3.1
蛋白质/（g/100 g）				
牛乳	≥	2.9	2.9	2.9
羊乳	≥	2.8	2.8	2.8
非脂乳固体/（g/100 g）	≥	8.1	8.1	8.1
酸度/（°T）				
牛乳	≥	12～18	12～18	12～18
羊乳	≥	6～13	6～13	6～13

a 仅适用于全脂乳。

2）乳制品。乳制品包括炼乳、奶粉、酸奶、奶油、奶酪等。各种乳制品均应符合相应的食品安全标准，卫生质量才能得以保证。乳制品使用的添加剂应符合《食品安全国家标准　食品添加剂使用标准》（GB 2760—2014），用作发酵乳的菌种，包括保加利亚乳杆菌、嗜热链球菌或其他由国务院卫生行政部门批准使用的菌种。乳制品包装必须严密完整，乳品商标必须与内容相符，必须注明品名、厂名、生产日期、批量、保存期限及食用方法。

①全脂奶粉。感官性状应为乳黄色、具纯正的乳香味、干燥均匀的粉末，经搅拌可迅速溶于水中、不结块。全脂乳粉卫生质量应达到《食品安全国家标准　乳粉》（GB 19644—2010）的要求，当其具有苦味、腐败味、霉味、化学药品和石油等气味时禁止食用，作废弃品处理。

②炼乳。为乳白色或乳黄色、有光泽、具有牛乳的滋味和气味、组织细腻、质地均匀、黏度适中的黏稠液体。酸度（°T）≤48，微生物指标应达到《食品安全国家标准　炼乳》（GB 13102—2010）的要求。凡具有苦味、腐败味、霉味、化学药品和石油等气味或"胖听炼乳"应作废弃品处理。

③发酵乳。以生牛（羊）乳或乳粉为原料，经杀菌、发酵后制成的pH值降低的产品称为发酵乳。其中接种嗜热链球菌和保加利亚乳杆菌发酵制成的产品称为酸乳。发酵乳呈乳白色或稍带微黄色，具有纯正的乳酸味，凝块均匀细腻，无气泡，允许少量乳清析出。制风味发酵乳时允许加入各种果汁，加入的香料应符合《食品安全国家标准　食品添加剂使用标准》（GB 2760—2014）的规定。发酵乳在出售前应储存在2~8 ℃的仓库或冰箱内。当发酵乳表面生霉、有气泡和大量乳清析出时不得出售和食用。

④奶油。正常奶油为均匀一致的乳白色或浅黄色，组织状态微柔软、细腻、无孔隙、无析水现象，具有奶油的纯香味。凡有霉斑、腐败、异味（苦味、金属味、鱼腥味等）的均作废品处理。其他理化指标、微生物指标应达到奶油的《食品安全国家标准　稀奶油、奶油和无水奶油》（GB 19646—2010）的要求。

5. 冷冻饮品与饮料

（1）卫生问题

冷冻饮品是以饮用水、食糖、乳、乳制品、果蔬制品、豆类、食用油脂等其中的几种为原料，添加或不添加其他辅料、食品添加剂、食品营养强化剂，经配料、巴氏杀菌或灭菌、凝冻或冷冻等工艺制成的固态或半固态食品，包括冰淇淋、雪糕、雪泥、冰棍等。饮料是经过定量包装的，供直接饮用或用水冲调饮用的，乙醇含量（质量分数）不超过0.5%的制品。

冷冻饮品与饮料的卫生问题主要是微生物和有害化学物质污染。被细菌污染的原因主要是适于细菌繁殖的原料。因此，一般在加热前污染比较严重，熬料后细菌显著减少；在制作过程中，随着操作工序的增多，污染又会增加。细菌污染可来自空气中杂菌的自然降落；使用不清洁的用具和容器；制作过程中个人卫生较差和手的消毒不彻底等。此外，销售过程也是极易发生污染的一个环节。

有害化学物质主要来自使用不当的食品添加剂，如食用色素、食用香料、食用酸、人工甜味剂和防腐剂等，如产品质量不合格，就可能造成对冷冻饮品与饮料的污染。另外，在含酸较高的冷冻饮品与饮料中有从模具或容器上溶出有害金属的可能。

（2）卫生要求

对冷饮食品的卫生管理，一是要管好原料，所使用的原料必须要符合《食品安全国家标准　食品添加剂使用标准》（GB 2760—2014）和《生活饮用水卫生标准》（GB 5749—2006）的要求；二是要管理好生产过程，这是减少细菌污染和保证产品卫生质量的关键；三是管理好销售网点；四是严格执行产品检验制度。产品应该具有该物质的纯净色泽、滋味，不得有异味、异臭和外来杂物。

6. 罐头食品

（1）卫生问题

罐头食品是指密封包装、严格杀菌、能在通常条件下长期保存的食品。罐头食品所使用的容器（"空罐"）种类很多，常用的有马口铁罐头及玻璃罐头两种。马口铁罐头内壁常用化学性质不活泼的锡层作为保护层，但罐头内壁的锡层仍会受内容物的腐蚀而发生缓慢溶解。番茄酱、酸黄瓜等少数蔬菜和大部分水果罐头均有较强的侵蚀力。少量锡对人体无明显毒害，但会使食品中的天然色素变色；果汁罐的液汁产生白浊、沉淀；产生金属"罐臭"。大量的溶出锡会引起中毒。国外报道了多起锡中毒的事件，大多是由罐头内蔬菜果汁锡含量过高引起的。玻璃罐头的特点是化学性质稳定不易腐蚀，能保持食品原有风味。罐壁透明，可以看到内容物的色泽形状。但其缺点是易碎，导热性较差，在杀菌和冷却过程中容易破裂；内容物易变色、褪色。

罐头食品储存后可能出现"胖听"情况，常见原因有三种。第一种是微生物引起的变化，又称生物性气胀，是罐头在灭菌过程中不够彻底，然后存放温度过高，以致微生物在罐内生长繁殖，产生气体，形成生物性气胀。但必须注意有时虽然已有微生物，罐壁又受到腐蚀，形成小孔，有气体产生，但随时逸出，不胀气，此种情况容易被忽视，更加危险。第二种是化学性气胀。主要是马口铁受到食品的侵蚀，释放出氢，在氢的压力下，罐头发生膨胀。这种罐头重金属含量（主要是锡）往往比较高。第三种胀气比较少见，称为物理性气胀。由装罐过满、排气不充分或气压变化等因素而引起膨胀，这种罐头食品质量一般没有变化。

（2）卫生要求

罐头食品应参考《食品安全国家标准　罐头食品》（GB 7098—2015）、《食品安全国家标准　罐头食品生产规范》（GB 8950—2016）的要求。因为罐头食品长期保存在容器内，食品与罐皮紧密地接触，故对罐皮要求严密坚固，使内容物与外界空气隔绝。罐皮材料应采用化学性质比较稳定，不与食品起任何化学反应，不使食品感官性状发生改变的物质。罐皮材料不应含有对人体有毒的物质。罐皮镀锡应该均匀完整。罐皮内层应符合《食品安全国家标准　食品接触用涂料及涂层》（GB 4806.10—2016）的要求。罐皮的焊接处焊锡不能与食物直触。罐头底盖之间有一层橡皮圈，使密封更好。但橡胶必须是食品工业用胶并不与产品发生作用。

每批罐头食品出厂前先经保温试验，后通过敲击和观察，将胖听、漏听及有鼓音的罐头剔除。如果将罐头置于 37 ℃中保温 7 天，若"胖听"程度增大，可能是生物性气胀；若"胖听"程度不变，可能是化学性膨胀；若"胖听"消失，可能是物理性膨胀。

培训课程 ③

食物中毒及其预防和管理

一、食物中毒的概念、特点和分类

1. 概念

食物中毒（food poisoning）指摄入了含有生物性或化学性有毒有害物质的食物，或把有毒有害物质当作食物摄入后出现的非传染性疾病。食物中毒既不包括因暴饮暴食而引起的急性胃肠炎、寄生虫病以及经饮食肠道传染的疾病，也不包括因一次大量或长期少量多次摄入某些有毒、有害物质而引起的以慢性毒害为主要特征的疾病。

2. 特点

食物中毒发生的原因各不相同，但发病具有下述共同特点。

（1）发病呈暴发性，潜伏期短，来势急剧，短时间内可能有多数人发病，发病曲线呈上升的趋势。

（2）中毒病人一般具有相似的临床表现，常常出现恶心、呕吐、腹痛、腹泻等消化道症状。

（3）发病与食物有关，患者在近期内都食用过同样的食物，发病范围局限在食用该有毒食物的人群，停止食用该食物后很快停止，发病曲线在突然上升之后即突然呈下降趋势，无余波。

（4）食物中毒病人对健康人不具传染性。

有的食物中毒具有明显地区性和季节性，例如，我国肉毒梭菌毒素食物中毒90%以上发生在新疆地区；副溶血弧菌食物中毒多发生在沿海各省；而霉变甘蔗和酵米面食物中毒多发生在北方。食物中毒全年皆可发生，但夏、秋季是细菌性食物中毒的高发季节，尤其是第三季度。

3. 分类

食物中毒按病原物质可分为 4 类。

（1）细菌性食物中毒

细菌性食物中毒是指食用了含有大量细菌或细菌毒素的食物而引起的中毒。主要有沙门菌食物中毒、变形杆菌食物中毒、副溶血弧菌食物中毒、葡萄球菌肠毒素食物中毒、肉毒梭菌食物中毒、蜡样芽孢杆菌食物中毒、韦梭菌食物中毒、致病性大肠杆菌食物中毒、酵米面椰毒假单胞菌毒素食物中毒、结肠炎耶尔森菌食物中毒、链球菌食物中毒、志贺菌食物中毒等。

（2）有毒动植物中毒

有毒动植物中毒是指误食有毒动植物或摄入因加工、烹调不当未能除去有毒成分的动植物食物而引起的中毒。发病率较高，病死率因动植物种类而异。有毒动物中毒，如河豚、有毒贝类等引起的中毒；有毒植物中毒，如毒蕈、含氰苷果仁、木薯、四季豆等中毒。

（3）化学性食物中毒

化学性食物中毒是指误食有毒化学物质或食入被其污染的食物而引起的中毒，发病率和病死率均比较高，如某些金属或类金属化合物、亚硝酸盐、农药等引起的食物中毒。

（4）真菌及其毒素食物中毒

真菌及其毒素食物中毒是指食用被产毒真菌及其毒素污染的食物而引起的急性疾病。发病率较高，死亡率因菌种及其毒素种类而异，如赤霉病麦、霉甘蔗等中毒。

二、细菌性食物中毒

细菌性食物中毒是最常见的一类食物中毒。由活菌引起的食物中毒称感染型，由菌体产生的毒素引起的食物中毒称毒素型。有的食物中毒既有感染型，又有毒素型。

细菌性食物中毒发生的基本条件是：

（1）细菌污染食物（食品腐败变质、交叉污染、从业人员带菌、食品运输、储存等过程的污染）。

（2）在适宜的温度、水分、pH 及营养条件下，细菌急剧大量繁殖或产毒。

（3）进食前食物加热不充分，未能杀灭细菌或破坏其毒素。

细菌性食物中毒全年皆可发生，但在夏秋季节发生较多，引起细菌性食物中毒的食物主要为动物性食品。一般病程短、恢复快、愈后良好。对抵抗力低的人群，如老人、儿童、病人和身体衰弱者，发病症状常较为严重。

1. 沙门菌食物中毒

沙门菌属种类繁多，其中引起食物中毒的主要有鼠伤寒沙门菌、猪霍乱沙门菌、肠炎沙门菌等。沙门菌进入肠道后大量繁殖，除使肠黏膜发炎外，大量活菌释放的内毒素可引起机体中毒。

（1）发病特点

1）中毒全年都可发生，多见于夏、秋两季，主要在5—10月，尤以7—9月最多。

2）中毒食品以动物性食品为多见。主要是肉类，如病死牲畜肉、冷荤、熟肉等，也可由鱼、禽、奶、蛋类食品引起。

3）中毒原因主要是由加工食品用具、容器或食品存储场所生熟不分、交叉污染，食前未加热处理或加热不彻底引起。

（2）中毒表现

沙门菌食物中毒临床上有五种类型，即胃肠炎型、类霍乱型、类伤寒型、类感冒型和败血症型。其共同特点如下。

潜伏期一般为 12～36 h。短者 6 h，长者 48～72 h，大都集中在 48 h。

中毒初期表现为头痛、恶心、食欲不振，以后出现呕吐、腹泻、腹痛、发热，重者可引起痉挛、脱水、休克等。腹泻一日数次至十余次，或数十次不等，主要为水样便，少数带有黏液或血。

（3）预防措施

1）防止污染。不食用病死牲畜肉，加工冷荤熟肉一定要生熟分开。控制感染沙门菌的病畜肉类流入市场。

2）高温杀灭细菌。烹调时肉块不宜过大，肉块深部温度须达到 80 ℃以上，持续 12 min；禽蛋煮沸 8 min 以上等。

3）控制细菌繁殖。影响沙门菌繁殖的主要因素是温度和储存时间。沙门菌繁殖的最适温度为 37 ℃，但在 20 ℃以上即能大量繁殖，因此低温冷藏食品控制在 5 ℃以下，避光、隔氧，则可有效控制细菌繁殖。

2. 葡萄球菌食物中毒

葡萄球菌在空气、土壤、水、粪便、污水及食物中广泛存在，主要来源是动物及人的鼻腔、咽喉、皮肤、头发及化脓性病灶。健康人的咽部带菌率可达40%～70%，手部达56%。葡萄球菌可产生多种毒素（A、B、C、D、E、F型）和酶类。引起食物中毒的主要是能产生肠毒素的葡萄球菌，其中以金黄色葡萄球菌致病力最强，此菌耐热性不强，最适生长温度为37℃，最适pH值为7.4。但食物中的肠毒素耐热性强，一般烹调温度不能将其破坏，218～248℃油温下经30 min或100℃下2 h才能被破坏。

（1）发病特点

1）中毒多发生在夏、秋季节，其他季节亦可发生。

2）中毒食品主要为乳类及其制品、蛋及蛋制品、各类熟肉制品，其次为含有乳制品的冷冻食品，个别也有含淀粉类食品。

3）中毒原因主要是被葡萄球菌污染后的食品在较高温度下保存时间过长，如在25～30℃环境中放置5～10 h，就能产生足以引起食物中毒的葡萄球菌肠毒素。

（2）中毒表现

起病急，潜伏期短，一般在2～3 h，多在4 h内，最短1 h，最长不超过10 h。

中毒表现为典型的胃肠道症状，表现为恶心，剧烈而频繁地呕吐（严重者可呈喷射状，吐物中常有胆汁、黏液和血）、腹痛、腹泻（水样便）等。病程较短，一般在1～2天内痊愈，很少死亡。

年龄越小对肠毒素的敏感性越强，因此儿童发病较多，病情较成人严重。

（3）预防措施

1）防止污染。防止带菌人群对各种食物的污染，定期对食品加工人员、饮食从业人员、保育员进行健康检查，对患局部化脓性感染、上呼吸道感染（化脓性咽炎、口腔疾病等）者，应暂时调换其工作。防止葡萄球菌对乳的污染，要定期对健康奶牛的乳房进行检查，患化脓性乳腺炎时，其乳不能食用。健康乳牛的乳在挤出后，应迅速冷却至10℃以下，此外乳制品应以消毒乳为原料。

2）防止肠毒素的形成。在低温、通风良好条件下储存食物不仅防止葡萄球菌生长繁殖，亦是防止毒素形成的重要条件，如剩饭在常温下存放应置于阴凉通风的地方，其放置时间也不应超过2 h，尤其是气温较高的夏、秋季节，食前还应彻底加热。

3. 肉毒梭菌毒素食物中毒

肉毒梭菌是一种革兰氏阳性厌氧菌，具有芽孢，主要存在于土壤、江河湖海的淤泥及人畜粪便中。食物中毒是由肉毒梭菌产生的外毒素即肉毒毒素所致。引起人类中毒的肉毒梭菌有 A、B、E、F 四型，其中 A、B 型最为常见。该类毒素是一种强烈的神经毒素。

肉毒梭菌芽孢能耐高温，干热 180 ℃，5～15 min 方能杀死芽孢。杀死 A 型肉毒梭菌芽孢，湿热 100 ℃需 6 h，120 ℃需 4 min。肉毒梭菌的各菌型之间对温度的抵抗力略有差别，E 型肉毒梭菌芽孢不耐高热，100 ℃ 1 min、90 ℃ 5 min、80 ℃ 20 min 即死亡，但 70 ℃ 2 h 仍能存活。F 型的芽孢在 110 ℃，经 10 min 可被杀灭。

（1）发病特点

1）四季均可发生中毒，冬、春季节多发。

2）中毒食品主要为家庭自制的发酵豆、谷类制品（面酱、臭豆腐），其次为肉类和罐头食品。

3）中毒原因主要是被污染了肉毒毒素的食品在食用前未进行彻底的加热处理。

（2）中毒表现

潜伏期数小时至数天不等，一般为 12～48 h，最短者 6 h，长者可达 8～10 天。

中毒主要表现为运动神经麻痹症状，如头晕、无力、视物模糊、眼睑下垂、复视、咀嚼无力、走路不稳、张口困难、伸舌困难、咽喉阻塞感、饮食发呛、吞咽困难、呼吸困难、头颈无力、垂头等。

病人症状的轻重程度可有所不同，病死率较高。

（3）预防措施

1）不吃生酱及可疑含毒食品。

2）自制发酵酱类时，原料应清洁新鲜，腌前必须充分冷却，盐量要达到 14% 以上，并提高发酵温度。要经常日晒，充分搅拌，使氧气供应充足。

3）肉毒梭菌毒素不耐热，加热 80 ℃经 30 min 或 100 ℃经 10～20 min，可使各型毒素破坏，所以对可疑食品进行彻底加热是破坏毒素、预防肉毒中毒的可靠措施。

4. 副溶血弧菌食物中毒

副溶血弧菌是一种嗜盐性细菌，存在于近岸海水、海底沉积物以及鱼、贝类等海产品中，为革兰氏阴性，兼性厌氧；在 30～37 ℃、pH 值为 7.4～8.2、含 2%～4% 氯化钠的普通培养基上生长最佳，生长的 pH 范围为 5.0～9.6；温度范围为 15～40 ℃。副溶血弧菌中毒是我国沿海地区最常见的一种食物中毒。

副溶血弧菌不耐热，75 ℃加热 5 min 或 90 ℃加热 1 min 即可杀灭。对酸敏感，在 1% 醋酸或稀释一倍的食醋中经 1 min 即可死亡。在淡水中生存不超过 2 天，海水中能生存 47 天以上。带有少量细菌的食品，在适宜温度下经 3～4 h，细菌可急剧增加，并可引起食物中毒。

人体摄入致病活菌株 10^6 个以上，几小时后即可发生胃肠炎。细菌在胃肠道繁殖，引起组织病变，并可产生耐热溶血毒素，起到协同致病作用。

（1）发病特点

1）副溶血弧菌食物中毒多发生在 6—9 月份高温季节，海产品大量上市时。

2）中毒食品主要是海产品，其次为咸菜、熟肉类、禽肉、禽蛋类，约半数为腌制品。

3）中毒原因主要是烹调时未烧熟、煮透，或熟制品污染后未再彻底加热。

（2）中毒表现

1）潜伏期一般在 6～10 h，最短者 1 h，长者 24～48 h。

2）发病急，主要症状为恶心、呕吐、腹泻、腹痛、发热，尚有头痛、多汗、口渴等。

3）腹泻多为水样便，重者为黏液便和黏血便。呕吐、腹泻严重，失水过多者可引起虚脱并伴有血压下降。

4）大部分病人发病后 2～3 天恢复正常；少数重症病人可由于休克、昏迷而死亡。

（3）预防措施

1）停止食用可疑中毒食品。

2）加工海产品，如鱼、虾、蟹、贝类一定要烧熟煮透。蒸煮时间需加热 100 ℃ 30 min。海产品用盐渍（40% 盐水）也可有效地杀死细菌。

3）烹调或调制海产品、拼盘时可加适量食醋。

4）加工过程中生熟用具要分开，宜在低温下储藏。对烹调后的鱼虾和肉类等熟食品，应放在 10 ℃以下存放，存放时间最好不超过两天。

5. O_{157}：H_7 大肠杆菌食物中毒

O_{157}：H_7 大肠杆菌是致病性大肠埃希菌中一种最常见的血清型（肠出血性大肠埃希菌），可寄宿于牛、猪、羊、鸡等家畜家禽的肠内，一旦侵入人的肠内，便依附肠壁，产生类志贺样毒素和肠溶血毒素，导致人发生出血性结肠炎和溶血性尿毒综合征。1996 年 5—8 月日本发生了 O_{157}：H_7 大肠杆菌暴发流行，9 000 多名儿童感染，11 名死亡。O_{157}：H_7 大肠杆菌毒性极强，很少量的病菌即可使人致病，对细胞破坏力极大，主要侵犯小肠远端和结肠，引起肠黏膜水肿出血，同时可引起肾脏、脾脏和大脑的病变。该菌耐低温但不耐高温，60 ℃时 20 min 可灭活；耐酸不耐碱。

（1）发病特点

1）流行与饮食习惯有关。病菌基本上是通过食品和饮品传播，且多以暴发形式流行，尤以食源性暴发更多见。

2）常见中毒食品和饮品是肉及肉制品、汉堡包、生牛奶、奶制品、蔬菜、鲜榨果汁、饮水等，传播途径以通过污染食物经粪口途径感染较为多见，直接传播较罕见。

3）中毒多发生在夏秋季，尤以 6—9 月更多见。人类对此菌普遍易感，其中小儿和老人最易感。

（2）中毒表现

1）起病急骤，潜伏期为 2~9 天，最快仅 5 h。

2）中毒表现主要为突发性的腹部痉挛，有时为类似于阑尾炎的疼痛。有些病人仅为轻度腹泻；有些有水样便，继而转为血性腹泻，腹泻次数有时可达每天 10 余次，低热或不发热；许多病人同时有呼吸道症状。

3）严重者可造成溶血性尿毒综合征、血栓性血小板减少性紫癜、脑神经障碍等多器官损害，危及生命，尤其是老人和儿童患者死亡率很高。

（3）预防措施

1）停止食用可疑中毒食品。

2）不吃生的或加热不彻底的牛奶、肉等动物性食品。不吃不干净的水果、蔬菜。剩余饭菜食用前要彻底加热。防止食品生熟交叉感染。

3）养成良好的个人卫生习惯，饭前便后洗手。避免与患者密切接触，或者在接触时应特别注意个人卫生。特别要注意保护年老体弱等免疫力低下的人群。

4）食品加工、生产企业尤其是餐饮业应严格保证食品加工、运输及销售的安全性。

6. 其他细菌性食物中毒

其他细菌性食物中毒见表 8-5。

表 8-5　其他细菌性食物中毒

中毒名称	病原体	中毒表现	中毒食物	预防措施
变形杆菌食物中毒	普通变形杆菌、奇异变形杆菌	潜伏期 5~18 h，表现为急性腹泻，伴恶心、呕吐、头痛、发热，体温一般在 38~39℃，病程 1~3 天	动物性食品为主，其次为豆制品和凉拌菜	注意食堂卫生，严格做到生熟用具分开
链球菌食物中毒	D 族链球菌中的粪便链球菌	感染型、毒素型或混合型，潜伏期 6~24 h，急性胃肠炎症状，体温略高，偶有头痛、头晕等	动物性食品尤其以熟肉制品、奶类食品为主	防止对熟肉制品再污染
志贺菌食物中毒	志贺菌及其肠毒素等	感染型、毒素型或混合型，潜伏期 10~20 h，剧烈腹痛，腹泻，水样、血样或黏液便，体温 40℃，里急后重	凉拌菜	同沙门菌食物中毒
空肠弯曲菌食物中毒	空肠弯曲菌及其肠毒素	感染型、毒素型或混合型，潜伏期 3~5 天，急性胃肠炎症状，体温在 38~40℃	牛乳及肉制品	避免食用未煮透或灭菌不充分的食品，尤其是乳品

三、有毒动植物中毒

1. 河豚中毒

河豚中毒是指食用了含有河豚毒素的鱼类引起的食物中毒。在我国主要发生在沿海地区及长江、珠江等河流入海口处。

（1）毒性物质

河豚的有毒成分为河豚毒素（tetrodotoxin），是一种神经毒，可引起中毒的河豚毒素分为河豚素、河豚酸、河豚卵巢毒素及河豚肝脏毒素。毒素对热稳定，220℃以上才可被分解。河豚的卵巢和肝脏毒性最强，其次为肾脏、血液、眼睛、鳃和皮肤。鱼死后较久时，河豚毒素可渗入肌肉，使本来无毒的肌肉也含毒。河豚的毒素常随季节变化而有差异，每年 2—5 月为生殖产卵期，毒性最强。6—7 月产卵后，卵巢萎缩，毒性减弱，故河豚中毒多发生于春季。

（2）中毒表现

1）发病急，潜伏期 0.5~3 h，一般 10~45 min。

2）先感觉手指、口唇、舌尖麻木或有刺痛感，然后出现恶心、呕吐、腹痛、腹泻等胃肠道症状，并有四肢无力、口唇、舌尖及肢端麻痹，进而四肢肌肉麻痹，以致身体摇摆、行走困难，甚至全身麻痹呈瘫痪状。

3）严重者眼球运动迟缓，瞳孔散大，对光反射消失，随之言语不清、紫绀，血压和体温下降，呼吸先迟缓、浅表，继而呼吸困难，最后呼吸衰竭引致死亡。

（3）预防措施

1）捕捞时必须将野生河豚剔除。

2）水产品经营部门应严格把关，防止鲜野生河豚进入市场或混进其他水产品中。

3）加强宣传教育，宣传河豚鱼的毒性及危害，不擅自吃沿海地区捕捞或捡拾的不知名或未吃过的鱼。

2. 鱼类引起的组胺中毒

引起中毒的鱼大多是含组胺酸高的鱼类，主要是海产鱼中的青皮红肉鱼类，如金枪鱼、秋刀鱼、竹荚鱼、沙丁鱼、青鳞鱼、金线鱼、鲐鱼等。当鱼不新鲜或腐败时，鱼体中游离组氨酸经脱羧酶作用产生组胺，当组胺积蓄至一定量时，食后便可引起中毒。

（1）中毒表现

中毒特点是发病快、症状轻、恢复迅速，发病率可达 50% 左右，偶有死亡病例。

1）潜伏期一般为 0.5～1 h，最短可为 5 min，最长达 4 h。

2）以局部或全身毛细血管扩张、通透性增强、支气管收缩为主，主要症状有脸红、头晕、头痛、心慌、脉快、胸闷和呼吸促迫等，部分病人出现眼结膜充血、瞳孔散大、视物模糊、脸发胀、唇水肿、口和舌及四肢发麻、恶心、呕吐、腹痛、荨麻疹、全身潮红、血压下降等。

（2）预防措施

不吃腐败变质的鱼，特别是青皮红肉的鱼类。市售鲜鲐鱼等青皮红肉鱼类应冷藏或冷冻，保持较高的鲜度。选购鲜鲐鱼等要特别注意其鲜度，如发现鱼眼变红、色泽不新鲜、鱼体无弹力时，则不应选购，亦不得食用。购后应及时烹调，如盐腌，应劈开鱼背并加 25% 以上的食盐腌制。

食用鲜、咸鲐鱼时，烹调前应去内脏、洗净，切成二寸段，用水浸泡 4～6 h，可使组胺量下降 44%，烹调时加入适量雪里蕻或红果，组胺可下降 65%，红烧或清蒸、酥焖，不宜油煎或油炸。

有过敏性疾患者，以不吃此类鱼为宜。

3. 毒蕈中毒

毒蕈又称毒蘑菇，是指食后可引起中毒的蕈类。在我国目前已鉴定的蕈类中，可食用蕈近 300 种，有毒蕈约有 100 种，可致人死亡的至少有 10 种，它们是褐鳞小伞、肉褐鳞小伞、白毒伞、褐柄白毒伞、毒伞、残托斑毒伞、毒粉褶蕈、秋生盔孢伞、包脚黑褶伞、鹿花蕈。由于生长条件的差异，不同地区发现的毒蕈种类、大小、形态不同，所含毒素亦不一样。

毒蕈的有毒成分十分复杂，一种毒蕈可以含有几种毒素，而一种毒素又可存在于数种毒蕈之中。毒蕈中毒全国各地均有发生，且多发生在高温多雨的夏秋季节，以家庭散发为主，有时在一个地区连续发生多起，且常是因误采食毒蘑菇而中毒。

（1）中毒表现

毒蕈中毒的临床表现复杂多样，因毒蕈种类与有毒成分不同，临床表现也不同。目前，按临床表现分为 5 种类型。

1）胃肠炎型。引起此型中毒的毒蕈多见于红菇属、乳菇属、粉褶蕈属、黑伞蕈属、白菇属和牛肝蕈属中的一些毒蕈，国内以红菇属为多。有毒物质可能为类树脂、甲醛类的化合物，对胃肠道有刺激作用。

潜伏期一般为 0.5 ~ 6 h，多在食后 2 h 左右发病，最短仅 10 min。主要症状为剧烈恶心、呕吐，阵发性腹痛或绞痛，以上腹部和脐部为主，剧烈腹泻，水样便，每日可多达 10 余次，不发热。病程较短，经适当对症处理可迅速恢复，一般病程 2 ~ 3 天，愈后良好，病死率低。

2）神经精神型。引起该型中毒的毒蕈种约有 30 种，所含毒性成分多种多样，多为混合并存，尚在研究之中，临床表现最为复杂多变。

潜伏期一般为 0.5 ~ 4 h，最短仅 10 min。以精神兴奋、精神抑制、精神错乱、矮小幻觉或以上表现交互出现为特点。病人有幻觉、狂笑、手舞足蹈、行动不稳、共济失调，形似醉汉，可出现"小人国幻觉症"，闭眼时幻觉更明显，也可有迫害妄想，类似精神分裂症。重症病人出现谵妄、精神错乱、抽搐、昏迷等。可有副交感神经兴奋症状，如流涎、流泪、大量出汗、瞳孔缩小、脉缓、血压下降等。也可引起交感神经兴奋，如瞳孔扩散、心跳加快、血压上升、颜面潮红。部分病人有消化道症状，病程 1 ~ 2 天，病死率低。

3）溶血型。引起该型中毒的多为鹿花蕈（又为马鞍蕈）、褐鹿花蕈、赭鹿花蕈等。

潜伏期6~12 h,最长可达2天,初始表现为恶心、呕吐、腹泻等胃肠道症状,发病3~4天后出现溶血性黄疸、肝脾肿大、肝区疼痛,少数病人出现血红蛋白尿。严重者出现心律不齐、谵妄、抽搐或昏迷。也可引起急性肾功能衰竭,导致愈后不良。给予肾上腺皮质激素治疗可很快控制病情,病程2~6天,一般病死率不高。

4)脏器损害型。此型中毒最为严重,病情凶险,如不及时抢救,死亡率极高。毒素为剧毒,主要有毒成分为毒肽类和毒伞肽类,存在于毒伞属(如毒伞、白毒伞、鳞柄白毒伞)、褐鳞小伞蕈及秋生盔孢伞蕈。

病情发展可分为5期,但有时分期并不明显。

①潜伏期。一般10~24 min,最短可为6~7 min。

②胃肠炎期。恶心、呕吐、脐周腹痛、水样便腹泻,数次至10余次,甚至更多,一般无脓血,无里急后重感,多在持续1~2天后逐渐缓解。部分严重病人继胃肠炎后病情迅速恶化,出现休克、昏迷、抽搐、全身广泛出血,呼吸衰竭,在短时间内死亡。

③假愈期。病人症状暂时缓解或消失,持续1~2天。正是此期毒素由肠道吸收,通过血液进入脏器与靶细胞结合,逐渐侵害实质脏器,肝损害已开始,轻度中毒病人肝损害不严重,可由此期进入恢复期。对假愈期的病人,一定要注意观察,提高警惕,以免误诊误治。

④脏器损害期。病人突然出现肝、肾、心、脑等脏器损害,以肝、肾损害为最重。出现肝脏肿大、黄疸、肝功能异常,甚至发生急性肝坏死、肝昏迷。也可出现弥散性血管内凝血,表现有呕吐、咯血、鼻出血、皮下和黏膜下出血。肾脏受损,尿中出现蛋白、管型、红细胞。个别病人出现少尿、闭尿或血尿,甚至尿毒症、肾功能衰竭。此期还可出现内出血和血压下降。烦躁不安、淡漠、嗜睡,甚至惊厥、昏迷、死亡。病死率一般为60%~80%。部分病人出现精神失常,如时哭时笑等。也有的病人在胃肠炎期后立即出现烦躁、惊厥、昏迷。

⑤恢复期。经积极治疗,一般在2~3周后进入恢复期,中毒症状消失、肝功好转,也有的病人6周以后方可痊愈。

5)日光性皮炎型。引起该型中毒的毒蘑菇是胶陀螺(猪嘴蘑),潜伏期一般为24 h左右,开始多为颜面肌肉震颤,继而手指和脚趾疼痛,上肢和面部可出现皮疹。暴露于日光部位的皮肤可出现肿胀，指甲部剧痛、指甲根部出血，病人的嘴唇肿胀外翻。少有胃肠炎症状。

（2）预防措施

毒蘑菇中毒的原因主要是误采、误食。由于毒蘑菇难以鉴别，应适时通过新闻媒体进行广泛宣传，教育当地群众不要采集野蘑菇食用，以免发生中毒。

如果发生中毒事件，应停止食用并销毁毒蘑菇和用毒蘑菇制作的食品，加工盛放毒蘑菇食品的容器炊具也应洗刷干净。

关于毒蕈与食用蕈的鉴别，目前尚缺乏简单可靠的方法，一般认为毒蕈有如下一些特征（仅作参考）：颜色奇异鲜艳，形态特殊，蕈盖有斑点、疣点，损伤后流浆、发黏，蕈柄上有蕈环、蕈托，气味恶劣，不长蛆，不生虫，破碎后易变色等。

4. 含氰苷类植物中毒

引起食物中毒的往往是杏、桃、李和枇杷等核仁和木薯。杏仁中含有苦杏仁苷，木薯和亚麻子中含有亚麻苦苷。苦杏仁苷在苦杏仁中含量比甜杏仁高 20～30 倍，引起的食物中毒最为常见，后果最为严重。此外还有苦桃仁、枇杷仁、李子仁、樱桃仁和木薯等。氰苷在酶或酸的作用下释放出氢氰酸。苦杏仁苷属剧毒，对人的最小致死量为 0.4～1 mg/kg·bw。

（1）中毒表现

苦杏仁中毒潜伏期为半小时至数小时，一般为 1～2 h。主要症状为口内苦涩、头晕、头痛、恶心、呕吐、心慌、脉速、四肢无力，继而出现不同程度的呼吸困难、胸闷，有时可闻到苦杏仁味，严重者意识不清、呼吸微弱、四肢冰冷、昏迷，常发出尖叫。继而意识丧失，瞳孔散大，对光反射消失，牙关紧闭，全身阵发性痉挛，最后因呼吸麻痹或心跳停止而死亡，也可引起周围神经症状。空腹、年幼及体弱者中毒症状重，病死率高。

（2）预防措施

加强宣传教育，不生吃各种苦味果仁，也不能食用炒过的苦杏仁。若食用果仁，必须用清水充分浸泡，再敞锅蒸煮，使氢氰酸挥发掉。不吃生木薯，食用时必须将木薯去皮，加水浸泡 2 天，再敞锅蒸煮后食用。

5. 其他有毒动植物食物中毒

其他有毒动植物食物中毒的表现和预防措施见表8-6。

表 8-6 其他有毒动植物食物中毒

中毒名称	有毒成分	中毒表现	预防措施
动物甲状腺中毒	甲状腺素	潜伏期10~24 h, 头痛、乏力、抽搐、四肢肌肉痛, 重者狂躁、昏迷	宰杀畜禽时去除甲状腺
贝类中毒	石房蛤毒素	潜伏期数分钟至数小时, 开始唇、舌、指尖麻, 继而腿、臂和颈部麻木, 运动失调	贝类中麻痹性贝类毒素含量≤4 MU/g
有毒蜂蜜中毒	雷公藤碱及其他生物碱	潜伏期1~2天, 口干、舌麻、恶心、呕吐、心慌、腹痛、肝肿大、肾区痛	加强蜂蜜检验
四季豆中毒	皂素、植物血凝素	潜伏期2~4 h, 恶心、呕吐等胃肠症状, 四肢麻木	充分煮熟
发芽马铃薯中毒	龙葵素	潜伏期数十分钟至数小时, 咽喉瘙痒、烧灼感, 胃肠炎, 重者有溶血性黄疸	马铃薯应储存于干燥阴凉处, 食用前削皮去芽, 烹调时加醋
鲜黄花菜中毒	类秋水仙碱	潜伏期0.5~4 h, 以胃肠症状为主	食鲜黄花菜应用水浸泡或用开水烫后弃水炒煮食用

四、化学性食物中毒

1. 亚硝酸盐食物中毒

亚硝酸盐食物中毒指食用了含硝酸盐及亚硝酸盐的蔬菜或误食亚硝酸盐后引起的一种高铁血红蛋白血症, 也称肠源性青紫症。常见的亚硝酸盐有亚硝酸钠和亚硝酸钾。蔬菜中常含有较多的硝酸盐, 特别是当大量施用含硝酸盐的化肥或土壤中缺钼时, 可增加植物中的硝酸盐。

（1）亚硝酸盐的来源

1）新鲜的叶菜类, 如菠菜、芹菜、大白菜、小白菜、圆白菜、生菜、韭菜、甜菜、菜花、萝卜叶、荠菜等含有硝酸盐, 但一般摄入量并无碍, 如大量的摄入后, 在肠道内由于硝酸盐还原菌的作用也可转化为亚硝酸盐。因此新鲜蔬菜煮熟后若存置过久, 或不新鲜蔬菜中, 亚硝酸盐的含量会明显增高。

2）刚腌不久的蔬菜（暴腌菜）含有大量亚硝酸盐, 尤其是加盐量少于12%、气温高于20 ℃的情况下, 可使菜中亚硝酸盐含量增加, 第7~8天达高峰, 一般在腌后20天降至最低。

3）苦井水含较多的硝酸盐，当用该水煮粥或食物，再在不洁的锅内放置过夜后，则硝酸盐在细菌作用下可还原成亚硝酸盐。

4）食用蔬菜过多时，大量硝酸盐进入肠道，对于儿童胃肠机能紊乱、贫血、蛔虫症等消化功能欠佳者，肠道内细菌可将硝酸盐转化为亚硝酸盐，且由于形成过多、过快而来不及分解，结果大量亚硝酸盐进入血液导致中毒。

5）腌肉制品加入过量硝酸盐或亚硝酸盐。

6）误将亚硝酸盐当作食盐应用。

（2）中毒表现

1）潜伏期。误食纯亚硝酸盐引起的中毒，潜伏期一般为 10～15 min；大量食入蔬菜或未腌透菜类者，潜伏期一般为 1～3 h，个别可长达 20 h 后发病。

2）中毒症状。有头痛、头晕、无力、胸闷、气短、嗜睡、心悸、恶心、呕吐、腹痛、腹泻，口唇、指甲及全身皮肤、黏膜发绀等。严重者可有心率减慢、心律不齐、昏迷和惊厥等症状，常因呼吸循环衰竭而死亡。

（3）急救处理

催吐、洗胃和导泻以消除毒物；应用氧化型亚甲蓝（美蓝）、维生素 C 等解毒剂；临床上将美蓝、维生素 C 和葡萄糖三者合用，效果较好；以及对症治疗。

（4）预防措施

1）保持蔬菜新鲜，禁食腐烂变质蔬菜。短时间不要进食大量含硝酸盐较多的蔬菜；勿食大量刚腌的菜，腌菜时盐应稍多，至少待腌制 15 天以上再食用。

2）肉制品中硝酸盐和亚硝酸盐的用量应严格按国家食品安全标准的规定，不可多加。

3）不喝苦井水，不用苦井水煮饭、煮粥，尤其勿存放过夜。

4）妥善保管好亚硝酸盐，防止错把其当成食盐或碱而误食中毒。

2. 砷化物中毒

砷（As）本身毒性不大，而其化合物一般均有剧毒，特别是三氧化二砷（As_2O_3）的毒性最强。三氧化二砷又名亚砷酐、砒霜、信石、白砷、白砒。

（1）中毒原因

常见原因是食品加工时，使用的原料或添加剂中含砷量过高，或误食含砷农药拌种的粮食及喷洒过含砷农药不久的蔬菜，或将三氧化二砷当作食盐、面碱、小苏打等使用，食用盛过含砷杀虫剂的容器或袋子盛放的食品和粮食，或食用碾磨过农药的工具加工过的米面等。

（2）中毒表现

潜伏期为十几分钟至数小时，中毒后患者口腔和咽喉部有烧灼感，口渴及吞咽困难，口中有金属味，常表现为剧烈恶心、呕吐（甚至吐出血液和胆汁）、腹绞痛、腹泻（水样或米汤样，有时混有血）。由于剧烈吐泻而脱水，血压下降，严重者引起休克、昏迷和惊厥，并可发生中毒性心肌病和急性肾功能衰竭，若抢救不及时，中毒者常因呼吸循环衰竭，肝肾功能衰竭，于 1～2 日内死亡。

（3）急救治疗

应催吐，彻底洗胃以排除毒物；应用特效解毒剂：巯基类药物如二巯基丙醇、二巯基丙磺酸钠和二巯基丁二酸钠；病情严重，特别是伴有肾功能衰竭者应用血液透析，以及对症治疗。

（4）预防措施

1）砷类农药在我国已被禁用，应严格遵守。

2）食品加工过程中所使用的原料、添加剂等的砷含量不得超过国家允许限量标准。

3）对含砷化合物要健全管理。

五、真菌及其毒素食物中毒

食物中的真菌及其毒素引起的食物中毒，其发病率和死亡率都较高，且有明显的季节性和地区性。

1. 赤霉病麦中毒

赤霉病麦中毒是由于误食被赤霉菌（一类真菌）侵染的麦类（"赤霉病麦"）等引起的、以呕吐为主要症状的一种急性中毒。在我国多发生于长江中下游地区，也见于东北、华北地区。

（1）中毒原因

引起麦类赤霉病的真菌，主要为镰刀菌属中的禾谷镰刀菌。小麦、大麦、燕麦等在田间抽穗灌浆阶段的条件合适于真菌生长繁殖，可以使麦类以及稻谷、玉米发生赤霉病。引起中毒的有毒成分为赤霉病麦毒素，毒素对热稳定，一般烹调加热不会破坏。

（2）中毒表现

潜伏期 10 min～5 h。症状多为头昏，恶心、胃部不适、有烧灼感，呕吐、乏力，少数有腹痛、腹泻，颜面潮红。重者出现呼吸、脉搏、血压不稳，四肢酸软、步态不稳似醉酒。一般停止食用病麦后 1~2 天，即可恢复。

（3）预防措施

1）根据粮食中毒素的限量标准，加强粮食的食品安全管理。

2）去除或减少病麦粒。

3）加强田间和储藏时的防霉措施。

2. 霉变甘蔗中毒

由于储存环境条件不良，使甘蔗上微生物大量繁殖引起霉变。食用此种甘蔗后可引起中毒，发病者多为儿童，且病情常较严重，甚至可危及生命。

（1）中毒原因

引起中毒的有毒成分是霉变甘蔗中的 3- 硝基丙酸，它是由引起甘蔗霉变的节菱孢霉产生的神经毒素，主要损害中枢神经。

（2）中毒表现

潜伏期为 15~30 min，最长可达 48 h。潜伏期越短，症状越严重。中毒初期有头晕、头痛、恶心、呕吐、腹痛、腹泻，部分病人有复视或幻视。重者可很快出现阵发性抽搐、四肢强直或屈曲，手呈鸡爪状，大小便失禁，牙关紧闭，面部发绀。严重者很快进入昏迷，体温升高，而死于呼吸衰竭。幸存者常因中枢神经损害导致终身残疾。

（3）预防措施

甘蔗应成熟后才收割，不成熟的甘蔗易于霉变。甘蔗收割、运输、储存过程应注意防伤、防冻、防霉变。严禁销售和食用不成熟或有病害的甘蔗。

六、食物中毒的调查与处理

按《食品安全事件调查处理办法（征求意见稿）》的规定，发生食品安全事件的单位、医疗机构发现其收治的病人可能与食品安全事件有关的，应当在 2 个小时内向所在地县级食品药品监督管理部门（市场监督管理部门）、卫生行政部门报告。食品安全事件调查应成立调查组，由食品药品监督管理部门（市场监督管理部门）负责，疾病预防控制机构应及时开展现场流行病学调查。

2011 年，为规范食品安全事故的流行病学调查，卫生部印发了《食品安全事故流行病学调查工作规范》，以指导开展工作。

食物中毒的调查的主要内容：判断是否是食物中毒事件，是哪种食物中毒（确定病原），可疑餐次及可疑食物是什么。为病人的急救治疗提供依据，并对已采取的急救措施给予补充或纠正。

1. 调查步骤和内容

（1）前往现场

接到发生食物中毒的报告后迅速地组织有关人员携带采样器材和协助抢救的物品前往现场。

（2）抢救

到达现场前或到达现场后，进行必要和可能的抢救，如调用特效药、调动抢救工作所需人员。对于症状特殊的患者，迅速协助抢救的医务人员及时确诊。

（3）收集吐泻物

到现场后应尽快地收集病人吐泻物，收集患者的粪便应该首先从还未进行抗生素治疗的患者收集。收集剩余食物时，也包括食物所涉及的餐具、炊具的细菌涂抹样。

（4）对进餐者逐个进行询问调查

1）调查对象不限于已明确的中毒患者。应询问每一个进餐者在大批患者发病前 48 h 内进餐食谱，每个人进餐的主食副食名称、数量。除集中怀疑的一餐之外，特别注意那些进餐与众不同的人。如凡是没吃某种食品的无一发病的或者凡吃某一食品的多数都发病的。通过询问明确出现最早的中毒症状、主要症状与潜伏期。

2）应尽快明确有无可能涉及公安机关追查的问题或是否涉及犯罪，如涉及应尽量会同公安机关共同调查。

3）每个被询问的人都应该有自己写的或者签字的询问笔录。

4）调查中对现场的情况，必要时可拍照，留下视听证据。

5）调查中可以继续补充采集样品。

6）对可能导致食物中毒的食品，对其原料来源、加工过程、储存条件等进行调查，必要时还应该追踪到食品的供应点及生产经营场所。

（5）应重点查清的问题

1）疑似食物中毒的事件，应查明是否为一起食物中毒；更应查明引发食物中毒的主要致病责任。

2）查明剩余食物中的致病因子，掌握剩余食物引起食物中毒的实验室诊断根据，在判定食物中毒上至关重要。在得不到实验室诊断根据的条件下，要特别重视流行病学调查。在无剩余食物所作的实验室诊断根据时的流行病学调查资料，可以作为判定食物中毒的根据，必要时对此种流行病学调查报告组织专家鉴定。

3）对剩余食物中只查到大肠杆菌、变形杆菌等一类肠道寄生菌或腐败菌，而在无绝对的致病菌的条件下，要特别重视病人吐泻物中同一菌株大量检出的结果，特别是患者双份血清（一份为发病初期，另一份为发病后2周左右）。做血清凝集反应时凝集价的明显升高是判定这类菌引起食物中毒的有力证据。

4）对怀疑是厌氧菌引起的食物中毒，应该尽量克服条件上的困难，进行厌氧培养，以免遗漏厌氧菌食物中毒。

2. 食物中毒的处理

（1）撰写调查报告

必须及时地整理出调查报告，避免资料散在于参加者手中。书写食物中毒调查报告时既要注意调查报告的科学性，又要重视书写行政执法法律文书的程序性要求。

（2）追究责任

对于食物中毒的责任追究，现场调查笔录、发病单位人的口述情况及签名，是行政处罚的法律根据，应密切注意收集。

（3）宣教工作

相关部门在追究引起中毒的当事人的法律责任之外，应该重视食品安全宣传与指导工作，即向病人的家属及所属集体单位说明发生食物中毒的原因，指出仍然存在的隐患，提出具体改进意见和措施。同时，应依法对食物中毒事件及其处理情况进行发布，并对可能产生的危害加以解释和说明。

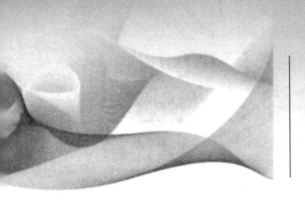

职业模块 **9**

相关法律、法规

培训课程 **1**

《中华人民共和国食品安全法》相关知识

一、概况

早在 1995 年我国就颁布了《中华人民共和国食品卫生法》。在此基础上，2009 年 2 月 28 日，十一届全国人大常委会第七次会议通过了《中华人民共和国食品安全法》（以下简称《食品安全法》），2015 年 4 月 24 日十二届全国人大常委会第十四次会议修订。《食品安全法》是适应新形势发展的需要，为了从制度上解决现实生活中存在的食品安全问题，更好地保证食品安全而制定的，其中确立了以食品安全风险监测和评估为基础的科学管理制度，明确食品安全风险评估结果作为制定、修订食品安全标准和对食品安全实施监督管理的科学依据。为了配合该法的实施，国务院法制办会同卫生部等部门起草了《中华人民共和国食品安全法实施条例》，在 2009 年 7 月 8 日国务院第 73 次常务会议通过并实施（国务院令第 557 号），2019 年 3 月 26 日国务院第 42 次常务会议修订通过，2019 年 12 月 1 日起施行。

二、《食品安全法》主要内容

现行《食品安全法》自 2015 年 10 月 1 日起正式施行，主要内容包括 10 章共 154 条内容。

为保证食品安全，保障公众身体健康和生命安全，制定本法。在中华人民共和国境内从事食品生产、食品经营以及相关活动，应当遵守本法。国务院设立食品安全委员会，负责分析食品安全形势，研究部署、统筹指导食品安全工作。县级以上地方人民政府统一负责、领导、组织、协调本行政区域的食品安全监督管理工作，建立健全食品安全全程监督管理工作机制和信息共享机制；统一领导、指挥食品安全突发事件应对工作；完善、落实食品安全监督管理责任制，对食品安全监督管理部门进行评议、考核。

1. 食品安全风险监测和评估

国家建立食品安全风险监测制度，对食源性疾病、食品污染以及食品中的有害因素进行监测。

国务院卫生行政部门会同国务院食品药品监督管理、质量监督等部门制定、实施国家食品安全风险监测计划。省、自治区、直辖市人民政府卫生行政部门会同同级食品药品监督管理、质量监督等部门，根据国家食品安全风险监测计划，结合本行政区域的具体情况，组织制定、调整本行政区域的食品安全风险监测方案，报国务院卫生行政部门备案，并实施。

国家建立食品安全风险评估制度，运用科学方法，根据食品安全风险监测信息、科学数据以及有关信息，对食品、食品添加剂、食品相关产品中生物性、化学性和物理性危害进行风险评估。国务院卫生行政部门负责组织食品安全风险评估工作，成立由医学、农业、食品、营养、生物、环境等方面的专家组成的食品安全风险评估专家委员会进行食品安全风险评估。食品安全风险评估结果由国务院卫生行政部门公布。对农药、肥料、兽药、饲料和饲料添加剂等的安全性评估，应当有食品安全风险评估专家委员会的专家参加。

国务院食品药品监督管理部门应当会同国务院有关部门，根据食品安全风险评估结果、食品安全监督管理信息，对食品安全状况进行综合分析。对经综合分析表明可能具有较高程度安全风险的食品，国务院食品药品监督管理部门应当及时提出食品安全风险警示，并向社会公布。

2. 食品安全标准

制定食品安全标准，应当以保障公众身体健康为宗旨，做到科学合理、安全可靠。食品安全标准是强制执行的标准。除食品安全标准外，不得制定其他食品强制性标准。食品安全标准应当包括下列内容。

（1）食品、食品添加剂、食品相关产品中的致病性微生物、农药残留、兽药残留、生物毒素、重金属等污染物质以及其他危害人体健康物质的限量规定。

（2）食品添加剂的品种、使用范围、用量。

（3）专供婴幼儿和其他特定人群的主辅食品的营养成分要求。

（4）对与卫生、营养有关的标签、标志、说明书的要求。

（5）食品生产经营过程的卫生要求。

（6）与食品安全有关的质量要求。

（7）与食品安全有关的食品检验方法与规程。

（8）其他需要制定为食品安全标准的内容。

3. 食品生产经营

食品生产经营应当符合食品安全标准，并符合下列要求。

（1）具有与生产经营的食品品种、数量相适应的食品原料处理和食品加工、包装、贮存等场所，保持该场所环境整洁，并与有毒、有害场所以及其他污染源保持规定的距离。

（2）具有与生产经营的食品品种、数量相适应的生产经营设备或者设施，有相应的消毒、更衣、盥洗、采光、照明、通风、防腐、防尘、防蝇、防鼠、防虫、洗涤以及处理废水、存放垃圾和废弃物的设备或者设施。

（3）有专职或兼职的食品安全专业技术人员、食品安全管理人员和保证食品安全的规章制度。

（4）具有合理的设备布局和工艺流程，防止待加工食品与直接入口食品、原料与成品交叉污染，避免食品接触有毒物、不洁物。

（5）餐具、饮具和盛放直接入口食品的容器，使用前应当洗净、消毒，炊具、用具用后应当洗净，保持清洁。

（6）贮存、运输和装卸食品的容器、工具和设备应当安全、无害，保持清洁，防止食品污染，并符合保证食品安全所需的温度、湿度等特殊要求，不得将食品与有毒、有害物品一同运输。

（7）直接入口的食品应当使用无毒、清洁的包装材料、餐具。

（8）食品生产经营人员应当保持个人卫生，生产经营食品时，应当将手洗净，穿戴清洁的工作衣、帽等；销售无包装的直接入口食品时，应当使用无毒、清洁的容器、售货工具和设备。

（9）用水应当符合国家规定的生活饮用水卫生标准。

（10）使用的洗涤剂、消毒剂应当对人体安全、无害。

（11）法律、法规规定的其他要求。

禁止生产经营下列食品、食品添加剂、食品相关产品。

（1）用非食品原料生产的食品或者添加食品添加剂以外的化学物质和其他可能危害人体健康物质的食品，或者用回收食品作为原料生产的食品。

（2）致病性微生物，农药残留、兽药残留、生物毒素、重金属等污染物质以及其他危害人体健康的物质含量超过食品安全标准限量的食品、食品添加剂、食品相关产品。

（3）用超过保质期的食品原料、食品添加剂生产的食品、食品添加剂。

（4）超范围、超限量使用食品添加剂的食品。

（5）营养成分不符合食品安全标准的专供婴幼儿和其他特定人群的主辅食品。

（6）腐败变质、油脂酸败、霉变生虫、污秽不洁、混有异物、掺假掺杂或者感官性状异常的食品、食品添加剂。

（7）病死、毒死或者死因不明的禽、畜、兽、水产动物肉类及其制品。

（8）未按规定进行检疫或者检疫不合格的肉类，或者未经检验及检验不合格的肉类制品。

（9）被包装材料、容器、运输工具等污染的食品、食品添加剂。

（10）标注虚假生产日期、保质期或者超过保质期的食品、食品添加剂。

（11）无标签的预包装食品、食品添加剂。

（12）国家为防病等特殊需要明令禁止生产经营的食品。

（13）其他不符合法律、法规或者食品安全标准的食品、食品添加剂、食品相关产品。

预包装食品的包装上应当有标签。标签应当标明下列事项：

● 名称、规格、净含量、生产日期；

● 成分或者配料表；

● 生产者的名称、地址、联系方式；

● 保质期；

● 产品标准代号；

● 贮存条件；

● 所使用的食品添加剂在国家标准中的通用名称；

● 生产许可证编号；

● 法律、法规或者食品安全标准规定必须标明的其他事项。

专供婴幼儿和其他特定人群的主辅食品，其标签还应当标明主要营养成分及其含量。食品安全国家标准对标签标注事项另有规定的从其规定。

国家对食品添加剂的生产实行许可制度。从事食品添加剂生产，应当具有与所生产食品添加剂品种相适应的场所、生产设备或者设施、专业技术人员和管理制度，并依照《食品安全法》第三十五条第二款规定的程序，取得食品添加剂生产许可。生产食品添加剂应当符合法律、法规和食品安全国家标准。

利用新的食品原料生产食品，或者生产食品添加剂新品种、食品相关产品新品种，应当向国务院卫生行政部门提交相关产品的安全性评估材料。国务院卫生行政部门应当自收到申请之日起60日内组织审查；对符合食品安全要求的，准予许可并公布；对不符合食品安全要求的，不予许可并书面说明理由。

食品添加剂应当在技术上确有必要且经过风险评估证明安全可靠，方可列入允许使用的范围。有关食品安全国家标准应当根据技术必要性和食品安全风险评估结果及时修订。

食品生产经营者应当按照食品安全国家标准使用食品添加剂。

食品添加剂应当有标签、说明书和包装。标签、说明书应当载明名称规格、净含量、生产日期，成分或配料表，生产者的名称、地址、联系方式，保质期，产品标准代号，贮存条件，生产许可证编号，法律、法规或者食品安全标准规定必须标明的其他事项，以及食品添加剂的使用范围、用量、使用方法，并在标签上载明"食品添加剂"字样。标签、说明书应当清楚、明显，容易辨识。

食品和食品添加剂与其标签、说明书的内容不符的，不得上市销售。

国家对保健食品、特殊医学用途配方食品和婴幼儿配方食品等特殊食品实行严格监管。保健食品声称保健功能，应当具有科学依据，不得对人体产生急性、亚急性或者慢性危害，其标签、说明书不得涉及疾病预防、治疗功能，内容应当真实，与注册或者备案的内容相一致，载明适宜人群、不适宜人群、功效成分或者标志性成分及其含量等；产品的功能和成分应当与标签、说明书相一致。

国家建立食品召回制度。食品生产者发现其生产的食品不符合食品安全标准或者有证据证明可能危害人体健康的，应当立即停止生产，召回已经上市销售的食品，通知相关生产经营者和消费者，并记录召回和通知情况。

4. 食品检验

食品检验机构按照国家有关认证认可的规定取得资质认定后，方可从事食品检验活动。但是，法律另有规定的除外。食品检验机构的资质认定条件和检验规范，由国务院食品药品监督管理部门规定。

食品检验实行食品检验机构与检验人负责制。食品检验报告应当加盖食品检验机构公章，并有检验人的签名或者盖章。食品检验机构和检验人对出具的食品检验报告负责。

5. 食品进出口

进口的食品、食品添加剂、食品相关产品应当符合我国食品安全国家标准。

进口的食品、食品添加剂应当经出入境检验检疫机构依照进出口商品检验相关法律、行政法规的规定检验合格。

进口尚无食品安全国家标准的食品，由境外出口商、境外生产企业或者其委托的进口商向国务院卫生行政部门提交所执行的相关国家（地区）标准或者国际标准。国务院卫生行政部门对相关标准进行审查，认为符合食品安全要求的，决定暂予适用，并及时制定相应的食品安全国家标准。进口利用新的食品原料生产的食品或者进口食品添加剂新品种、食品相关产品新品种，依照《食品安全法》第三十七条的规定办理。

出入境检验检疫机构按照国务院卫生行政部门的要求，对前款规定的食品、食品添加剂、食品相关产品进行检验。检验结果应当公开。

此外，本法还包括食品安全事故处置和监督管理等内容。

三、《中华人民共和国食品安全法实施条例》总体思想和主要规定

2015 年新修订的《食品安全法》实施以来，我国食品安全整体水平稳步提升，食品安全总体形势不断好转，但仍存在部门间协调配合不够顺畅，部分食品安全标准之间衔接不够紧密，食品贮存、运输环节不够规范，食品虚假宣传时有发生等问题，需要进一步解决；同时，监管实践中形成的一些有效做法也需要总结、上升为法律规范，有必要对 2009 年 7 月国务院制定的《中华人民共和国食品安全法实施条例》进行修订。2019 年 10 月 11 日，国务院公布修订后的《中华人民共和国食品安全法实施条例》（以下称条例），自 2019 年 12 月 1 日起施行。

条例一是细化并严格落实《食品安全法》，进一步增强制度的可操作性。二是坚持问题导向，针对《食品安全法》实施以来食品安全领域依然存在的问题，完善相关制度措施。三是重点细化过程管理、处罚规定等内容，夯实企业责任，加大违法成本，震慑违法行为。

1. 进一步落实生产经营者的食品安全主体责任方面的规定

一是细化企业主要负责人的责任，规定主要负责人对本企业的食品安全工作全面负责，加强供货者管理、进货查验和出厂检验、生产经营过程控制等工作。

二是规范食品的贮存、运输，规定贮存、运输有温度、湿度等特殊要求的食品，应当具备相应的设备设施并保持有效运行，同时规范了委托贮存、运输食品的行为。

三是针对实践中存在的虚假宣传和违法发布信息误导消费者等问题，明确禁止利用包括会议、讲座、健康咨询在内的任何方式对食品进行虚假宣传；规定不

得发布未经资质认定的检验机构出具的食品检验信息，不得利用上述信息对食品等进行等级评定。

四是完善特殊食品管理制度，对特殊食品的出厂检验、销售渠道、广告管理、产品命名等事项做出规范。

2. 进一步明确职责、强化食品安全监管方面的规定

一是要求县级以上人民政府建立统一权威的食品安全监管体制，加强监管能力建设。

二是强调部门依法履职、加强协调配合，规定有关部门在食品安全风险监测和评估、事故处置、监督管理等方面的会商、协作、配合义务。

三是丰富监管手段，规定食品安全监管部门在日常属地管理的基础上，可以采取上级部门随机监督检查、组织异地检查等监督检查方式；对可能掺杂掺假的食品，按照现有食品安全标准等无法检验的，国务院食品安全监管部门可以制定补充检验项目和检验方法。

四是完善举报奖励制度，明确奖励资金纳入各级人民政府预算，并加大对违法单位内部举报人的奖励。

五是建立黑名单，实施联合惩戒，将食品安全信用状况与准入、融资、信贷、征信等相衔接。

3. 在完善食品安全风险监测、食品安全标准等基础性制度方面的规定

一是强化食品安全风险监测结果的运用，规定风险监测结果表明存在食品安全隐患、监管部门经调查确认有必要的，要及时通知食品生产经营者，由其进行自查、依法实施食品召回。

二是规范食品安全地方标准的制定，明确对保健食品等特殊食品不得制定地方标准。

三是允许食品生产经营者在食品安全标准规定的实施日期之前实施该标准，以方便企业安排生产经营活动。

四是明确企业标准的备案范围，规定食品安全指标严于国家标准或者地方标准的企业标准应当备案。

4. 对法律责任的完善

一是落实党中央和国务院关于食品安全违法行为追究到人的重要精神，对存在故意违法等严重违法情形单位的法定代表人、主要负责人、直接负责的主管人员和其他直接责任人员处以罚款。

二是细化属于情节严重的具体情形，为执法中的法律适用提供明确指引，对情节严重的违法行为从重从严处罚。

三是针对条例新增的义务性规定，设定严格的法律责任。

四是规定食品生产经营者依法实施召回或者采取其他有效措施减轻、消除食品安全风险，未造成危害后果的，可以从轻或者减轻处罚，以此引导食品生产经营者主动、及时采取措施控制风险、减少危害。

五是细化食品安全监管部门和公安机关的协作机制，明确行政拘留与其他行政处罚的衔接程序。

5. 在加强保健食品监管方面的新规定

保健食品属于特殊食品，安全风险较高，国家对其实行严于一般食品的监管制度。在新食品安全法基础上，条例主要补充了以下内容。

一是不允许对保健食品等特殊食品制定食品安全地方标准，防止一些食品生产者对本应实行特殊严格管理措施的保健食品等特殊食品以地方特色食品的名义生产，逃避法定义务。

二是加强生产环节的把关，规定保健食品生产工艺有原料提取、纯化等前处理工序的，生产企业应当具备相应的原料前处理能力。

三是加强对销售环节的监管，规定销售者应当核对保健食品标签、说明书内容是否与经注册或者备案的内容一致，不一致的不得销售；保健食品不得与普通食品或者药品混放销售。

6. 对食品虚假宣传行为规定的措施

一是禁止利用包括会议、讲座、健康咨询在内的任何方式对食品进行虚假宣传。

二是明确非保健食品不得声称具有保健作用。

三是针对实践中一些组织和个人擅自发布未取得我国资质认定的机构出具的食品检验信息欺骗误导消费者的行为，条例规定任何单位和个人不得发布未依法取得资质认定的食品检验机构出具的食品检验信息，不得利用上述检验信息对食品、食品生产经营者进行等级评定，欺骗、误导消费者，对违法者最高可以处 100 万元罚款。

培训课程 ② 《食品营养强化剂使用标准》相关知识

　　食品营养强化是国际上提倡的改善居民营养状况的重要方法之一，即通过将一种或多种微量营养素添加到特定食物中，增加人群对这些营养素的摄入量，从而纠正或预防微量营养素缺乏等相关疾病。我国于 1994 年 2 月 22 日由卫生部批准颁布了《食品营养强化剂使用卫生标准》（GB 14880—1994），于 1994 年 9 月 1 日实施，同时每年以卫生部公告的形式扩大或增补新的营养素品种和使用范围。随着我国乳品标准（特别是婴幼儿食品标准）清理工作的完成和其他相关基础标准（包括 GB 2760—2011 等）的修订和公布，为更好地做好与相关标准的有效衔接、方便企业使用和消费者理解，根据《中华人民共和国食品安全法》的要求，卫生部在旧版《食品营养强化剂使用卫生标准》（GB 14880—1994）的基础上，借鉴国际食品法典委员会和相关国家食物强化的管理经验，结合我国居民的营养状况，修订并公布了新版《食品安全国家标准　食品营养强化剂使用标准》（GB 14880—2012）。该标准于 2013 年 1 月 1 日起正式施行。

　　修订后的标准包括正文和四个附录。标准正文参考了我国的法律法规、国际食品法典标准和其他国家的相关法规和标准，规定了营养强化的主要目的、使用营养强化剂的要求和可强化食品类别的选择要求等。附录 A 列出了允许强化的食品类别和使用量，规范了其中营养成分表达单位不一致、化合物名称不科学等现象。附录 B 列出了允许使用的营养强化剂的化合物来源名单，对大多数营养素均提供了一个以上的化合物供生产者进行选择。附录 C 参考国际标准和其他国家的经验，列出了允许用于特殊膳食用食品的营养强化剂及化合物来源，并与我国已经颁布的婴幼儿食品等产品标准进行了衔接。附录 D 根据我国相关国家标准，列出了食品类别（名称），有助于企业参考使用。

一、营养强化的主要目的

营养强化的主要目的是弥补食品在正常加工、储存时造成的营养素损失。在一定的地域范围内，有相当规模的人群出现某种营养素摄入水平低或缺乏，通过强化可以改善其摄入水平低或缺乏导致的健康影响。某些人群由于饮食习惯和（或）其他原因可能出现某些营养素摄入量水平低或缺乏，通过强化可以改善其摄入水平低或缺乏导致的健康影响。补充和调整特殊膳食用食品中营养素和（或）其他营养成分的含量。

二、使用营养强化剂的要求

营养强化剂的使用不应导致人群食用后营养素及其他营养成分摄入过量或不均衡，不应导致任何营养素及其他营养物质的代谢异常。添加到食品中的营养强化剂应能在特定的储藏、运输和食用条件下保持质量的稳定。添加到食品中的营养强化剂不应导致食品一般特性如色泽、滋味、气味、烹调特性等发生明显不良改变。不应通过使用营养强化剂夸大食品中某一营养成分的含量或作用误导和欺骗消费者。营养强化剂的使用不应鼓励和引导与国家营养政策相悖的食品消费模式。

三、可强化食品类别的选择原则

作为强化载体的食品应选择目标人群普遍消费且容易获得的，其消费量应相对比较稳定。我国居民膳食指南中提倡减少食用的食品不宜作为强化的载体。

培训课程 **3**

食品营养标签管理

《食品营养标签管理规范》于 2007 年 12 月由卫生部发布（卫监督发〔2007〕300 号），并于 2008 年 5 月 1 日起施行。

2009 年 6 月 1 日《中华人民共和国食品安全法》的发布和实施，食品安全标准的定义得以明确，食品营养标签为食品安全标准的一部分。为遵照《食品安全法》并配合其实施，2011 年 12 月，卫生部发布了国家标准《预包装食品营养标签通则》（GB 28050—2011）。该标准于 2013 年 1 月 1 日起正式实施。

一、概况

《预包装食品营养标签通则》规定了直接提供给消费者食用的预包装食品营养标签的基本要求、强制标示内容、可选择性标示内容及免除强制标示营养标签的预包装食品种类。本标准适用于预包装食品营养标签上营养信息的描述和说明，不适用于保健食品及预包装特殊膳食用食品标签上营养标签的标示。

二、主要内容

1. 相关定义

标准规定了营养成分表、营养素、核心营养素定义以及营养声称、营养成分功能声称的定义，营养素参考值等。

（1）核心营养素。核心营养素是食品中存在的与人体健康密切相关，具有重要公共卫生意义的营养素。但其在各个国家并不是一个统一的概念。食品营养标签应标示多少个营养素，各国食品营养标签中强制标示的内容各不相同。这些主要基于各国的国民营养状况、慢性病和缺乏病的发生率，以及技术监督能力和企业承受能力来综合考虑。我国营养标签中的核心营养素包括蛋白质、脂肪、碳水化合物和钠。

（2）营养成分表。营养成分表即标有食品营养成分名称、含量和营养素参考值（NRV）百分比的规范性表格。

（3）营养声称。营养声称指对食品营养特性的描述和说明，包括含量声称和比较声称。

（4）营养素参考值（NRV）。营养素参考值是专用于食品营养标签，用于比较食品营养成分含量的参考值，是消费者选择食品时的一种营养参考尺度，在制订时综合考虑了《中国居民膳食营养素参考摄入量（DRIs）》。

（5）可食部。食品包装内净含量去除其中不可食用的部分后，剩余部分即为该食品的可食部。包装食品可食部的计算可用下面的公式：

$$可食部重量 = 包装内食物总重量 - 不可食用部分重量$$

食物的可食部可根据《中国食物成分表》查找，也可以采用实际方法测定。

2. 基本要求

（1）食品营养标签标示的任何营养信息，应真实、客观，不得标示虚假信息，不得夸大产品的营养作用或其他作用。

（2）营养成分表应以一个"方框表"的形式表示（特殊情况除外），方框可为任何尺寸，并与包装的基线垂直，表题为"营养成分表"。营养成分表中包括营养成分的名称、含量值和占营养素参考值（NRV）的百分比。

（3）食品营养成分含量应以具体数值标示，数值可通过原料计算或产品检测获得。各营养成分的营养素参考值见表 9-1。

表 9-1　食品营养素参考值（NRV）

营养成分	NRV	营养成分	NRV
能量[a]	8 400 kJ	叶酸	400 μgDFE
蛋白质	60 g	泛酸	5 mg
脂肪	≤60 g	生物素	30 μg
饱和脂肪酸	≤20 g	胆碱	450 mg
胆固醇	≤300 mg	钙	800 mg
碳水化合物	300 g	磷	700 mg
膳食纤维	25 g	钾	2 000 mg
维生素 A	800 μgRE	钠	2 000 mg
维生素 D	5 μg	镁	300 mg

营养成分	NRV	营养成分	NRV
维生素 E	14 mgα-TE	铁	15 mg
维生素 K	80 μg	锌	15 mg
维生素 B_1	1.4 mg	碘	150 μg
维生素 B_2	1.4 mg	硒	50 μg
维生素 B_6	1.4 mg	铜	1.5 mg
维生素 B_{12}	2.4 μg	氟	1 mg
维生素 C	100 mg	锰	3 mg
烟酸	14 mg		

a 能量相当于 2 000 kcal；蛋白质、脂肪、碳水化合物供能分别占总能量的 13%、27% 与 60%。

3. 强制标示内容

（1）所有预包装食品强制性标示的内容包括能量、核心营养素（蛋白质、脂肪、碳水化合物、钠）的含量值及其占营养素参考值（NRV）的百分比。当标示其他可选择标示的成分时，应采取适当形式使能量和核心营养素的标示更加醒目。

（2）按国家相关标准使用了营养强化剂的预包装食品，除上述要求外，还应标示强化后食品中该营养素的含量及其占营养素参考值（NRV）的百分比。GB 14880 规定营养强化剂的使用量，而终产品的含量则通过营养标签来标示。

（3）食品配料中含有或生产过程中使用了氢化和（或）部分氢化油脂时，还应标示出反式脂肪（酸）的含量。

（4）当对除能量和核心营养素外的营养成分进行营养声称或营养成分功能声称时，在营养成分表中还应标示出该营养成分的含量及其占营养素参考值（NRV）的百分比。

（5）未规定营养素参考值（NRV）的营养成分仅需标示含量。

4. 可选择性标示内容

（1）除上述强制标示内容外，营养成分表中还可标示其他成分的名称、含量及其占营养素参考值（NRV）的百分比。

（2）当某营养成分的含量标示值符合含量声称或比较声称的要求和条件时，可同时使用两种声称方式或仅使用含量声称。也可使用国家标准 GB 28050—2011 中规定的营养成分功能声称标准用语。但不应对功能声称用语进行任何形式的删改、添加和合并。

1）仅标示能量和核心营养素的营养标签见示例 1。

示例 1：

营养成分表

项目	每 100 克（g）或 100 毫升（mL）或每份	营养素参考值 % 或 NRV%
能量	千焦（kJ）	%
蛋白质	克（g）	%
脂肪	克（g）	%
碳水化合物	克（g）	%
钠	毫克（mg）	%

2）标注更多营养成分的营养标签见示例 2。

示例 2：

营养成分表

项目	每 100 克（g）或 100 毫升（mL）或每份	营养素参考值 % 或 NRV%
能量	千焦（kJ）	%
蛋白质	克（g）	%
脂肪	克（g）	%
——饱和脂肪	克（g）	%
胆固醇	毫克（mg）	%
碳水化合物	克（g）	%
——糖	克（g）	
膳食纤维	克（g）	%
钠	毫克（mg）	%
维生素 A	微克视黄醇当量（μg RE）	%
钙	毫克（mg）	%

注：核心营养素应采取适当形式使其醒目。

3）附有外文的营养标签见示例 3。

示例 3：

营养成分表 nutrition information

项目 /Items	每100克（g）或100毫升（mL）或每份 per 100 g/100 mL. or per seving	营养素参考值 %/ NRV%
能量 /energy	千焦（kJ）	%
蛋白质 /protein	克（g）	%
脂肪 /fat	克（g）	%
碳水化合物 /carbohydrate	克（g）	%
钠 /sodium	毫克（mg）	%

4）横排格式的营养标签见示例 4。

示例 4：

营养成分表

项目	每100克（g）/ 毫升（mL） 或每份	营养素 参考值 % 或 NRV%	项目	每100克（g）/ 毫升（mL） 或每份	营养素 参考值 % 或 NRV%
能量	千焦（kJ）	%	碳水化合物	克（g）	%
蛋白质	克（g）	%	钠	毫克（mg）	%
脂肪	克（g）	%	—		%

注：根据包装特点，可将营养成分从左到右横向排升，分为两列或两列以上进行标示。

5）包装的总面积小于 100 cm² 的食品，如进行营养成分标示，允许用非表格的形式，并可省略营养素参考值（NRV）的标示。根据包装特点，营养成分从左到右横向排开，或者自上而下排开，如示例 5。

示例 5：

营养成分 /100 g：能量 ××kJ，蛋白质 ××g，脂肪 ××g，碳水化合物 ××g，钠 ××mg。

6）附有营养声称和（或）营养成分功能声称的营养标签见示例 6。

示例 6：

营养成分表

项目	每100克（g）或100毫升（mL）或每份	营养素参考值 % 或 NRV%
能量	千焦（kJ）	%
蛋白质	克（g）	%

续表

项目	每100克（g）或100毫升（mL）或每份	营养素参考值%或NRV%
脂肪	克（g）	%
碳水化合物	克（g）	%
钠	毫克（mg）	%

营养声称如：低脂肪 ××。

营养成分功能声称如：每日膳食中脂肪提供的能量比例不宜超过总能量的30%。

营养声称、营养成分功能声称可以在标签的任意位置。但其字号不得大于食品名称和商标。

5. 豁免强制标示营养标签的预包装食品范围

本标准参考了美国、加拿大、欧盟、我国香港的有关规定，经专家讨论并根据实际操作情况，下列食品包装上可以不标示营养标签：

——生鲜食品，如包装的生肉、生鱼、生蔬菜和水果、禽蛋等；

——乙醇含量≥0.5%的饮料酒类；

——包装总表面积≤100 cm^{2}或最大表面面积≤20 cm^{2}的食品；

——现制现售的食品；

——包装的饮用水；

——每日食用量≤10 g或10 mL的预包装食品；

——其他法律法规标准规定可以不标示营养标签的预包装食品。

豁免强制标示营养标签的食品如果在其包装上出现任何营养信息时，则需按照标准要求执行。

培训课程 ④ 营养管理相关法规

　　许多国家都有营养改善相关法律，从 2004 年到 2008 年，中国营养学会立法工作组组织完成了大量工作，《营养改善条例》草案先后经过了数十次修改。2010年《营养改善工作管理办法》由卫生部颁布。第一次通过该规章制度将营养工作纳入政府工作职责，纳入卫生部及各级卫生行政部门职责，制订相应工作计划和考核制度。

　　为促进营养改善工作，提高居民营养质量与健康水平，制定《营养改善工作管理办法》。《营养改善工作管理办法》共 7 章，36 条，自 2010 年 9 月 1 日起施行。这里所称营养改善工作，是指为改善居民营养状况而开展的预防和控制营养缺乏、营养过剩和营养相关疾病等工作。

　　该办法中营养缺乏，亦称"营养不足"，是指机体从食物中获得的能量、营养素不能满足身体需要，从而影响生长、发育或生理功能的现象。营养缺乏可以通过膳食调查、体格测量及相关的生理、生化指标的检测来发现。

　　营养过剩，亦称"营养过度"。指机体从食物中获得的能量、营养素超过了身体需要，导致超重、肥胖等现象。营养过剩可以通过膳食调查、体格测量及相关的生理、生化指标的检测来发现。

　　营养改善工作的中心和原则是营养改善工作应当以平衡膳食、合理营养、适量运动为中心，贯彻科学宣传、专业指导、个人自愿、社会参与的原则。该办法的主要内容如下。

一、责任分工

　　县级以上人民政府卫生行政部门应当把营养改善工作纳入公共卫生范围，采取综合措施，普及营养知识，倡导营养理念，改善营养状况。县级以上人民政府卫生行政部门应当根据全国营养改善工作计划，结合本行政区域的实际情况，制订相关营养改善工作方案并组织实施。

卫生部根据公共卫生问题、人群营养状况和经济社会发展水平，制订全国营养改善工作计划、营养标准和指南，并定期发布我国居民营养状况报告。

中国疾病预防控制中心营养与食品安全所负责全国营养改善工作的技术指导。地方各级疾病预防控制机构应当设立负责营养工作的科室，合理配置营养专业技术人员，负责本行政区域营养改善工作的技术指导。医院应当加强临床营养工作，有条件的应当建立临床营养科室。

二、营养监测

国家建立营养监测制度，对居民膳食状况、营养改善效果以及营养相关疾病进行监测。卫生部制订、实施国家营养监测计划。省、自治区、直辖市人民政府卫生行政部门根据国家营养监测计划，结合本行政区域的具体情况，组织制订、实施营养监测方案。

营养监测应当包括下列内容。

（1）不同人群的食物摄入、膳食结构变化状况。

（2）宏量营养素、微量营养素的营养状况。

（3）蛋白质－能量营养不良、贫血、钙缺乏、维生素 A 缺乏等状况。

（4）超重、肥胖及营养相关疾病状况。

（5）其他需要监测的内容。

县级以上疾病预防控制机构应当按照营养监测计划、方案，开展营养监测工作，收集、分析和报告营养监测信息，开展相关的流行病学调查、现场采样、实验室检测和评价。国家、省级疾病预防控制机构负责指导、培训疾病预防控制机构及其工作人员开展营养监测工作。

妇幼保健机构、社区卫生服务机构、乡镇卫生院以及其他医疗卫生机构应当按照营养监测计划、方案，参与营养监测工作，提供相应技术支持。

疾病预防控制机构和医疗机构对发现的人群营养问题，应当及时向当地人民政府卫生行政部门报告，根据具体情况向公众提出相应的意见和建议。对需要政府采取措施进行干预的营养问题，卫生行政部门应当及时向本级人民政府报告。

三、营养教育

卫生行政部门应当经常组织开展多种形式的营养宣传教育，推广《中国居民膳食指南》，帮助居民形成符合营养要求的饮食习惯以及健康的生活方式，提高改善膳食营养的能力。疾病预防控制机构、医疗机构、大专院校、科研院所、营养学会等单位从事营养工作的专业部门及人员应当提供科学实用、通俗易懂的营养与健康知识。

各级疾病预防控制机构应当协助学校、企业、事业单位和机关开展营养宣传教育。医疗机构应当结合诊疗工作开展营养知识宣传和咨询活动，解答患者的问题。妇幼保健机构、妇产医院、儿童医院应当对孕产妇、儿童患者开展有针对性的营养知识宣传教育。

鼓励新闻、出版、文化、广播、电影、电视等媒体开展营养宣传教育。

四、营养指导

各级疾病预防控制机构应当根据营养监测发现的主要营养问题，确定营养指导工作重点，报同级卫生行政部门同意后实施。营养指导工作应当面向公众，以预防营养相关疾病为目标，重点是营养缺乏与营养过剩的人群。

营养指导工作应当包括下列内容。

（1）有关营养知识的咨询。

（2）营养状况的评价。

（3）膳食搭配和摄入量的建议。

（4）强化食品和营养素补充剂选择的建议。

（5）食品营养标签的使用。

（6）社会及媒体的营养与健康课堂。

（7）其他营养指导服务。

五、营养干预

县级以上人民政府卫生行政部门应当根据营养监测发现的问题，制订营养干预计划，报同级人民政府批准后实施。营养干预应当从实际出发，结合经费、当地资源、食品供应等条件，因地制宜，循序渐进。疾病预防控制机构应当加强对中小学校学生食堂和学生营养配餐单位的指导。中小学校学生食堂和学生营养配餐单位应当合理搭配膳食，引导学生养成正确的饮食习惯，改善中小学生生长发育和营养状况。鼓励医疗机构、大专院校、科研院所、营养学会等单位协助或参与学校营养促进工作。医疗机构应当加强临床营养工作，改善患者饮食和营养，发挥营养干预对促进患者辅助治疗和康复的作用。

六、突发事件

卫生行政部门应当将营养干预纳入地震、水灾、旱灾等自然灾害和突发公共卫生事件的应急预案，对营养食物的供给和储备提供专业技术指导，预防与减少急性营养不良的发生。对灾区居民进行营养干预应当优先照顾儿童、孕产妇、老年人等。结合临床需要，对救治的伤病员进行营养干预。鼓励社会力量资助贫困地区中小学校改善学生营养状况。

社会团体开展营养教育指导活动应以《中国居民膳食指南》为基础，开展各种宣传教育活动，提高全民的营养意识和健康知识水平，以科学实践抵御伪科学和虚假宣传。建立多部门合作机制，开展营养宣教和营养改善活动。为营养立法打基础，继续推进全面的国家营养改善立法进程。

参 考 文 献

[1] E. M. Haas, B. Levin. STAYING HEALTHY WITH NUTRITION [M]. Berkeley: Celestial Arts, 2006.

[2] 国家卫生计生委疾病预防控制局. 中国居民营养与慢性病状况报告（2015 年）[M]. 北京：人民卫生出版社, 2015.

[3] 葛可佑. 中国营养师培训教材 [M]. 北京：人民卫生出版社, 2005.

[4] 孙长颢. 营养与食品卫生学：第 8 版 [M]. 北京：人民卫生出版社, 2017.

[5] 陈春明, 何武, 富振英. 中国营养状况十年跟踪 [M]. 北京：人民卫生出版社, 2004.

[6] G. M. Wardlaw, J. S. Hampl, R. A. DiSilvestro. PERSPECTIVES IN NUTRITION [M]. New York: Mc Graw Hill, 2004.

[7] 杨月欣, 葛可佑. 中国营养科学全书：第 2 版 [M]. 北京：人民卫生出版社, 2019.

[8] 卢良恕. 中国食物与营养发展 [M]. 北京：中国农业出版社, 2003.

[9] 顾景范. 现代临床营养学 [M]. 北京：科学出版社, 2003.

[10] 曾庆孝. 食品加工与保藏原理 [M]. 北京：化学工业出版社, 2002.

[11] 杨月欣, 王光亚, 潘兴昌. 中国食物成分表：第 2 版 [M]. 北京：北京大学医学出版社, 2009.

[12] 陈君石, 闻芝梅. 功能性食品的科学 [M]. 北京：人民卫生出版社, 2002.

[13] 吕姿之, 钮文异, 常春. 健康教育与健康促进 [M]. 北京：北京大学医学出版社, 2002.

[14] B. A. Bowman, R. M. Russell. PRESENT KNOWLEDGE IN NUTRITION [M]. Washington: International Life Sciences Institute, 2001.

[15] 中国营养学会. 中国居民膳食营养素参考摄入量（2013 版）[M]. 北京：中国轻工业出版社, 2014.

[16] 中国膳食指南专家委员会. 中国居民膳食指南文集 [M]. 北京：中国检察出版社, 1999.

[17] 张尚俭. 人体解剖生理学 [M]. 北京：中国医药科技出版社, 1996.

[18] 中国营养学会. 中国居民膳食指南（2016）[M]. 北京：人民卫生出版社, 2016.